L. Füeßl, C. Gebhardt, M. Weidenbusch
BASICS Nephrologie und Rheumatologie

BASICS

Louise Füeßl, Christina Gebhardt, Marc Weidenbusch

BASICS Nephrologie und Rheumatologie

2. Auflage

Autoren der 1. Auflage:
Stefan Kassumeh, Roman Reindl-Schwaighofer

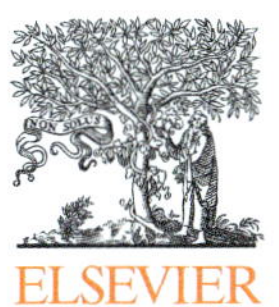

Elsevier GmbH, Bernhard-Wicki-Str. 5, 80636 München, Deutschland
Wir freuen uns über Ihr Feedback und Ihre Anregungen an kundendienst@elsevier.com

ISBN 978-3-437-42857-9
eISBN 978-3-437-06066-3

Wichtiger Hinweis
Die medizinischen Wissenschaften unterliegen einem sehr schnellen Wissenszuwachs. Der stetige Wandel von Methoden, Wirkstoffen und Erkenntnissen ist allen an diesem Werk Beteiligten bewusst. Sowohl der Verlag als auch die Autorinnen und Autoren und alle, die an der Entstehung dieses Werkes beteiligt waren, haben große Sorgfalt darauf verwandt, dass die Angaben zu Methoden, Anweisungen, Produkten, Anwendungen oder Konzepten dem aktuellen Wissensstand zum Zeitpunkt der Fertigstellung des Werkes entsprechen.
Der Verlag kann jedoch keine Gewähr für Angaben zu Dosierung und Applikationsformen übernehmen. Es sollte stets eine unabhängige und sorgfältige Überprüfung von Diagnosen und Arzneimitteldosierungen sowie möglicher Kontraindikationen erfolgen. Jede Dosierung oder Applikation liegt in der Verantwortung der Anwenderin oder des Anwenders. Die Elsevier GmbH, die Autorinnen und Autoren und alle, die an der Entstehung des Werkes mitgewirkt haben, können keinerlei Haftung in Bezug auf jegliche Verletzung und/oder Schäden an Personen oder Eigentum, im Rahmen von Produkthaftung, Fahrlässigkeit oder anderweitig übernehmen.

Für die Vollständigkeit und Auswahl der aufgeführten Medikamente übernimmt der Verlag keine Gewähr.
Geschützte Warennamen (Warenzeichen) werden in der Regel besonders kenntlich gemacht (®). Aus dem Fehlen eines solchen Hinweises kann jedoch nicht automatisch geschlossen werden, dass es sich um einen freien Warennamen handelt.

Bibliografische Information der Deutschen Nationalbibliothek
Die Deutsche Nationalbibliothek verzeichnet diese Publikation in der Deutschen Nationalbibliografie; detaillierte bibliografische Daten sind im Internet über https://www.dnb.de abrufbar.

24 25 26 27 28 5 4 3 2 1

In ihren Veröffentlichungen verfolgt die Elsevier GmbH das Ziel, genderneutrale Formulierungen für Personengruppen zu verwenden. Um jedoch den Textfluss nicht zu stören sowie die gestalterische Freiheit nicht einzuschränken, wurden bisweilen Kompromisse eingegangen. Selbstverständlich sind **immer alle Geschlechter** gemeint.

Planung: Dr. Konstanze Knies, München
Gestaltungskonzept: Waltraud Hofbauer, Andrea Mogwitz, Rainald Schwarz
Projektmanagement: Dr. Nikola Schmidt, Berlin; Martina Gärtner, München
Redaktion: Dr. Nikola Schmidt, Berlin
Rechteklärung: Margaryta Kravets, Andrea Ispan, München
Herstellung: Martina Gärtner, Waltraud Hofbauer, München
Satz: abavo GmbH, Buchloe/Deutschland
Druck und Bindung: Drukarnia Dimograf Sp. z o. o., Bielsko-Biała/Polen
Umschlaggestaltung: SpieszDesign, Neu-Ulm
Titelfotografie: © pirke, AdobeStock.com (Skalpell); © by-studio, Fotolia.com (Pillen); © tom, Fotolia.com (Stethoskop)

Aktuelle Informationen finden Sie im Internet unter **www.elsevier.de**

Vorwort

Vorwort zur 2. Auflage

Die medizinischen Standards in Nephrologie und Rheumatologie haben sich in den letzten Jahren rasant entwickelt: Die (nicht mehr ganz) neuen Biologika und diverse *small molecules* haben als Neuzulassungen der vergangenen Jahre entweder etablierte Therapiekonzepte verschiedener, relevanter Erkrankungen beider Fachdisziplinen deutlich weiterentwickelt oder eine Therapie überhaupt erst ermöglicht. Spannende Zeiten also für Fächer, die lange unter den Schlagworten „Dialyse" und „MTX" hinreichend zusammengefasst schienen. Nierenersatztherapien und DMARD bleiben natürlich auch weiterhin von hoher Relevanz, genauso ein solides Grundverständnis anatomischer, physiologischer und immunologischer Grundzusammenhänge. Dieses BASICS will und soll also allen Interessierten von Studierenden bis Fremdrotanden eine klinisch brauchbaren Einstiegshilfe in „unsere" Fächer anbieten, die bei den theoretischen Grundlagen anfängt und am Krankenbett praktisch aufhört. Wir als neues Autorenteam hoffen, dass uns dieser Brückenschlag gelungen ist – da wo er zu weit oder zu kurz gerät, bitten wir gerne um Rückmeldungen unserer Leserschaft! Wir danken unseren Vorautoren Stefan Kassumeh und Roman Reindl-Schwaighofer für den großen Schritt, ihr Werk ganz in unsere Hände zu legen. Für Kontinuität ist trotzdem durch die äußerst kompetente Begleitung der 2. (sowie auch der 1.) Auflage durch Frau Dr. Nikola Schmidt gesorgt, der wir ausdrücklich und herzlich für ihre Unterstützung danken möchten. Und, last not least, geht unser Dank natürlich an das gesamte Team des Elsevier-Verlags, ohne deren Einsatz es auch in Anbetracht des Autorenwechsels keine 2. Auflage gegeben hätte.

München, im postpandemischen Sommer 2023
Louise Füeßl, Christina Gebhardt, Marc Weidenbusch

Vorwort zur 1. Auflage

Sowohl die Nephrologie als auch die Rheumatologie sind im Studium nur wenig beliebt. Grund dafür ist wahrscheinlich das Voraussetzen eines fundierten Wissens der Physiologie, die nicht jedermanns Sache ist – am wenigsten die der Niere und (Auto-)Immunologie.
Interessierte werden sich schnell mit der Komplexität der beiden Teilbereiche anfreunden. Für die weniger Interessierten haben wir versucht, mithilfe einer didaktisch sinnvollen Gliederung, übersichtlichen selbst gestalteten Tabellen sowie aussagekräftigen Abbildungen die wichtigsten Inhalte zu unterstreichen.
Somit bietet dieses Lehrbuch für alle Medizinstudentinnen und -studenten der Klinik beste Voraussetzungen, in kurzer Zeit einen Überblick über die wesentlichen Themen zu gewinnen.
Durch unsere Zusammenarbeit gelingt es, sowohl klinisch relevante Aspekte aus der Sicht des Arztes einzupflegen, als auch ein studentennahes Werk zu schaffen.
Wichtige und interessante Informationen sind mithilfe kleiner Merke-Kästen hervorgehoben und dienen gemeinsam mit den Zusammenfassungen am jeweiligen Kapitelende einer sinnvollen Rekapitulation. Den Abschluss des Buches bilden vier symptombezogene Fallbeispiele, die sich in der Klinik ereignet haben. Damit soll das differenzialdiagnostische Denken angeregt und praxisorientierte Tipps vermittelt werden.
Unser Dank gilt dem gesamten Team des Elsevier Urban & Fischer Verlags. Insbesondere Frau Dr. Nikola Schmidt für ihr Engagement, trotz der unzähligen, nächtlichen Gespräche sowie Herrn Alexander Gattnarzik für seine umsichtige Betreuung. Nicht zuletzt möchten wir uns bei unserer Familie für ihre unermüdliche Geduld, unsere Abwesenheit zu akzeptieren, bedanken. Schlussendlich gilt der Dank auch Alexander Kueres und Benedikt Hiebl, die als Partner bzw. Freunde aus neutraler studentischer Sicht hilfreiche Tipps und Anregungen geliefert haben.
Selbst wenn die Zeit vor dem Buch noch so zäh voranschreitet, Gelerntes im Kopf mehr Knoten schafft als löst und man am Ende des Tages das Gefühl hat, noch weniger zu wissen als davor, behält Konfuzius Recht: *„You cannot open a book without learning something."*

München, im Winter 2016
Stefan Kassumeh
Wien, im Winter 2016
Roman Reindl-Schwaighofer

Fehler gefunden?

An unsere Inhalte haben wir sehr hohe Ansprüche. Trotz aller Sorgfalt kann es jedoch passieren, dass sich ein Fehler einschleicht oder fachlich-inhaltliche Aktualisierungen notwendig geworden sind. Sobald ein relevanter Fehler entdeckt wird, stellen wir eine Korrektur zur Verfügung.

Mit diesem QR-Code gelingt der schnelle Zugriff.
https://else4.de/978-3-437-42857-9

Wir sind dankbar für jeden Hinweis, der uns hilft, dieses Werk zu verbessern.
Bitte richten Sie Ihre Anregungen, Lob und Kritik an folgende E-Mail-Adresse: kundendienst@elsevier.com

Abkürzungsverzeichnis

ABMR	Antikörper-mediierte Abstoßung
ACE	Angiotensin Converting Enzyme
ACEi	ACE-Hemmer
ACPA	Anti-CCP-Antikörper
ADH	Antidiuretisches Hormon
ADPKD	Autosomal-dominante polyzystische Nierenerkrankung
AIN	Akute interstitielle Nephritis
AKI	Akute Nierenschädigung (acute kidney injury)
ANCA	Anti-Neutrophile cytoplasmatische Antikörper
ANA	Antinukleäre Antikörper
ANP	Atriales natriuretisches Peptid
APD	Automated Peritoneal Dialysis
APS	Antiphospholipid-Syndrom
ARB	Angiotensin-II-Rezeptorantagonist
ASS	Acetylsalicylsäure
ATG	Antithymozytenglobulin
ATN	Akute Tubulusnekrose
AZA	Azathioprin
BGA	Blutgasanalyse
BNP	Brain Natriuretic Peptide
BSG	Blutsenkungsgeschwindigkeit
BUN	Harnstoff-Stickstoff
CAPD	Continuous Ambulatory Peritoneal Dialysis
CIN	Chronisch interstitielle Nephritis
CKD	Chronische Nierenerkrankung (chronic kidney disease)
CKD-MBD	Chronic Kidney Disease – Mineral and Bone Disorders
CMV	Zytomegalievirus
CNI	Calcineurininhibitor
CRP	C-reaktives Protein
CSS	Churg-Strauss-Syndrom
DI	Diabetes insipidus
DIC	Disseminierte intravasale Koagulopathie
DM	Diabetes mellitus
DMARD	Disease Modifying Antirheumatic Drug
DSA	Donor-spezifische Antikörper
EBV	Epstein-Barr Virus
ECR	Extrazellulärraum
EGPA	eosinophile Granulomatose mit Polyangiitis
EHEC	Enterohämorrhagische *Escherichia coli*
EMG	Elektromyografie
FE	Fraktionelle Ausscheidung
FGF 23	Fibroblast growth factor 23
FSGS	Fokal segmentale Glomerulosklerose
GFR	Glomeruläre Filtrationsrate
GN	Glomerulonephritis
GOT	Glutamat-Oxalacetat-Transaminase
GPA	Granulomatose mit Polyangiitis
GPT	Glutamat-Pyruvat-Transaminase
HAART	Hochaktive antiretrovirale Therapie
HBV	Hepatitis-B-Virus
HCO_3^-	Bikarbonat
HCV	Hepatitis-C-Virus
HD	Hämodialyse
HDF	Hämodiafiltration
HF	Hämofiltration
HFpEF	Heart Failure with preserved Ejection Fraction
HFrEF	Heart Failure with reduced Ejection Fraction
HIT	Heparin-induzierte Thrombozytopenie
HLA	Human Leukocyte Antigen
HRS	Hepatorenales Syndrom
HSV	Herpes simplex Virus
HUS	Hämolytisch-urämisches Syndrom
ICR	Intrazellulärraum
Ig	Immunglobulin
IL-6	Interleukin 6
KG	Körpergewicht
KHK	koronare Herzerkrankung
LDH	Laktat-Dehydrogenase
LN	Lupusnephritis
MCGN	Minimal Change Glomerulonephritis
MHC	Haupthistokompatibilitätskomplex
MMF	Mycophenolat Mofetil
MPA	Mikroskopische Polyangiitis
MPGN	Membranoproliferative Glomerulonephritis
MRSA	Methicillin-resistenter *Staphylococcus aureus*
MRT	Magnetresonanztomografie
MTX	Methotrexat
NAST	Nierenarterienstenose
NET	Nierenersatztherapie
NHBD	Non Heart Beating Donor
NSAR	Nichtsteroidale Antirheumatika
NTX	Nierentransplantation
PAG	Anionenlücke im Plasma
PAN	Panarteriitis nodosa
PD	Peritonealdialyse
PDM	Polymyositis/Dermatomyositis
PNP	Polyneuropathie
PTA	perkutane transluminale Angioplastie
PTH	Parathormon
PTLF	Post-Transplant Lymphoproliferative Disorder
RA	Rheumatoide Arthritis
RAAS	Renin-Angiotensin-Aldosteronsystem
RF	Rheumafaktor
RLS	Restless-legs-Syndrom
RPGN	Rasch-progressive Glomerulonephritis
RTA	Renal-tubuläre Azidose
SBP	Spontan bakterielle Peritonitis
SCL	Sklerodermie
SIADH	Syndrom der inadäquaten ADH-Sekretion
SIRS	Systemic Inflammatory Response Syndrome
SLE	Systemischer Lupus erythematodes
SS	Sjögren-Syndrom
TGF	Tubuloglomeruläres Feedback
TMA	Thrombotische Mikroangiopathie
TNF	Tumornekrosefaktor
TPMT	Thiopurin-Methyltransferase
TTKG	Transtubulärer Kaliumgradient
TTP	Thrombotisch-thrombozytopenische Purpura
UAG	Anionenlücke im Urin
VCI	Vena cava inferior
VZV	Varicella-Zoster-Virus

Inhaltsverzeichnis

Allgemeiner Teil

Louise Füeßl, Christina Gebhardt, Marc Weidenbusch

Spezieller Teil – Nephrologie

Louise Füeßl, Marc Weidenbusch

Spezieller Teil – Rheumatologie

Christina Gebhardt

Fallbeispiele

Louise Füeßl, Christina Gebhardt, Marc Weidenbusch

Anhang

Allgemeiner Teil

BASICS

Grundlagen der Nephrologie

Nephrologische Diagnostik

Grundlagen der Rheumatologie

→ 1 Makroanatomie, Durchblutung und Funktion der Nieren

Makroanatomie

Die Nieren liegen **retroperitoneal** in etwa zwischen dem 12. Brust- und dem 3. Lendenwirbel (rechts aufgrund der Leber etwas tiefer) und bewegen sich atemabgängig bei Inspiration nach kaudal.
Der **Längsdurchmesser** beträgt bei einem Erwachsenen im Durchschnitt **12 cm** (Breite 6 cm und Dicke 3 cm). Die Größe der Nieren korreliert mit der Körpergröße und dem Körpergewicht (*body surface area*).
Die Pole sind nach kranial und kaudal ausgerichtet. Die laterale Fläche ist konvex. Die mediale Fläche ist konkav eingezogen und bildet den Hilus der Niere, wo Ureter, Nierenarterie und Nierenvene an das Organ herantreten.
Von außen nach innen unterscheidet man (→ Abb. 1.1):

- Nierenrinde (Glomerula, Tubulussystem)
- Nierenmark mit Markpyramiden (Tubulussystem, Sammelrohre)
- Nierenbecken mit Übergang in den Harnleiter

Eine einzelne Niere ist in etwa **7–9 funktionelle Einheiten** unterteilt (Markpyramiden), die als Lobi renalis bezeichnet werden. Jede dieser Einheiten drainiert über ein gemeinsames Sammelrohr in einen Kelch (Calix renalis), an den sich das Nierenbecken anschließt. Zwischen den Pyramiden zieht die Nierenrinde in Form der Columnae renalis Richtung Hilus.

> Die Anatomie erklärt sich am besten daraus, dass **entwicklungsgeschichtlich mehrere Einzelnieren zu den heutigen Nieren verschmolzen** sind.

Außen ist die Nierenrinde von einer **derben Organkapsel** umgeben (Capsula fibrosa) und in einem **ausgedehnten Fettlager** eingebettet (Capsula adiposa), das wiederum von einer **derben Faszie** umgeben wird (Fascia renalis).

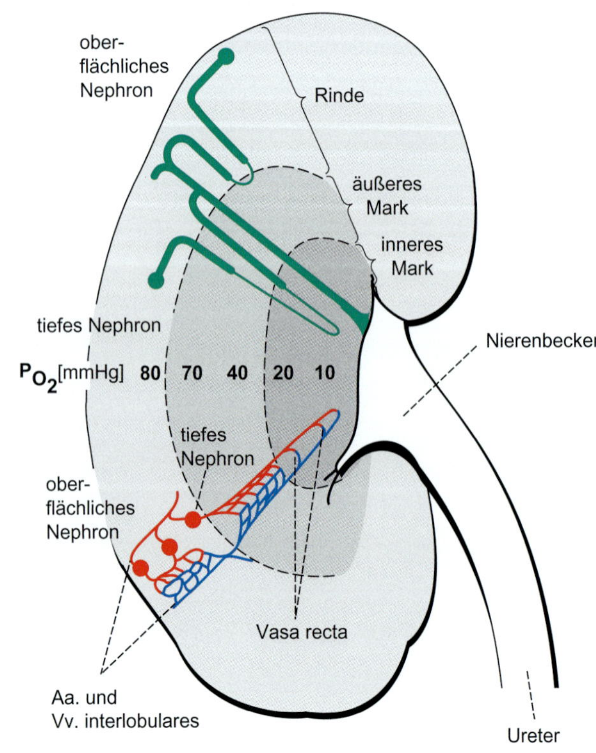

Abb. 1.1 Makroanatomie der Niere [L106]

Nierendurchblutung

In der Regel wird die Niere von einer einzelnen direkt aus der Aorta abdominalis abgehenden **Nierenartiere (A. renalis)** versorgt. Diese teilt sich in 4–5 **Segmentartieren,** die sich weiter verzweigen: Aa interlobares, Aa arcuatae (Bogenarterien), Aa interlobulares. Aus Letzeren gehen die **afferenten Arteriolen (Vas afferens)** hervor, an die sich das **glomeruläre Kapillarbett** anschließt (Glomerulum). Diesem ersten glomerulären Kapillarbett folgt über eine **efferente Arteriole** noch ein **zweites Kapillarbett (peritubuläre Kapillaren)** zur Versorgung des Tubulussystems nach. Bei den juxtamedullären Glomerula ziehen diese als **Vasa recta** vom Cortex entlang der Tubuli Richtung Hilus. Über in der Gegenrichtung wieder aufsteigende Vasa recta drainiert das Blut schließlich in die abführenden Venen.

> Die Nierenarterie und alle ihre Äste sind **Endarterien,** sodass der Verschluss eines Astes (z. B. durch Thrombus) zu einer Nekrose des versorgten Nierengewebes führt.

Durch die Nieren eines Erwachsenen fließen pro Minute ca. **1,2 l Blut,** was **etwa 20–25 % des Herzminutenvolumens** entspricht. Die Rinde wird mit einem Relativanteil von 90 % gut durchblutet, wohingegen in den tiefen Abschnitten des Marks immer **eine grenzwertige Hypoxie** herrscht.

Autoregulation

> Als **Autoregulation** bezeichnet man die Fähigkeit der Niere, den intraglomerulären Druck und damit die GFR über einen weiten Bereich des mittleren systemischen Blutdrucks konstant zu halten (ca. 75–200 mmHg).

Fällt der **systemische Blutdruck** ab, kommt es neben dem Rückgang der GFR auch zu einer **Schädigung des Tubulussystems** (ATN, → Kap. 12). Oberhalb dieses Regulationsbereichs kommt es durch Zunahme der renalen Perfusion zu einer **vermehrten Natrium- und Wasserausscheidung** („Druckdiurese").
Das Vas afferens und das Vas efferens sind die entscheidenden Widerstandgefäße der Niere und ermöglichen eine Regulierung des renalen Blutflusses sowie der glomerulären Filtration (→ Tab. 1.1 und → Abb. 11.2).

Tab. 1.1 Regulation des renalen Blutflusses und der GFR durch den Strömungswiderstand im Vas afferens und Vas efferens

	Renaler Blutfluss	GFR
Vasokonstriktion		
Vas afferens	↓	↓
Vas efferens	↓	↑
Vasodillatation		
Vas afferens	↑	↑
Vas efferens	↑	↓

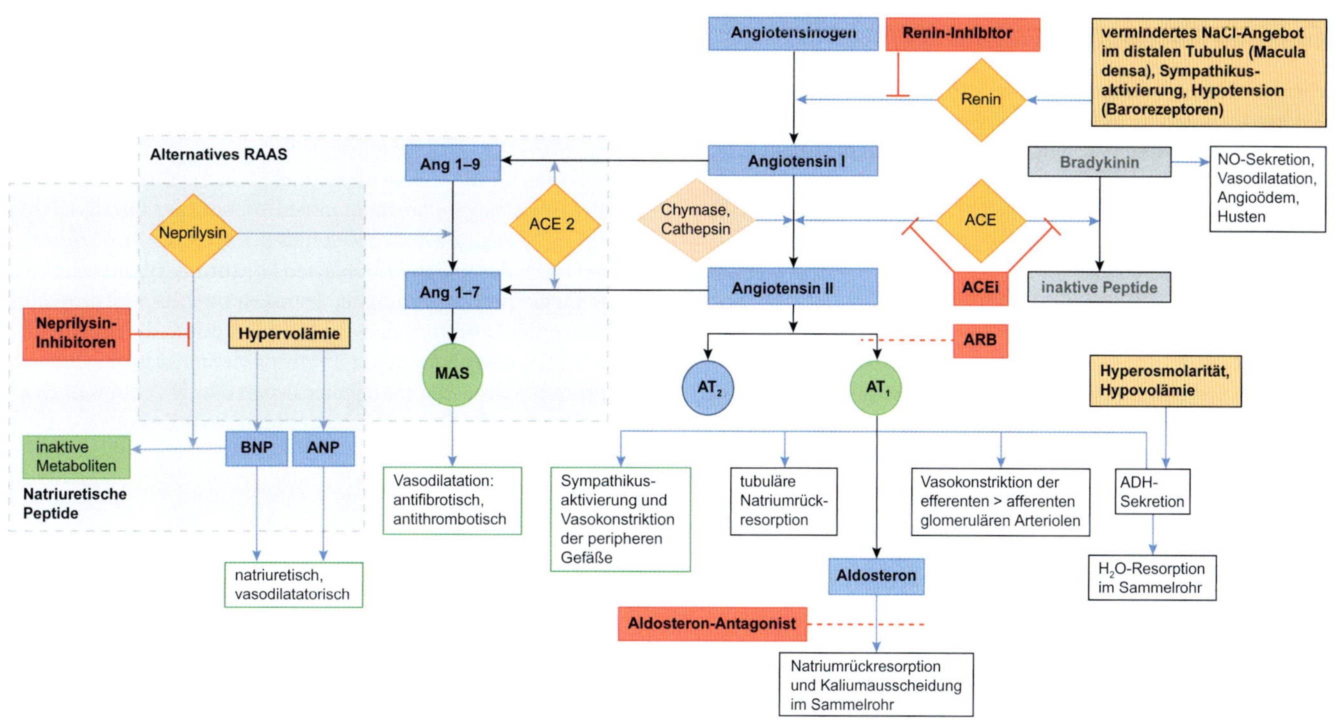

Abb. 1.2 Klassisches und alternatives Renin-Angiotensin-Aldosteron-System und Wirkungsort der einzelnen RAAS-aktiven Medikamente [L271]

Myogene Komponente

Eine **Zunahme des systemischen Blutdrucks** führt zu einer **Erhöhung des renalen Strömungswiderstands** in den präglomerulären Gefäßen (A. interlobularis, Vas afferens). Eine zentrale Rolle spielt hier der **Bayliss-Effekt** (erhöhter transmuraler Druck führt zu einem erhöhten Muskeltonus in den Gefäßen).

Tubuloglomeruläres Feedback

Unter dem tubuluglomerulären Feedback (TGF) versteht man eine Rückkopplung vom tubulären System auf die Regulation der glomerulären Filtration. Dies geschieht über die **Macula-densa-Zellen** des distalen Tubulus (der Bereich, an dem der Tubulus sein „eigenes" Glomerulum berührt) (→ Kap. 2). Bei einer deutlich erhöhten NaCl-Konzentration im distalen Tubulus z. B. bei erhöhter glomerulärer Filtration oder gestörter tubulärer Rückresorption kommt es zu einer **Konstriktion des zuführenden Vas afferens.** Bei einer niedrigen NaCl-Konzentration im distalen Tubulus z. B. bei Diabetes mellitus und Aktivierung des SGLT2 (s. u.) kommt es hingegen zu einer **Dilatation des zuführenden Vas afferens und konsekutiver Hyperfiltration.**

Renin-Angiotensin-Aldosteron System

Bei Abfall der renalen Durchblutung kommt es zu einer **Reninausschüttung** aus spezialisierten Zellen des Vas afferens (juxtaglomerulärer Apparat) und dadurch zu einer Aktivierung des **Renin-Angiotensin-Aldosteron-Systems** (RAAS, → Abb. 1.2).

- Das RAAS ist das **zentrale Regulationssystem des Flüssigkeits- und Elektrolythaushalts** und dadurch auch des **systemischen Blutdrucks.**
- Durch **Angiotensin II** kommt es speziell zu einer Konstriktion des Vas efferens und dadurch zu einer Aufrechterhaltung des glomerulären Filtrationsdrucks.

Eine Inhibition des **klassischen RAAS** (durch ACE-Hemmer oder AT-II-Blocker) führt zu einer vermehrten Aktivierung des **alternativen RAAS** mit vasodilatierender und antifibrotischer Wirkung.

Funktion der Nieren

Die **primären Aufgaben** der Niere umfassen:

- Regulation des **Wasser- und Elektrolythaushalts** (→ Kap. 3 und → Kap. 4)
- Regulation des **Säure-Basen-Haushalts** (→ Kap. 6)
- Regulation des **Blutdrucks**
- Ausscheidung von **harnpflichtigen Endprodukten des Stoffwechsels**
- Ausscheidung von **Giftstoffen bzw. Fremdstoffen** (z. B. Medikamente)
- Hormonproduktion **(Renin, Erythropoietin, 1,25 $(OH)_2$ Vitamin D_3)**

Endokrine Funktion

Neben der Harnproduktion spielt die Niere auch eine zentrale Rolle in endokrinen und metabolischen Prozessen:

- Regulation des systemischen Blutdrucks durch die Reninausschüttung
- Bildung der aktiven Form des Vitamin D (Calcitriol, → Kap. 4)
- Glukoneogenese (neben der Leber)
- Insulinabbau
- Bildung von Erythropoietin

Erythropoietin

Erythropoietin stimuliert im Knochenmark die Bildung von Erythrozyten aus hämatopoetischen Vorgängerzellen. Bei Patienten mit chronischer Niereninsuffizienz kann es bei fortgeschrittener Erkrankung **zu schweren Anämien kommen.** Die Entwicklung von *erythropoesis stimulating agents* (ESA) hat die Therapie der renalen Anämie revolutioniert und gehört mittlerweile zur Routine (→ Kap. 15).

Der Stimulus für die endogene Synthese von Erythropoietin ist ein vermindertes Sauerstoffangebot in den Nieren (peritubuläre Fibroblasten). Eine zentrale Rolle spielt hier der **Hypoxie-induzierte Faktor** (HIF), der in den Fibroblasten konstitutiv synthetisiert wird und zu einer Hochregulation der Transkription des Erythropoietingens führt. Bei Normoxämie wird HIF aber durch die Prolylhydroxylase (PHD) abgebaut und die Erythropoietinsynthese gehemmt. Die Inhibition der PHD stellt daher neben den ESA **ein weiteres neues Target in der Therapie der renalen Anämie** dar.

Zusammenfassung

- Die primären Aufgaben der Niere umfassen: die Regulation des Wasser- und Elektrolythaushalts, des Säure-Basen-Haushalts und des Blutdrucks sowie die Ausscheidung von kleinmolekularen nicht-eiweißgebundener Substanzen (z. B. Kreatinin, Harnstoff, zahlreiche Medikamente).
- Darüber hinaus steuern die Nieren durch Reninsekretion den systemischen Blutdruck, sowie durch Erythropoietin die Bildung von Erythrozyten bei Abfall der O_2 Konzentration.
- Die Nieren sind gut durchblutet. Alle 4–5 min passiert das gesamte Blutvolumen die Nieren.
- Die Nierendurchblutung und Filtration werden durch den Gefäßwiderstand in den zu- und abführenden Arteriolen durch Autoregulation gesteuert (Bayliss-Effekt, TGF, RAAS).

→ 2 Aufbau und Funktion des Nephrons

Das **Nephron** ist die zentrale Funktionseinheit der Nieren und setzt sich aus einem **Glomerulum** („Filter") sowie dem nachgeschalteten **Tubulussystem** zusammen (→ Abb. 2.1). Man unterscheidet:

- Kortikale (oberflächliche) Nephrone
- Juxtamedulläre (tiefe) Nephrone: Hier reichen die Tubli bis ins tiefe Mark.

In einer normalen Niere finden sich in etwa **1–1,3 Mio. Nephrone.** Die Entstehung von Nephronen dauert die gesamte Fetalperiode bis ca. zur 38. SSW an, sodass bei Frühgeburtlichkeit aufgrund geringerer Nephronenzahlen pro Niere lebenslang ein erhöhtes Risiko für das Auftreten einer chronischen Niereninsuffizienz besteht.

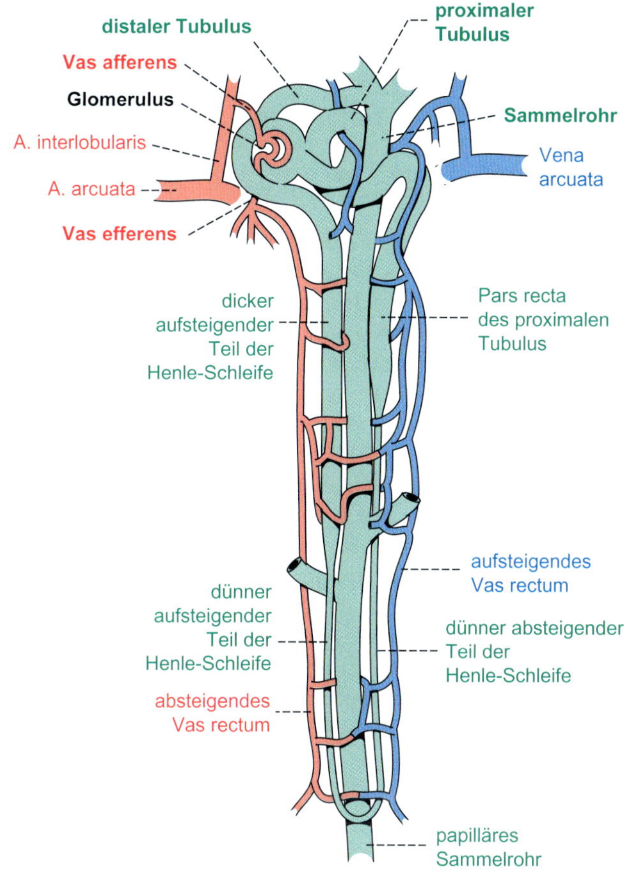

Abb. 2.1 Aufbau des Nephrons [L106]

Glomerulum

Ein Glomerulum („Nierenkörperchen") besteht aus einer **zwischen zwei Arteriolen** (Vas afferens und Vas efferens) gelegene **Kapillarschlinge,** die sich in ein **zweiblättriges Epithel** (Bowman-Kapsel) stülpt und deren viszerales Blatt **(Podozyten)** den Kapillarschlingen direkt aufliegt (→ Abb. 2.2). Unter **Mesangium** versteht man das zwischen den Gefäßschlingen gelegene Bindegewebe.

Glomeruläre Filtration

Über das **glomeruläre Kapillarbett** erfolgt die **Filtration des Primärharns** durch einen Druckgradienten zwischen dem Kapillarbett (Blutdruck ca. 50 mmHg) und dem **hydrostatischen Druck** in der Bowman-Kapsel (etwa 12–17 mmHg). Onkotisch wirksame Teilchen befinden sich nur auf der Blutseite und erzeugen dadurch einen **kolloidosmotischen Druck,** der dem Blutdruck entgegenwirkt (ca. 20–25 mmHg). Daraus ergibt sich ein effektiver Filtrationsdruck von etwa 8–18 mmHg.

$$p_{\text{Filtration}} = p_{\text{Kapillaren}} - p_{\text{Bowman Kapsel}} - p_{\text{onkotisch}}$$

Eine Veränderung eines jeden dieser drei Drücke wirkt sich dadurch auf die glomeruläre Filtration (systemischer Blutdruck, Hypoalbuminämie, Paraproteinämie, Harnstau bzw. venöser Rückstau) aus. Die **Filtrationsstrecke** zwischen dem kapillaren Lumen und dem Bowman-Raum setzt sich aus den folgenden Strukturen zusammen (→ Abb. 2.2):

- Gefenstertes („fenestriertes") Endothel der glomerulären Kapillaren auf der Blutseite
- Glomeruläre Basalmembran
- Podozyten auf der Harnseite

Zwischen den einzelnen Fußfortsätzen der **Podozyten** befindet sich ein **Schlitzdiaphragma** mit **etwa 5 nm Durchmesser.** Moleküle bis 10 000 Da werden darüber frei filtriert. Für Makromoleküle bis 70 000 Da spielt v. a. die **Ladung** eine Rolle: Eine **negative Ladung**

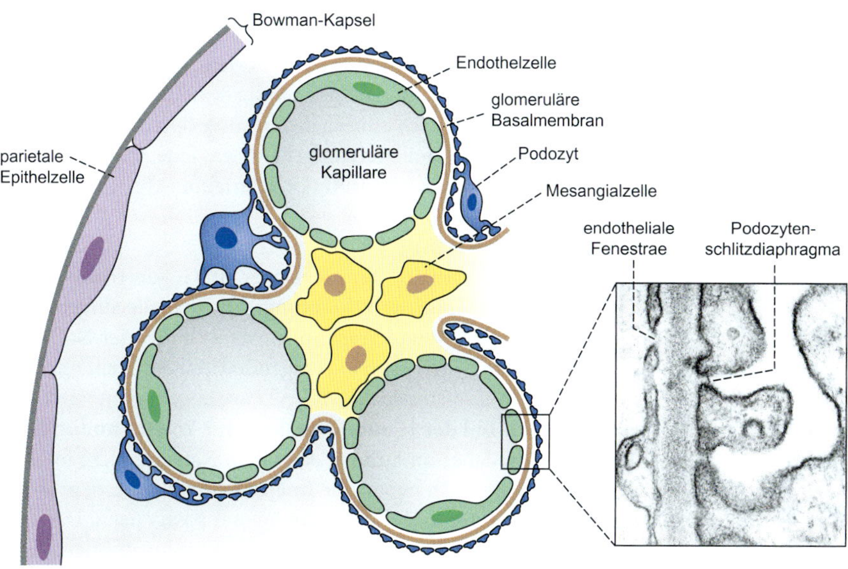

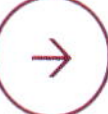

Abb. 2.2 Aufbau eines Glomerulums [L106]

der Basalmembran (Proteoglykane) und Podozytenfortsätze erschweren den Durchtritt von Molekülen mit negativer Ladung. Insgesamt ergibt sich daraus eine obere Größenbegrenzung der filtrierten Moleküle von ca. 70 000–80 000 Da. **Albumin** wird aufgrund **seiner negativen Ladung** bei einem Molekulargewicht von ca. 69 000 Da bei Gesunden daher **nur in geringen Mengen** filtriert (< 0,03 %). Bei **Glomeruloenphritis** kommt es im Rahmen der Entzündung zu einem Verlust der negativen Ladung.

Auf die Perfusion der Nieren entfallen ca. 20 % des Herzminutenvolumens (ca. 1,2 l/min). Ungefähr 1 % davon wird in den Glomerula der Nierenrinde als Primärharn „filtriert" (180 l/Tag). Beim **Primärharn** handelt es sich um ein eiweißarmes Ultrafiltrat des Plasmas.

Glomeruläre Filtrationsrate

Die glomeruläre Filtrationsrate (GFR) ist das pro Zeiteinheit von den Glomerula der Nieren filtrierte Volumen und wird in ml/min angegeben. Sie ist **der wichtigste Parameter zur Bestimmung der renalen Funktion** (→ Kap. 8). Die Filtrationsleistung der Niere hängt primär vom renalen Plasmafluss ab (Abnahme der GFR bei verminderter renaler Perfusion).
Eine hohe GFR ist für eine adäquate Ausscheidung von harnpflichtigen Substanzen notwendig (z. B. Harnstoff, Kreatinin) und bei eingeschränkter GFR kommt es zu einer Retention dieser Stoffe. Darüber hinaus ermöglicht eine hohe GFR durch Regulation der Rückresorption im Tubulssystem eine rasche Adaptation der Wasser und Salzausscheidung.

Tubulussystem

An das **parietale Epithel der Bowman-Kapsel** schließt sich das **Tubulussystem** an. Die Tubuli steigen in Richtung Papillenspitze ab und danach wieder in Gegenrichtung zum gleichen Glomerulum auf. Die **Vasa recta** umschlingen die auf- und absteigenden Segmente des Tubulussystems (→ Abb. 2.1).

Im **Tubulussystem** wird die Zusammensetzung des im Glomerulum filtrierten Primärharns durch Resorption und Sekretion **modifiziert.** Im Gegensatz zur primären Filtration handelt es sich hier in den meisten Fällen aber um **aktive epitheliale** Transportprozesse **mit hohem Energieaufwand.**

Die treibende Kraft hinter dem Transport von Elektrolyten und organischen Stoffen ist im gesamten Tubulussystem eine **basolateral** (d. h. in Richtung der peritubulären Kapillaren) gelegene **Na^+-K^+-ATPase.** Durch den dadurch generierten Natriumgradienten erfolgt über verschiedene natriumabhängige Transporter (Symporter und Antiporter) neben der Natriumresorption auch die Aufnahme bzw. Sekretion von verschiedenen Stoffen:

- **Sekretion** von z. B.: H^+, organische Säuren (z. B. Penicillin, Furosemid, Probenecid) bzw. Basen (z. B. Atropin, Morphin), Kreatinin, Ammoniak, Harnsäure
- **Resorption** von z. B.: Elektrolyte, HCO_3^-, Glukose, Phosphat, Aminosäuren, Citrat, Laktat, Sulfat, Harnsäure
- Wasser folgt aus **osmotischen Gründen passiv.**

→ Tab. 2.1 zeigt die Funktionen der einzelnen Abschnitten des Tubulussystems.

Tab. 2.1 Natriumrückresorption in den einzelnen Nephronabschnitten

Segment	Menge der Natrium-Rückresorption	Wichtigster Natrium-Transportmechanismus	Primäre Regulation bzw. wirksame Hormone	Wirksame Medikamente (→ Kap. 5)
Proximaler Tubulus	65 %	Na^+-H^+-Austauscher	AT-II, GFR	Acetazolamid (hemmt Carboanhydrase)
		Na^+-Glukose$^+$-Cotransporter	Glukosurie	Gliflozine
Henle-Schleife	25 %	Na^+-K^+-$2Cl^-$-Transporter	Flussabhängig	Schleifendiuretika
Distaler Tubulus	5 %	Na^+-Cl^--Cotransporter	Flussabhängig	Thiazide
Sammelrohr	3–4 %	Natriumkanäle	Aldosteron atriales natriuretisches Peptid	Aldosteronantagonist Neprilysin-Inhibitor

Proximaler Tubulus

Hier werden bereits zwei Drittel des filtrierten NaCl und Wassers sowie ein Großteil der organischen Stoffe rückresorbiert. Die Natriumresorption erfolgt primär durch einen luminal gelegenen **Na^+-H^+-Austauscher** sowie andere **Natrium-abhängige Transporter.** Angiotensin II erhöht die Natriumrückresorption im proximalen Tubulus. Für die Funktion des Na^+-H^+-Austauschers spielt die **Carboanhydrase** eine wichtige Rolle, da sie H^+ für den Austausch gegen Na^+ zur Verfügung stellt (→ Kap. 5). Durch die primäre Natrium- und HCO_3^--Resorption entsteht eine erhöhte luminale Chloridkonzentration. Dieser **Chloridgradient** ist die Triebkraft zur parazellulären Resorption von knapp 50 % des filtrierten Chlorids, was in weiterer Folge neben Wasser auch Natrium und andere Kationen (K^+, Mg^{2+}, Ca^{2+}) mit sich zieht („Solvent Drag").
Neben dem Na^+-H^+-Austauscher spielt v. a. unter pathologischen Bedingungen, nämlich bei Hyperglykämie-induzierter Glukosurie, ein weiterer Transporter eine wichtige Rolle: der **Na^+-Glukose$^+$-Cotransporter 2** (*sodium glucose linked transporter 2,* SGLT2).

Henle-Schleife

Die Natriumresorption über den Na^+-K^+-$2Cl^-$-Transporter in der Henle-Schleife ist **flussabhängig** und kann dadurch **eine Hemmung der Natriumresorption** im proximalen Tubulus durch z. B. **Acetazolamid** weitestgehend **kompensieren.** In der Regel werden in der Henle-Schleife etwa 25–30 % des filtrierten Natriums rückresorbiert (s. a. Schleifendiuretika, → Kap. 5).
Zur Funktion des Na^+-K^+-$2Cl^-$-Transporters ist eine Kaliumrezirkulation über **ROMK**-Kanäle notwendig (s. u. Bartter-Syndrom). Zusätzlich wird dadurch eine elektropositive Spannung gegenüber den peritubulären Kapillaren aufgebaut, was eine passive und parazelluläre Rückresorption von Kationen erlaubt (Mg^{2+}, Ca^{2+}).

Harnkonzentrierung

Zur Harnkonzentrierung wird hier über ein **Gegenstromsystem** ein osmotischer Gradient in Richtung Nierenpapille aufgebaut (→ Abb. 2.3). Der primäre Transportprozess ist hier der Na^+-K^+-$2Cl^-$-Transporter im dicken aufsteigenden Teil der Henle-Schleife, der durch die basolaterale Na^+-K^+-ATPase angetrieben wird. Der **aufsteigende Teil der Henle-Schleife** ist für **Wasser undurchlässig** und verbleibt daher im Lumen, da es dem Natrium nicht folgen kann. In das dadurch hypertone Interstitium folgt aus dem absteigenden Teil der Henle-Schleife nun Wasser passiv nach. Dadurch kommt es zu einer **Zunahme der Osmolarität** im absteigenden Teil der Henle-Schleife.

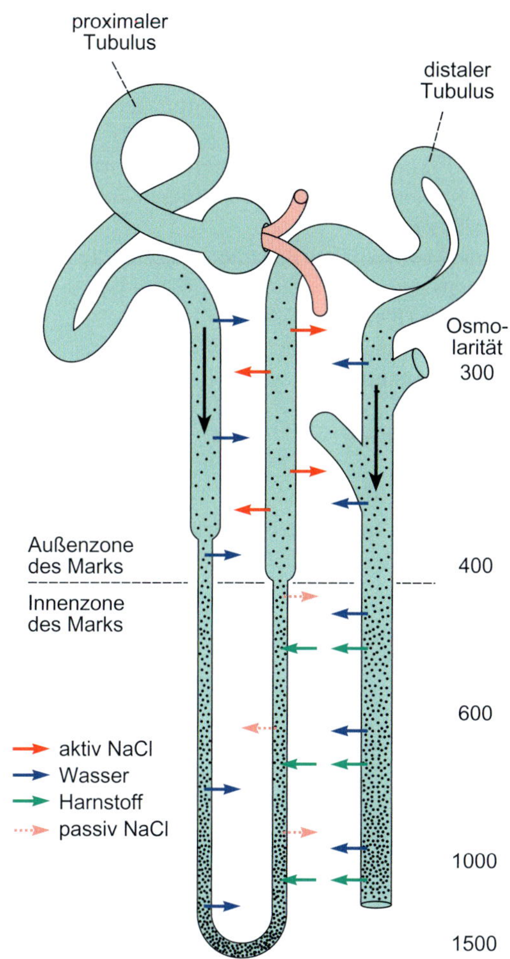

Abb. 2.3 Gegenstrom-Konzentrierungsmechanismus der Niere [L106]

Zusätzlich macht der **Harnstoff** einen wesentlichen Teil der Osmolarität in den tiefen Abschnitten des Nierenmarks aus: Unter **ADH-Wirkung** wird neben der Wasserresorption auch Harnstoff aus dem Sammelrohr resorbiert und zirkuliert zwischen dem aufsteigenden Teil der Henle-Schleife und dem Sammelrohr.
Am Ende der Henle-Schleife ist der Harn bereits **deutlich hypoton** (ca. 60–100 mosmol/l), bevor im distalen Tubulus über einen Na^+-Cl^--Cotransport noch weiter Natrium resorbiert wird. Zusammen mit der durch das Gegenstromsystem deutlich erhöhten Osmolarität in den tiefen medullären Regionen (bis ca. 1500 mosmol/l) kann nun in Abhängigkeit der ADH-Wirkung im Sammelrohr eine Konzentrierung bzw. Dilution des Harns zur Ausscheidung von freiem Wasser erfolgen.

Sammelrohr

Im Sammelrohr werden unter Hormonwirkung (Aldosteron und ADH) der **Wasser- und Elektrolythaushalt reguliert.** Insgesamt werden hier etwa 3–4 % des gesamten Natriums rückresorbiert. An die Natriumaufnahme ist dabei die funktionell die Kaliumausscheidung gekoppelt.

Aldosteron

Aldosteron ist Teil des RAAS und fördert im Sammelrohr die Natriumrückresorption durch Öffnung von Natriumkanälen. Dadurch entsteht eine elektronegative Spannung im Lumen, wodurch sowohl die Kalium- als auch die H^+-Ausscheidung erhöht werden.

Die Symptomatik eines **Hyperaldosteronismus** (z. B. beim Conn-Syndrom mit Nebennierenadenom) besteht aus der Trias: Hypertonie, Hypokaliämie und metabolische Alkalose. Ein **Hypoaldosteronismus** (z. B. im Rahmen einer Nebenniereninsuffizienz als Morbus Addison) ist durch Hypotonie, Hyponatriämie und Hyperkaliämie gekennzeichnet und kann zu einer akuten lebensbedrohlichen Situation im Rahmen eines Schockgeschehens führen („Addison Krise").

Atriales natriuretisches Peptid

Das atriale natriuretische Peptid ist (ANP) ist gewissermaßen der Gegenspieler des Aldosterons, da es die Natriumaufnahme durch die Natriumkanäle hemmt. ANP wird von Herzmuskelzellen bei erhöhter Vorhofdehnung als Zeichen einer **Hypervolämie** freigesetzt. Rezent wurde eine therapeutische Intervention durch Inhibition des Abbaus von ANP durch sog. **Neprilysin-Inhibitoren** bei Patienten mit Herzinsuffizienz getestet.

Antidiuretisches Hormon

Das antidiuretische Hormon (ADH, Vasopressin) wird im Hypothalamus produziert und im Hypophysenhinterlappen gespeichert. Die ADH-Ausschüttung wird im Rahmen des Osmoregulation gesteuert und führt **zu Durst und vermehrter Wasserresorption** im Sammelrohr. Bei einer Plasmaosmolalität von < 275 mosmol/kg wird kein ADH sezerniert, steigt aber oberhalb dieses Schwellenwerts linear an. Die antidiuretische Wirkung erfolgt durch den Einbau von Aquaporinen im ansonsten für Wasser undurchlässigen Sammelrohr. Dadurch kann die **Osmolalität des Harns zwischen ca. 50 mosmol/kg und über 1000 mosmol/kg** geregelt werden, was einem Urinvolumen von ca. 500 ml (maximale ADH Wirkung) bzw. bis zu 10 l (ohne ADH Wirkung) entspricht.

Tubulärer Transport einzelner Stoffe

Harnstoff

Harnstoff wird glomerulär **frei filtriert.** Die Rückresorption hängt vom tubulären Fluss ab: Bei maximaler Diurese werden nur 40 % des Harnstoffs rückresorbiert, bei maximaler Antidiurese dahingegen fast 70 %, was auch den im Vergleich zum Kreatinin deutlich erhöhten BUN (> 10:1) bei akutem prärenalem Nierenversagen erklärt (→ Kap. 11).

Glukose

Glukose wird ebenfalls filtriert, aber fast vollständig rückresorbiert und erst bei einer erhöhten Plasmakonzentration (> 180 mg/dl) kommt es zu einer Glukosurie.

Harnsäure

Harnsäure ist das **harnpflichtige Endprodukt des Purin-Stoffwechsels** und wird nach glomerulärer Filtration tubulär sowohl resorbiert als auch sezerniert. Letztendlich werden in etwa 10 % der filtrierten Harnsäure ausgeschieden. In der Therapie der Hyperurikämie kommen Urikosurika zur Anwendung, welche die tubuläre Harnsäureresorption hemmen (→ Kap. 42).
Der tubuläre Transport von Elektrolyten, H^+ und Bikarbonat sowie Ammonium wird in → Kap. 3, → Kap. 4 und → Kap. 6 behandelt.

Tubuläre Partialfunktionsstörung

Eine Reihe von Pathologien kann eine partielle Störung von einzelnen tubulären Funktionen bzw. Abschnitten verursachen Dies kann die tubuläre Rückresorption bzw. Sekretion verschiedener Stoffe (Elektrolyte, H^+, HCO_3^- oder Aminosäuren) beeinflussen. Neben

Tab. 2.2 Renal tubuläre Azidose (RTA)

	Primäre Störung	Urin-pH	$[HCO_3^-]$	Kalium
Typ 1	Distale renal-tubuläre Sekretionsstörung von H^+	> 5,3	Variabel, häufig aber < 10 mmol/l	Erniedrigt (normalisiert sich unter HCO_3^-)
Typ 2	Proximale renal-tubuläre Rückresorptionsstörung von HCO_3^-	Variabel, normalerweise < 5,3 (bei erniedrigtem HCO_3^-) und steigt unter Therapie mit HCO_3^- an	12–20 mmol/l	Erniedrigt (fällt nach HCO_3^--Gabe durch Zunahme der renalen HCO_3^--Ausscheidung weiter ab)
Typ 4	Hyperkaliämische Azidose bei Hypoaldosteronimus	Variabel	> 17 mmol/l	Erhöht

angeborenen Erkrankungen finden sich tubuläre Partialfunktionsstörungen auch im Rahmen von **interstitiellen Nierenerkrankungen** oder als **Nebenwirkung** von Medikamenten. Für einige Erkrankungen konnten Mutationen in Genen für einzelne tubuläre Transporter identifiziert werden.

Renal tubuläre Azidose

Unter **renal tubulärer Azidose** (RTA) wird eine Reihe von seltenen Störungen der H^+-Sekretion sowie der Bikarbonatresorption zusammengefasst, die zu einer metabolen Azidose mit normaler Anionenlücke führen (→ Tab. 2.2 und → Kap. 7).

Am häufigsten findet sich eine **RTA Typ 1** durch **gestörte H^+-Sekretion** im distalen Tubulus im Rahmen eines **Sjögren-Syndroms** oder eines **systemischen Lupus erythematodes (SLE)** sowie bei Hyperkalziurie (idiopathisch, bei Sarkoidose, Vitamin-D-Intoxikation oder Hyperparathyreoidismus). Neben hereditären Formen (v. a. bei Kindern) kann sie aber auch als **Nebenwirkung einer Therapie mit z. B. Amphotericin B, Lithium oder Ifosfamid** auftreten. Charakteristisch ist die **Unfähigkeit, trotz Azidämie den Harn entsprechend zu azidifizieren** (Urin pH > 5,3). Charakteristisch ist auch eine erhöhte Anionenlücke im Harn (→ Kap. 7).

Bei der **RTA Typ 2** handelt es sich um eine Störung der Rückresorption von Bikarbonat im proximalen Tubulus. Die Gabe des Carboanhydrasehemmers Acetazolamid führt zu gleichen funktionellen Veränderungen und simuliert eine RTA Typ 2 (→ Kap. 5). Neben idiopathischen bzw. hereditären Störungen der HCO_3^--Resorption (z. B. Lowe-Syndrom) findet sich eine RTA Typ 2 auch häufig im Rahmen von **generalisierten Störungen des proximalen Tubulus** (s. Fanconi-Syndrom).

Bei der **RTA Typ 4** finden sich keine spezifischen Defekte. Der verminderten H^+-Ausscheidung liegt hier ein **Hypoaldosteronismus** mit verminderter Natriumresorption und dadurch verminderter H^+- und Kaliumausscheidung zugrunde. Sie findet sich bei Diabetes mellitus, chronischer Niereninsuffizienz sowie unter Therapie mit einem ACE-Hemmer oder Aldosteronantagonisten.

Fanconi-Syndrom

Beim Fanconi-Syndrom handelt es sich um eine **generalisierte Resorptionsstörung des proximalen Tubulus** mit Verlust von Aminosäuren, Glukose, Phosphat sowie Bikarbonat (RTA Typ 2). Mögliche Ursachen umfassen:

- Hereditäre Erkrankungen (z. B. Cystinose, Morbus Wilson)
- Multiples Myelom oder Amyloidose (durch Tubulotoxizität der freien Leichtketten)
- Medikamententoxizität (z. B. Aminoglykoside, Tenofovir, Cisplatin, Valproat)
- Schwermetalle (Blei, Quecksilber)
- Tubulointerstitielle Nephritis
- Transplantatabstoßung

Salzverlustsyndrome

Bartter-Syndrom

Beim Bartter-Syndrom handelt es sich um **autosomal-rezessiv vererbte** Störungen, die zu einer gestörten Natriumresorption im aufsteigenden Teil der Henle-Schleife führen (z. B. ROMK, Na^+-K^+-$2Cl^-$-Transporter oder basolateraler Chloridkanal). Die Auswirkungen des Bartter-Syndroms entsprechen **dem Effekt eines Schleifendiuretikums.**

Gitelman-Syndrom

Der zugrunde liegende Defekt des ebenfalls autosomal-rezessiven Gitelman-Syndroms findet sich im **Thiazid-sensiblen Na^+-Cl^--Cotransporters** im distalen Tubulus.

Beide Syndrome führen zu einer Hypokaliämie, Hypovolämie (mit dadurch bedingter RAAS Aktivierung) sowie einer metabolischen Alkalose. Beim Gitelman-Syndrom finden sich zusätzlich eine zumeist **ausgeprägte Hypomagnesiämie sowie Hyperkalzämie** bei verminderter Kalziumausscheidung. Beim Bartter-Syndrom kommt es dagegen zu einer **ausgeprägten Kalziurie bzw. Hypokalzämie.**

Das **Bartter-Syndrom** entspricht der Wirkung eines Schleifendiuretikums, während das **Gitelman-Syndrom** der Wirkung eines Thiaziddiuretikums entspricht.

Zusammenfassung

- Die zentrale Funktionseinheit der Niere ist das Nephron. Hier werden durch Filtration pro Tag in etwa 180 l Primärharn „abgepresst“.
- Die Modifikation des Primärharns (eiweißarmes Plasmafiltrat) erfolgt durch aktive Transportprozesse im Tubulussystem und es kommt hier zu einer Rückresorption von etwa 99 % des Primärharns.
- Durch Aldosteron, ADH- und BNP-Wirkung im Sammelrohr wird die Salz und Wasserausscheidung reguliert.
- Die Harnkonzentrierung gelingt mittels Gegenstromprinzip durch einen osmotischen Gradienten Richtung Nierenmark. Dadurch wird eine Regulation des täglichen Harnvolumens zwischen 500 ml und 10 l ermöglicht (Osmolarität des Harns zwischen 50 und 1 000 mosmol/kg).

→ 3 Natrium- und Wasserhaushalt

Die zentrale Rolle der Niere ist die **Aufrechterhaltung der inneren Homöostase** durch Regulation des Volumenhaushalts sowie der Zusammensetzung der Extrazellularflüssigkeit (→ Kap. 4). Das **Gesamtkörper-Natrium** eines durchschnittlichen 70 kg schweren Erwachsenen liegt bei ca. **4 200 mmol** und befindet sich vorrangig im **Extrazellulärraum.** Die tägliche Natriumaufnahme liegt in Mitteleuropa bei ca. **140–220 mmol/Tag** (entsprechen ca. 8–12 g NaCl (→ Kap. 4)).
Der menschliche Körper besteht zu ca. **60 % aus Wasser.** Das Wasser verteilt sich auf folgende Kompartimente:

- Intrazellulärraum (ICR): ca. ⅔ des Gesamtkörperwassers
- Extrazellulärraum (ECR): ca. ⅓ des Gesamtkörperwassers:
  - Interstitieller Raum: ca. ¾ des ECR
  - Intravasaler Raum: ca. ¼ des ECR

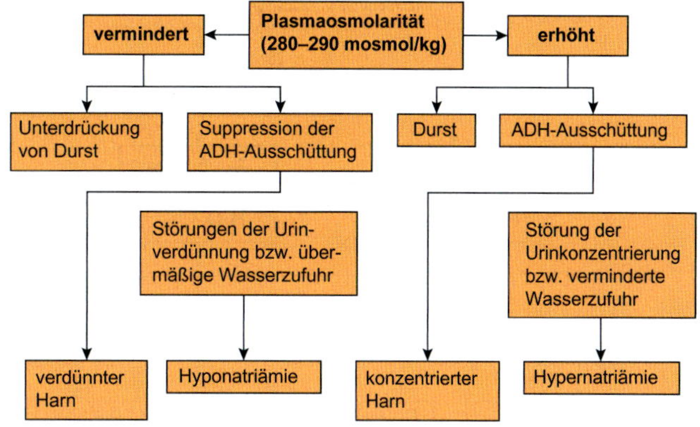

Abb. 3.1 Osmoregulation [L271]

Volumenregulation

Natrium ist das **wichtigste Elektrolyt im Extrazellulärraum.** Die **Volumenregulation** dient der **Aufrechterhaltung des zirkulatorischen Blutvolumens** und erfolgt primär über die Kontrolle des Natriumhaushalts. Die Regulation erfolgt durch **Barorezeptoren** (Karotissinus, Aortenbogen, linker Ventrikel), **Volumenrezeptoren** (Vorhöfe, zentrale Venen) sowie über das NaCl-Angebot im distalen Tubulus auf Höhe der **Macula densa** (Niere).

Hypovolämie

Die wichtigsten Effektormechanismen zur Volumenkonservierung bei Hypovolämie sind v. a. das **RAAS** und die Aktivierung des **Sympathikus.** Bei persistierender Hypovolämie kommt es auch durch eine **nicht-osmotische ADH-Sekretion** zur Retention von freiem Wasser, was zur Entwicklung einer **Hyponatriämie** führen kann (z. B. beim kardiorenalen Syndrom, Hypervolämie). Die **Therapie** der Hypovolämie ist die Volumensubstitution.

Hypervolämie

Zu einer Expansion des Extrazellularraums mit Bildung von Ödemen kommt es bei positiver Natriumbilanz. Wichtige Ursachen sind:

- **Primäre renalen Natriumretention:** akute oder chronische Niereninsuffizienz, nephrotisches Syndrom
- **RAAS-Aktivierung:** bei erniedrigtem zirkulatorischen Volumen (z. B. Herzinsuffizienz, dekompensierte Leberzirrhose, nephrotisches Syndrom)

Als **Gegenregulation** kommt es zur Ausschüttung von natriuretischen Peptiden (z. B. ANP, BNP). Bezüglich Ödembildung und diuretische Therapie → Kap. 5.

Osmoregulation

Das Ziel der Osmoregulation ist die **Kontrolle der Plasmaosmolarität** in engen Grenzen. So werden osmotische Gradienten über Zellmembranen vermieden, die durch Wasserverschiebungen ein Anschwellen der Zellen (z. B. bei Hyponatriämie) bzw. ein Schrumpfen der Zellen (z. B. bei Hypernatriämie oder zu schneller Korrektur einer Hyponatriämie) verursachen können.

Die Messung der Plasmaosmolarität erfolgt über **Osmorezeptoren** im Hypothalamus und die Regulation findet über die Wasserbilanz statt, die über die **ADH-Ausschüttung** sowie das **Durstempfinden** gesteuert wird (→ Abb. 3.1).
Eine einfache **Formel zur Berechnung der Plasmasmolarität** basiert auf der Natriumkonzentration, die einfach verdoppelt werden kann, da aufgrund der Elektroneutralität die Menge an Anionen immer den Kationen entspricht, sowie den wichtigsten ungeladenen Osmolyten (Harnstoff [BUN] und Glukose):

$$\text{Osmolarität (mmol/l)} = 2 \times [\text{Na}^+]\ (\text{mmol/l}) + \frac{[\text{BUN}]\ (\text{mg/dl})}{2{,}8} + \frac{[\text{Glukose}]\ (\text{mg/dl})}{18}$$

Unter der **osmotischen Lücke** versteht man eine Differenz von mehr als 10 mmol/l zwischen der im Labor gemessenen und der errechneten Osmolarität, die durch in der Formel nicht berücksichtigte Osmolyte zustande kommt (z. B. Mannitol, Alkhole).
In der Regel ist eine **Hyponatriämie** die Folge eines Wasserexzesses und eine **Hypernatriämie** die Folge eines Wassermangels.

Hyponatriämie

Die Hyponatriämie ist die häufigste Elektrolytstörung beim hospitalisierten Patienten und liegt vor, wenn das Serumnatrium unter 135 mmol/l liegt.

Klinik

Die Symptomatik ist v. a. davon abhängig, wie schnell die Hyponatriämie aufgetreten ist. Mögliche Symptome sind **Reizbarkeit, Schwindel, Desorientiertheit und Übelkeit und Erbrechen** (ab < 130 mmol/l) sowie **Apathie, Somnolenz und Kopfschmerzen** (ab < 125 mmol/l). Es kann aber auch zum Auftreten von akut lebensbedrohlichen Komplikationen **mit Hirnödem sowie Krampfanfällen und Koma** kommen (ab < 125 mmol/l bei schnell aufgetretener Hyponatriämie, sonst zumeist erst ab Werten unter < 115 mmol/l).

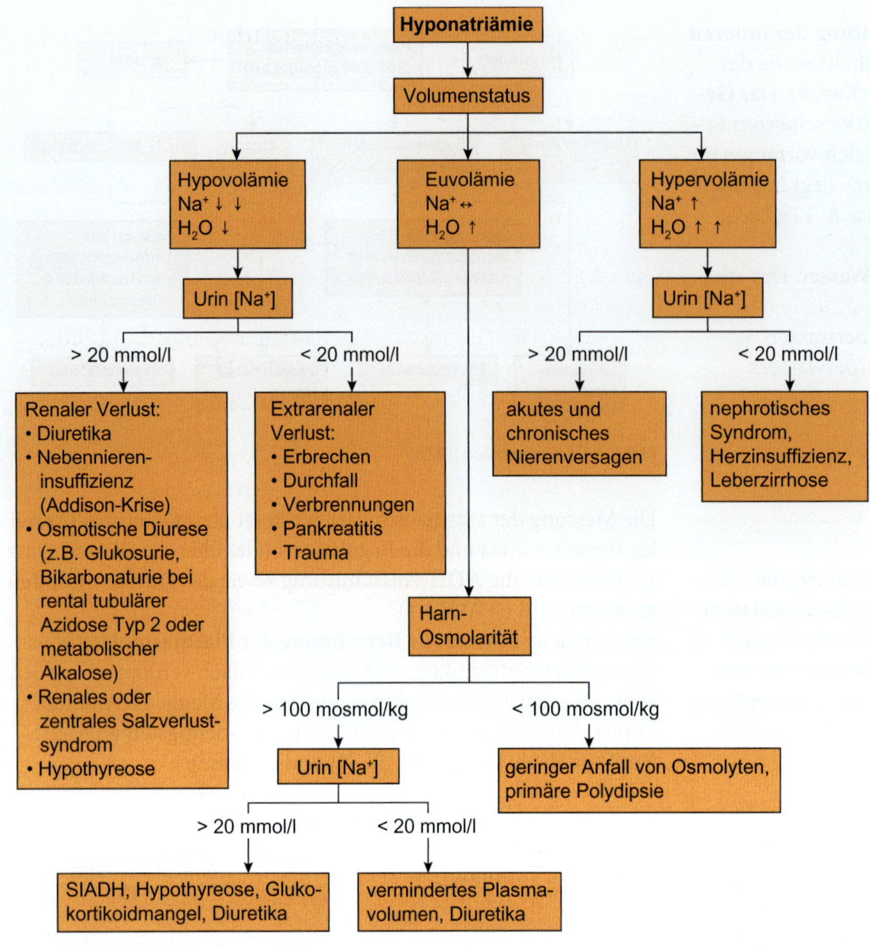

Abb. 3.2 Evaluation bei Hyponatriämie [L271]

Diagnostik

Die Diagnostik der Hyponatriämie richtet sich nach dem Volumenstatus (→ Abb. 3.2). Wichtig zur Differenzierung ist die Bestimmung der **Harnosmolarität** sowie des **Harnnatriums.** Die häufigsten Ursachen sind ein vermindertes zirkulatorisches Volumen (mit nicht-osmotischer ADH-Sekretion bei z. B. Volumenmangel oder Herzinsuffizienz) sowie ein SIADH oder die Einnahme von **Thiaziddiuretika.** Eine Harnosmolarität von > 100 mosmol/l bei Hyponatriämie ist Zeichen einer bestehende ADH-Wirkung, obwohl eine Hypoosmolarität die ADH-Sekretion supprimieren sollte (→ SIADH oder nicht-osmotische ADH-Sekretion).

Weitere Ursachen sind eine **Polydipsie** oder eine **niedrige enterale Osmolytaufnahme** bei Zufuhr von freiem Wasser (extensiver Bierkonsum, Anorexie).

SIADH

Beim **Syndrom der inadäquaten ADH (SIADH)-Sekretion** kommt es trotz erniedrigter Osmolarität zu einer **unphysiologischen und damit „inadäquaten" ADH-Ausschüttung.** Wichtige Ursachen sind:

- **ZNS-Erkrankungen:** z. B. Meningitis, akute Psychose, Hirntumore, Schädel-Hirn-Trauma, Subarachnoidalblutung
- **Lungenerkrankungen:** kleinzelliges Bronchus-Karzinom, Tuberkulose, Pneumonie, Abszesse
- Postoperativ durch Schmerzen

Darüber hinaus kann ein SIADH aber auch durch eine Reihe von **Medikamenten** verursacht werden. Dazu gehören z. B. trizyklische Antidepressiva, Serotonin-Wiederaufnahmehemmer (SSRI), MAO-Hemmer, Neuroleptika, Carbamazepin, Oxytocin, Cylophosphmid, Vincristin, Amiodaron, Nikotin, Ecstasy oder auch NSAR.

Therapie

Die Therapie orientiert sich nach dem klinischen Schweregrad sowie der Dauer des Bestehens der Hyponatriämie:

- Bei **akuter** (< 48 h) und symptomatischer Hyponatriämie ist ein **relativ rasches Anheben des Serumnatriums um 0,5–1 mmol/h auf 125 mmol/l indiziert** (z. B. Marathonläufer, nach Ecstasy-Einnahme). Bei Patienten mit Hirnödem und Krampfgeschehen sollte in der Akutsituation ein Bolus von z. B. 100 ml einer 3 % Kochsalzlösung verabreicht werden (erhöht die Natriumkonzentration um ca. 2–3 mmol/l). Da hypertone Saline im Notfall oft nicht schnell verfügbar ist, kann auch die Gabe von 100 ml der meist sofort verfügbaren 8,4 % Natrium-Bikarbonat-Lösung erfolgen.
- Bei **chronischer** Hyponatriämie (oder unbekannter Dauer des Bestehens) muss die Korrektur **langsam und unter engmaschigen Kontrollen** erfolgen. Eine Anhebung um mehr als 8 mmol/l/24 h sollte vermieden werden, da es sonst zu einer zentralen pontinen Myelinolyse kommen kann.

Generell sollte bei **asymptomatischen** Patienten nur ein **sehr langsamer Ausgleich** der Hyponatriämie erfolgen. Bei Patienten mit **Hypovolämie** und nicht-osmotischer ADH-Sekretion zeigt sich oft ein **rasches Ansprechen auf eine isotone Volumengabe** mit rascher Korrektur der Hyponatriämie.

Bei **SIADH** führt eine Therapie mit **isotonter Kochsalzlösung zu einer weiteren Verschlechterung der Hyponatriämie.** Hier ist neben einer **Flüssigkeitsrestriktion** in Abhängigkeit des Schweregrads dagegen zumeist eine **Therapie mit hypertonem Kochsalz** (NaCl 3 %) notwendig. Seit einigen Jahren besteht bei SIADH darüber hinaus die Möglichkeit einer Therapie mit dem direkten **ADH-Antagonisten** Tolvaptan, wobei sich die Indikation in der klini-

schen Routine aufgrund der hohen Kosten und des Nebenwirkungsprofils nur in Ausnahmefällen stellt.
Bei Patienten unter Therapie mit einem Thiazid korrigiert sich die Hyponatriämie nach Absetzen des Diuretikums oft von selbst.
Das **Natriumdefizit** kann mittels einer einfachen Formel abgeschätzt werden:

$$Na^+\text{-Defizit (mmol/l)} = 0{,}6 \times \text{KG (kg)} \times (140 - [Na^+])$$

Zur Berechnung der Infusionsgeschwindigkeit bei Therapie mit hypertoner Kochsalzlösung sind Online-Kalkulatoren wie z. B. www.medcalc.com hilfreich.

Hypernatriämie

Eine Hypernatriämie (Serumnatrium > 150 mmol/l) ist meist Ausdruck eines relativen Wassermangels und findet sich bei ausgeprägter **Exsikkose** oder bei **Diabetes insipidus.** Aber auch durch übermäßige Natriumzufuhr (z. B. parenterale Infusionen) kann es zu einer Hypernatriämie kommen. Insgesamt ist das Auftreten einer Hypernatriämie aber aufgrund des **sehr starken Durstempfindens** bei Hyperosmolarität sehr selten und betrifft v. a. ältere Patienten mit reduziertem Durstempfinden oder Patienten mit Bewusstseinsstörung z. B. auf der ICU.

Therapie

Die Therapie beruht auf der Zufuhr von freiem Wasser (z. B. Glukose 5 % oder Aqua). Das **freie Wasserdefizit** errechnet sich nach der folgenden Formel:

$$\text{Wasserdefizit (l)} = 0{,}6 \times \text{KG (kg)} \times ([Na^+]/140-1)$$

Bei Hypernatriämie ist eine **Harnosmolarität von unter 800 mosmol/l** hinweisend auf das Vorliegen eines Diabetes insipidus.

Diabetes insipidus

Beim Diabetes insipidus (DI) besteht ein Mangel **(zentraler DI)** oder eine unzureichende Wirkung **(renaler DI)** von ADH. Die Ursachen umfassen:

- **Zentraler DI:** Störung von Hypothalamus oder Hypophyse (z. B. Schädel-Hirn-Trauma, ZNS Infektion, Tumor, Ischämie, neurochirurgische OP)
- **Renaler DI:** chronische Nierenerkrankungen (z. B. ADPKD, Sarkoidose, Sjögren-Syndrom, Amyloidose) sowie Medikamente (z. B. Lithium, Amphotericin, Colchicin)

Patienten können durch das Durstempfinden zumeist die Serumosmolarität konstant halten. Es kommt dadurch aber zum Auftreten einer **ausgeprägten Polydipsie** (> 10 (–20) l). Die Diagnose lässt sich durch einen Durstversuch mit rezidivierender Messung der Harn- und Serumosmolarität stellen. Neben Volumensubstitution besteht bei zentralem DI die Möglichkeit einer Therapie mit Desmopressin (ADH Analogon).

Veränderungen der Natriumkonzentration im Plasma (Hyponatriämie, Hypernatriämie) sind durch eine Störung der Wasserbilanz verursacht, wohingegen **Veränderungen des Extrazellularvolumens** bzw. des intravasalen Volumens (Schock, Ödeme) durch die Natriumbilanz bedingt sind.

Zusammenfassung

- Die Volumenregulation dient der Aufrechterhaltung des zirkulatorischen Blutvolumens und wird über die Natriumbilanz gesteuert. Die primären Effektormechanismen sind das RAAS, der Sympathikus sowie eine nicht-osmotische ADH-Sekretion.
- Die Regulation der Osmolarität im Plasma verhindert osmotische Gradienten über Zellmembranen und erfolgt durch Zufuhr und Ausscheidung von freiem Wasser bzw. Konzentration des Urins (ADH, Durst). Veränderungen der Natriumkonzentration im Plasma (Hyponatriämie, Hypernatriämie) sind daher Ausdruck einer Störung der Wasserbilanz.

→ Tab. 4.1 gibt einen Überblick über die Elektrolytverteilung im extra- und intrazellulären Raum.

Kalium

Kalium ist das wichtigste Kation im **intrazellulären Raum** und wesentlich für die intrazelluläre Enzymfunktion sowie für neuromuskuläre als auch kardiovaskuläre Erregungsvorgänge. Täglich werden in etwa 80–100 mmol Kalium über die Nahrung zugeführt. Der Gesamtkörper-Kaliumbestand sind ca. 3500 mmol. Die **Ausscheidung** findet primär **renal** statt (90 % werden renal eliminiert und ca. 10 % über den Stuhl): Nach glomerulärer Filtration werden in etwa 80–90 % bis zum distalen Tubulus rückresorbiert. Im Sammelrohr erfolgt dann eine **aldosteronabhängige Sekretion von Kalium ins Tubulussystem,** was eine Flexibilität der fraktionellen Kaliumausscheidung zwischen 2 % und > 100 % der filtrierten Menge erlaubt. Bei stabiler Nierenfunktion liegt die fraktionelle Ausscheidung in etwa um die 10 % (ca. 72 mmol/d).
Im Extrazellularrum finden sich nur ca. 1,5 % des Gesamtkörperkaliumbestands. Das Serumkalium ist daher abhängig von:

- **Externe Kaliumbilanz:** Kaliumeinfuhr bzw. Kaliumausfuhr
- **Interne Kaliumbilanz:** Verteilung zwischen extra- und intrazellulärem Raum

Tab. 4.1 Elektrolyte im extra- und intrazellulären Raum

Elektrolyte	Intrazellulär	Extrazellulär
Na^+	25 mmol/l	135–148 mmol/l
K^+	150 mmol/l	3,6–5,2 mmol/l
Mg^{2+}	15 mmol/l	0,65–1,05 mmol/l
Ca^{2+}	0,01 mmol/l	Gesamt: 2,2–2,65 mmol/ ionisiert: 1,15–1,32 mmol/l
Cl^-	2 mmol/l	95–110 mmol/l
HCO_3^-	6 mmol/l	21–26 mmol/l
Phosphat$^-$	50 mmol/l	0,84–1,45 mmol/l

Tab. 4.2 Ursachen einer Hypo- bzw. Hyperkaliämie

Hyperkaliämie	Hypokaliämie
• Niereninsuffizienz (akut und chronisch) • RAAS-aktive Medikamente (ACE-Hemmer, Aldosteronantagonist) • Azidose (z. B. Laktatazidose bei Schock) • Zellzerstörung (Kaliumaustritt aus Zellen) • Hypoaldosteronismus (Morbus Addison) • Selten: tubuläre Defekte **Cave:** Hämolyse der Blutprobe!	• Diuretikatherapie (Thiazid › Schleifendiuretika) • Gastrointestinale Verluste • Magnesiummangel • Alkalose Medikamente: • Insulin • Beta-2-Stimulation Selten: • Bartter-/Gitelman-Syndrom • Liddle-Syndrom • Renal-tubuläre Azidose Typ 1 und Typ 2

Bei der internen Kaliumbilanz spielen v. a. der **Säure-Basen-Haushalt** sowie **Insulin** und **Katecholamine** eine entscheidende Rolle.

Hypokaliämie

Eine Hypokaliämie besteht bei einem Serumkalium von < 3,6 mmol/l. → Tab 4.2 gibt einen Überblick über die möglichen Ursachen. Häufige Komplikationen einer Hypokaliämie sind muskuläre Schwäche sowie Arrhythmien (z. B. Vorhofflimmern). Bei Werten unter 3 mmol/l sollte immer eine Substitution erfolgen (oral oder i. v.). Das geschätzte Kaliumdefizit beträgt bei Serumkaliumwerten von 3,1–3,5 mmol/l etwa 130–300 mmol, bei 2,5–3,0 mmol/l etwa 300–500 mmol und bei Werten < 2,5 mmol/l über 500 mmol. Bei i. v. Gabe sollte eine zu schnelle Substitution vermieden werden (max. 40 mmol/h über zentrale Vene, **Cave:** periphere Venen!). Oft tritt eine Hypokaliämie zusammen mit einer Hypomagnesiämie auf.

Durch eine **Hypomagnesiämie** kann es zu einen **„kaliumrefraktären" Zustand** kommen, der nur durch gleichzeitige Magnesiumsubstitution überwunden werden kann.

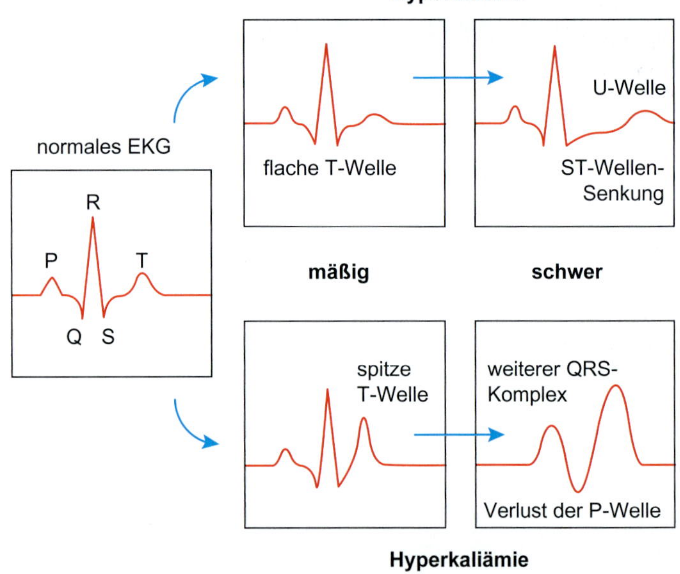

Abb. 4.1 EKG Veränderungen bei Hypo- bzw. Hyperkaliämie [L271]

Tab. 4.3 Therapie der Hyperkaliämie

Medikament	Dosis	Dauer bis Wirkeintritt	Wirkdauer	Wirkmechanismus
Calciumglukonat 10 %	10 ml i. v.	1–5 min	30–60 min	Zur Membranstabilisierung bei Kalium › 7 mmol/l bzw. akuten Rhythmusstörungen
Beta-2-Agonisten	i. v. oder inhalativ	15–30 min	2 h	K-Shift nach intrazellulär
Insulin und Glukose	10 IE Insulin in 25 mg Glukose i. v.	30 min	4–6 h	K-Shift nach intrazellulär
Natriumbikarbonat	50 mval i. v.	30–60 min	1–6 h	K-Shift nach intrazellulär
Furosemid	40–80 mg iv	Ab Diurese		Renale Ausscheidung
Hämodialyse		Sofort		Entfernung
Ionenaustauschharze	30 g oral	2–4 h	4–12 h	Gastrointestinale Ausscheidung

Hyperkaliämie

Eine Hyperkaliämie liegt bei Serumkaliumspiegeln > 5,2 mmol/l vor.

Ätiologie, Klinik und Diagnostik In den meisten Fällen liegt eine **akute oder chronische Niereninsuffizienz** zugrunde (→ Tab. 4.2). Die wichtigsten Komplikationen einer Hyperkaliämie sind **Herzrhythmusstörungen.** Im EKG finden sich typische Veränderungen mit anfänglich zeltförmiger T-Welle und danach Verbreiterung der QRS-Komplexe (→ Abb. 4.1). Werte über 6 mmol/l sind potenziell lebensbedrohlich und bei Auftreten von EKG-Veränderungen muss die Hyperkaliämie umgehend gesenkt werden (→ Tab. 4.3).

Therapie Sie beruht auf der Stabilisierung des Membranpotenzials (Calciumglukonat), auf einem vermehrten Shift nach intrazellulär (Beta-2-Mimetika, Insulin, Natriumbikarbonat) oder einer negative Kaliumbilanz (Furosemid, Resonium oder Dialyse).

Transtubulärer Kaliumgradient

Die Berechnung des **transtubulären Kaliumgradienten (TTKG)** ermöglicht eine Abschätzung der Aldosteronwirkung im Sammelrohr:

$$\text{TTKG} = \frac{([K^+_{\text{Urin}}]/[K^+_{\text{Plasma}}])}{([\text{Osmolarität}_{\text{Urin}}]/[\text{Osmolarität}_{\text{Plasma}}])}$$

Bei Hyperkaliämie ist ein TTKG > 8 Ausdruck einer physiologischen Aldosteronwirkung am Sammelrohr. Ein Wert < 7 weist dagegen auf einen funktionellen Hypoaldosteronismus hin. Bei Hypokaliämie ist ein Wert kleiner < 2 Ausdruck einer fehlenden Aldosteronwirkung bzw. eines extrarenalen Kaliumverlusts. Bei Salzverlustnephropathien (Bartter, Gitelman) findet sich typischerweise ein TTKG > 4.

Kalzium und Phosphat

Die Steuerung des **Kalzium- und Phosphathaushalts** erfolgt über die gleichen Regulationsmechanismen und ist mit **dem Knochenstoffwechsel** eng verbunden. Vor allem bei Patienten mit chronischer Niereninsuffizienz liegt hier eine Dysregulation vor (→ Kap. 15). Die Regulation erfolgt über **Parathormon, Calcitonin, Vitamin D und FGF-23.**

Regulation

Parathormon (PTH)

PTH wird in der Nebenschilddrüse gebildet und **bei Abfall des ionisierten Kalziumspiegels** im Serum sezerniert. Der Nettoeffekte der PTH-Wirkung in Bezug auf den Kalzium und Phosphathaushalt sind:

- **Steigerung der Kalziumkonzentration** durch:
  - Vermehrte Mobilisation von Kalzium (und Phosphat) aus dem Knochen (Aktivierung von Osteoklasten)
  - Vermehrte Rückresorption von Kalzium im dicken aufsteigenden Teil der Henle-Schleife
  - Stimulation der Bildung von aktivem Vitamin D (Calcitriol) in der Niere, was wiederum die enterale Kalzium- (und Phosphat-) Resorption erhöht
- **Senkung der Phosphatkonzentration** (zur Vermeidung der Überschreitung des Kalzium-Phosphat-Löslichkeitsprodukts mit Ausfällen von Kalziumphosphat im Gewebe) durch: Hemmung der proximalen tubulären Phosphatrückresorption. Dadurch gelingt trotz vermehrter Mobilisation von Phosphat im Knochen sowie vermehrter enteraler Resorption durch Vitamin-D-Wirkung eine negative Bilanz.

Eine übermäßige Sekretion von PTH wird als **Hyperparathyreoidismus** bezeichnet. Klinisch findet sich häufig ein asymptomatischer Verlauf. Bei symptomatischen Patienten zeigt sich aber als charakteristische Klinik die **„Stein-, Bein- und Magenpein“**, die gastrointestinale Probleme (Ulzera, Pankreatitis, Cholezystolithiasis), eine Nephrolithiasis oder Nephrokalzinose sowie ein erhöhtes Frakturrisiko umfasst. Basierend auf der zugrunde liegenden Genese werden drei Formen unterschieden:

- **Primärer Hyperparathyreoidismus** mit autonomer Produktion von PTH (unabhängig vom Kalziumspiegel) bei meist bestehendem Adenom der Nebenschilddrüse (selten mit einem MEN [*multiple endocrine neoplasia*] assoziiert)
- **Sekundärer Hyperparathyreoidismus** durch eine persistierende Hypokalzämie bei v. a. chronischer Niereninsuffizienz (Pathomechanismus beruht auf erniedrigten Vitamin-D-Spiegel)
- **Tertiärer Hyperparathyreoidismus** durch Hyperplasie der Nebenschilddrüsen infolge einer langjährigen chronischen Stimulation

Ein **Hypoparathyreoidismus** ist meist Folge einer Parathyroidektomie (z. B. nach einer radikalen Thyroidektomie oder zur Therapie eines tertiären Hyperparathyroidismus) und manifestiert sich mit Hypokalzämie und Hyperphosphatämie. Die **Therapie** beruht auf einer Substitution von Vitamin D und Kalzium.

Calcitonin

Calcitonin wird von den C-Zellen der Schilddrüse produziert und wirkt als **„Gegenspieler des Parathormons“**, indem es durch eine Hemmung der Osteoklasten zu einer verminderten Freisetzung von Kalzium und Phosphat aus dem Knochen führt. Wichtigster Stimulus der Calcitoninsekretion ist eine Hyperkalzämie.

Vitamin D

Vitamin D_2 (Ergocalciferol) bzw. Vitamin D_3 (Cholecalciferol) wird in der Leber zu 25-(OH)-Vitamin-D_3 hydroxyliert (Speicherform). Die biologisch aktive Form 1,25-$(OH)_2$-Vitamin D_3 bzw. Calcitriol entsteht dann durch die Wirkung der 1alpha-Hydroxylase in der Niere aus 25-(OH)-Vitamin-D_3. Neben der Aufnahme mit der Nahrung wird Cholecalciferol aber hauptsächlich in den **Keratozyten der Haut unter Einfluss von UV-Licht gebildet** (und ist daher eigentlich kein Vitamin). Die Spiegel von 25-(OH)-Vitamin D_3 im Blut korrelieren am besten mit der Vitamin D Versorgung des Organismus.

Die Aktivität der 1alpha-Hydroxylase wird vorrangig durch PTH (Stimulation) und FGF-23 (Hemmung) reguliert. Die wichtigste Wirkung von Calcitirol ist eine vermehrte Kalzium- und Phosphatresorption v. a. im Duodenum.

Darüber hinaus hat es eine differenzierte Wirkung im Knochenstoffwechsel mit:

- Aktivierung von Osteblasten (Knochenaufbau)
- Gleichzeitig aber Hochregulation von RANKL in den Osteoklasten (Synergismus mit PTH)

Durch effektive Suppression der PTH-Sekretion (negatives Feedback) kommt es durch Calcitirol aber insgesamt zu einer gesteigerten Mineralisation des Knochens (Osteoporose bei Vitamin-D-Mangel).

FGF-23

Erst vor Kurzem wurde die **zentrale Rolle von FGF-23** in der Regulation des Knochenstoffwechsels und damit des Kalzium- sowie Phosphathaushalts erkannt. FGF-23 wird vorrangig von Osteoblasten gebildet. Die Wirkung erfolgt über den FGF-Rezeptor (FGFR) zusammen mit Klotho als Cofaktor. Eine **Hyperphosphatämie** resultiert in einer vermehrten Sekretion von FGF-23, was zu einer **Hemmung der Calcitriolsynthese, der PTH-Sekretion sowie der proximalen tubulären Phosphatresorption** führt. Vor allem in der Entstehung von Störungen des Mineral- und Knochenstoffwechsels bei chronischer Niereninsuffizienz (CKD-MBD) spielt FGF-23 eine zentrale Rolle (→ Kap. 15).
Rezente Studienergebnisse weisen zusätzlich darauf hin, dass erhöhte FGF-23-Spiegel auch mit einer erhöhten kardiovaskulären Mortalität bei Patienten mit chronischer Niereninsuffizienz assoziiert sind.

Kalzium

Die Gesamtmenge an Kalzium beträgt bei einem Erwachsenen in etwa 1–2 kg und 99 % davon befinden sich im Knochenskelett (Hydroxylappatit). Intrazellulär befindet es sich in Speichern (z. B. endoplasmatisches Retikulum, sarkoplasmatisches Retikulum) und spielt eine wichtige Rolle in der **intrazellulären Singaltransduktion.** Kalzium wird aufgrund der hohen Eiweißbindung nur zu 60 % filtriert. Die Resorption erfolgt hauptsächlich parazellulär. Wichtig dafür ist ein lumenpositives elektrisches Potenzial (**Cave:** Schleifendiuretika! → Kap. 5). Zusätzlich erhöhen Calcitriol und PTH die Calciumresorption.

Hypokalzämie

Eine Hypokalzämie liegt bei Abnahme des ionisierten Kalziums im Serum **unter 1,15 mmol/l** (in der BGA) bzw. Abnahme des Gesamtkalziums < 2,2 mmol/l (im Routinelabor) vor. Wichtig ist eine Korrektur des Gesamtkalziums in Abhängigkeit des Albuminspiegels:

$$[Ca^{2+}]_{korrigiert} = [Ca^{2+}]_{gemessen} - 0{,}025 \times [Albumin]\ (g/dl) + 1$$

Klinik Klinisch ist eine gesteigerte neuromuskuläre Erregbarkeit mit Hyperreflexie und Tetanie wichtig. Ursächlich können ein Hypoparathyreoidismus, ein Vitamin-D-Mangel (z. B. bei chronischer Niereninsuffizienz) eine Hypomagnesiämie, eine Therapie mit Schleifendiuretika oder eine tubuläre Partialfunktionsstörung (→ Kap. 2) sein. Daneben können auch eine Therapie mit Bisphosphonaten, Denosumab (Antikörper gegen den RANKL) oder Cinacalcet sowie eine akute schwere Erkrankung (z. B. Sepsis), eine Pankreatitis oder ein Ausfällen im Gewebe zusammen mit Phosphat bei Hyperphosphatämie zu einer Hypokalzämie führen.
Therapie Allgemein beruht die Therapie auf einer Kalzium- und Vitamin-D-Substitution sowie Ausgleich einer zusätzlich vorliegenden Hypomagnesiämie.

Hyperkalzämie

Bei einem Gesamtkalzium > **2,5 mmol/l** liegt eine Hyperkalzämie vor.
Ätiologie Die wichtigsten Ursachen sind ein **Hyperparathyreoidismus** (s. o.) oder eine **maligne Erkrankung** (z. B. multiples Myelom, Knochenmetastasen, paraneoplastisch) in knapp 90 % aller Fälle. Seltenere Ursachen sind eine Vitamin-D-Intoxikation bzw. vermehrte Produktion bei granulmatösen Entzündungen (Tuberkulose, Sarkoidose), das Milch-Alkali-Syndrom durch hohe orale Kalziumzufuhr (mit Hyperkalzämie, metabolischer Alkalose und Nierenversagen), eine Therapie mit einem Thiaziddiuretikum, eine chronische Lithiumtherapie sowie endokrine Ursachen (z. B. Hyperthyreose, Nebenniereninsuffizienz).
Klinik Eine klinisch relevante Symptomatik tritt meist erst bei Werten > 3,5 mmol/l auf und umfasst unspezifische neurologische Symptome wie Müdigkeit oder Verwirrtheit und kann bis zum Koma führen. Daneben findet sich gastrointestinale Symptome mit Übelkeit, Erbrechen und Obstipation. Seltener kann es auch zu einer akuten Pankreatitis oder Ulzera im Magen kommen.
Therapie Bei symptomatischen Patienten beruht die initiale Therapie auf einer Volumengabe (NaCl 0,9 % mit 200–250 ml/h bis 6 l/24 h, **Cave:** Hypervolämie!) sowie ggf. Steigerung der Kalziurie mittels Schleifendiuretika (z. B. Furosemid 40–80 mg). Zusätzlich kann bei schwerer Symptomatik Calcitonin s. c. verbreicht werden (initial 4-IE/kg KG und danach 4–8IE/kg KG alle 12 h nach $[Ca^{2+}]$ im Serum) mit meist raschem Wirkungseintritt. Längerfristig ist eine Therapie mit Bisphosphonaten sinnvoll (z. B. Zoledronat, **Cave:** Dosisanpassung bei Niereninsuffizienz!), die eine Kalziumresorption im Knochen verhindern (maximale Wirkung aber erst nach 2–4 Tagen).

Phosphat

Ein Großteil des Gesamtkörper-Phosphatgehalts findet sich im Knochen (ca. 500 mg) und liegt im Blut großteils in freier und nur zu knapp 20 % in proteingebundener Form vor. Das ungebundene Phosphat wird glomerulär frei filtriert und zu ca. 80 % im proximalen Tubulus zusammen mit Natrium rückresorbiert. Die proximale Phosphatresorption wird durch PTH und FGF-23 gehemmt.

Hypophosphatämie

Ätiologie Wichtige Ursachen sind eine verminderte enterale Aufnahme (Ernährung, Alkoholismus, Vitamin-D-Mangel), ein vermehrter Shift nach intrazellulär (Refeeding-Syndrom, Sepsis, respiratorische Alkalose, Ketoazidose) oder eine vermehrte renale Exkreation (Hyperparathyreoidismus oder tubuläre Funktionsstörungen).
Klinik Bei einer schweren Hypophosphatämie (< 0,3 mmol/l) kann es durch Verminderung von intrazellulärem ATP zu einer Reihe Organfunktionsstörungen kommen:

- Reduktion der myokardialen Kontraktilität
- Hämolyse
- Neurologische Symptome mit Parästhesien bis hin zu Verwirrtheit und Koma
- Proximale muskuläre Schwäche (in sehr schweren Fällen kann es auch zu einer Rhadomyolyse kommen)
- Osteomalazie

Darüber hinaus zeigt sich bei beatmeten Intensivpatienten mit Hypophosphatämie ein **protahiertes Weaning** mit verlängerter Hospitalisierung.
Therapie Sie beruht in der oralen oder intravenösen Substitution von Phosphat (i. v. max. 10 mmol/h).

Refeeding-Syndrom

Das Refeeding-Syndrom ist durch Flüssigkeits- und Elektrolytshifts im Rahmen eines Ernährungsaufbaus nach protrahierter Malnutrition charakterisiert (Hypophosphatämie, Hypokaliämie, Hypomagnesiämie, Hypervolämie). Es kann zu kardialen (verminderte Kontraktilität, Hypervolämie), pulmonalen (verminderte Zwerchfellkontraktion), muskulären (Schwäche), gastrointestinalen (Transaminasenanstieg, Diarrhö) und neurologischen Komplikationen (Delir, Tremor) kommen.

Hyperphosphatämie

Ätiologie Die häufigste Ursache einer Hyperphosphatämie ist eine chronische Niereninsuffizienz. Daneben können aber auch ein Hypoparathyreoidismus, eine übermäßige Phosphatzufuhr, eine Tumorlyse bzw. Rhabdomyolyse sowie eine Therapie mit Bisphosphonaten oder übermäßige Vitamin-D-Substitution für einen erhöhten Phosphatspiegel verantwortlich sein.
Klinik Durch die Hyperphosphatämie kommt es zum Ausfällen von Kalziumphosphat im Gewebe. Die klinische Symptomatik eines akuten Anstiegs des Phosphatspiegels im Serum beruht auf der dadurch entstehenden **Hypokalzämie.** Vor allem bei Patienten mit CKD zeigt sich aber durch eine chronische Hyperphosphatämie eine progrediente Kalzifizierung der Gefäße sowie eine extraossäre Weichteilverkalkung (→ Kap. 15).

Magnesium

Der Magnesiumbestand im Körper beträgt in etwa 25 g, wobei sich der Großteil in Knochen und Muskeln befindet. Im Extrazellulärraum findet sich nur etwa 1 % des Magnesiums. Magnesium spielt eine zentrale Rolle bei einer Vielzahl an Enzymreaktion (Cofaktor). Täglich werden etwa 300 mg Magnesium aufgenommen (⅓ wird resorbiert, ⅔ werden mit dem Stuhl ausgeschieden).
Die Nieren spielen eine zentrale Rolle in der Regulation des Magnesiumhaushalts. Magnesium wird aufgrund der hohen Eiweißbindung nur zu ca. 70–80 % glomerulär frei filtriert. Der Großteil wird dann im dicken aufsteigenden Teil der Henle-Schleife resorbiert (**Cave:** Schleifendiuretika!).

Hypomagnesiämie

Bei einem Magnesiumspiegel von < **0,65 mmol/l** im Serum liegt eine Hypomagnesiämie vor. Häufig tritt diese zusammen mit anderen Elektrolytstörungen auf (Hypokaliämie, Hypokalzämie, metabole Alkalose).
Ätiologie Wichtige Ursachen sind:

- Verminderte tubuläre Magnesiumresorption (z. B. bei Diuretikatherapie, tubulärer Partialfunktionsstörung, Hypervolämie, Alkoholintoxikation oder unkontrolliertem Diabetes mellitus sowie eine Hyperkalzämie)
- Vermehrte gastrointestinale Verluste (z. B. bei Diarrhö, Pankreatitis oder durch Protonenpumpenhemmer)
- Hormonelle Ursachen (Hyperaldosteronismus, Hypoparathyreoidismus, Hyperthyreose)
- Shift nach intrazellulär (*hungry bone disease,* Refeeding-Syndrom)

Häufig ist eine Hypomagnesiämie auf der Intensivstation und betrifft 20–40 % aller Patienten.
Klinik Neben unspezifischen Symptomen wie Schwäche, Schwindel und Erbrechen kann es bei Hypomagensiämie v. a. zum Auftreten von atrialen und ventrikulären Arrythmien (z. B. Vorhofflimmern, Torsade-de-Pointes-Tachykardie) sowie zu einer erhöhten neuromuskulären Erregbarkeit (Wadenkrämpfe, Faszikulationen, Krampfanfälle) kommen.
Therapie Sie beruht in der oralen bzw. intravenösen Substitution. Die Gabe von 200 mg Magnesium i. v. hebt den Magnesiumspiegel um etwa 0,4 mmol/l an.

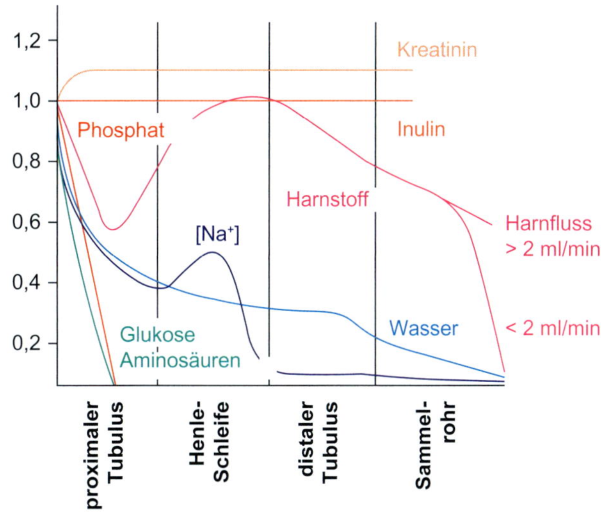

Abb. 4.2 Transportprozesse entlang der einzelnen Tubulusabschnitte [L271]

Hypermagnesiämie

Ätiologie Eine Hypermagnesiämie (> 1,2 mmol/l im Serum) tritt v. a. nach vermehrter oraler oder intravenöser Magnesiumzufuhr (z. B. zur Therapie der Eklampsie, Laxantienabusus) oder bei eingeschränkter Nierenfunktion auf. Zusätzlich kann auch eine Therapie mit z. B. Theophyllin oder Lithium, ein Tumorlyse-Syndrom oder eine Nebenniereninsuffizienz zu einer milden Hypermagnesiämie führen.
Klinik Die Symptomatik reicht von Lethargie und Benommenheit sowie verminderten Reflexen (2–3 mmol/l) über Somnolenz, Hypotension und Bradykardie (3–5 mmol/l) bis zu Paralyse, Hypoventilation und Herzkreislaufstillstand (> 5 mmol/l).
Therapie Bei symptomatischer Hypermagnesiämie erfolgt primär eine Volumengabe zusammen mit Schleifendiuretika zur Steigerung der renalen Magnesiumausscheidung. Die Gabe von Calciumglukonat kann die akuten neuromuskulären und kardialen Komplikationen der Hypermagnesiämie antagonisieren. Bei hochgradig eingeschränkter Nierenfunktion ist bei schwerer symptomatischer Hypermagnesiämie aber meist eine Dialyse notwendig.
→ Abb. 4.2 gibt einen Überblick über die tubulären Transportprozesse in den einzelnen Abschnitten.

Zusammenfassung

- Kalium befindet sich nur zu ca. 1,5 % im Extrazellulärraum und die Konzentration im Serum wird durch eine interne (Verteilung zwischen extra und intrazellulärem Raum) und externe (Kaliumeinfuhr bzw. Kaliumausfuhr) reguliert.
- Der Kalzium- und Phosphathaushalt wird durch PTH, Vitamin D, Calcitonin und FGF-23 reguliert und ist eng mit dem Knochenstoffwechsel verbunden.

Unter Diuretika versteht man im Allgemeinen Medikamente, welche die **Harnausscheidung fördern** (→ Tab. 5.1). Sie werden primär zur Therapie einer Hypervolämie eingesetzt. Hauptwirkung ist dabei eine gesteigerte Natriurese.
Grundsätzlich hängt die maximale Wirkstärke der Diuretika von der am **Wirkort** physiologisch stattfindenden **Natriumrückresorption** ab. So zeigen Schleifendiuretika auch eine deutlich höhere Wirkung als z. B. Thiaziddiuretika, die weiter distal agieren. Die potenziell hohe Wirksamkeit von Carboanhydrasehemmern wird aber durch eine vermehrte kompensatorische Rückresorption im Bereich der Henle-Schleife reduziert.
Eine Hypovolämie mit vermehrter proximaler Rückresorption sowie eine eingeschränkte GFR reduzieren im Allgemeinen die Wirksamkeit von Diuretika.

> Diuretika führen zu einer **gesteigerten Harnproduktion,** fördern aber nicht die Ausscheidung von harnpflichtigen Substanzen.

Wirkort

Die tubuläre Physiologie ist Grundlage des Verständnisses der Diuretikatherapie (→ Abb. 5.1). Mit Ausnahme der Aldosteronantagonisten und osmotisch wirksamen Diuretika findet die Wirkung primär durch **Hemmung von spezifischen Transportmechanismen** an der **luminalen Seite** statt. Die Anreicherung von Diuretika im Tubuluslumen erfolgt v. a. durch Sekretion im proximalen Tubulus.

Proximaler Tubulus

Carboanhydrasehemmer

Wirkmechanismus Die Carboanhydrase wird im Körper ubiquitär exprimiert. Eine zentrale Rolle kommt ihr aber im **proximalen Tubulus** zu, wo sie H^+ für den dort aktiven Na^+/H^+-Austauscher zur Verfügung stellt (→ Abb. 5.1a):
- Das im Austausch gegen Na^+ ins Tubuluslumen abgegebene H^+ bildet mit HCO_3^- Kohlensäure (H_2CO_3).

Tab. 5.1 Diuretika

Wirkstoffgruppe		Nebenwirkungen
Carboanhydrasehemmer	• Acetazolamid	Hypokaliämie, **Azidose**
Gliflozine	• Canagliflozin • Dapagliflozin • Empagliflozin • Ertugliflozin • Sotagliflozin	Genitale Mykosen (durch vermehrte Glukosurie), euglykäme Ketoazidose (v. a. bei Typ-1-Diabetes), perineale nekrotisierende Fasziitis (selten!)
Osmotische Diuretika	• Mannitol • Sorbitol	Expansion des extrazellulären Volumens, **Hyperosmolarität**
Schleifendiuretika	• Furosemid • Torasemid	**Hyokaliämie,** Hypomagnesiämie, **Hypovolämie, metabolische Alkalose,** Othotoxizität, Hyperurikämie
Thiazide und Derivate	• Hydrochlorothiazid • Xipamid • Chlortalidon	**Hypokaliämie, Hypomagnesiämie, Hyponatriämie, Hyperkalzämie,** metabolische Alkalose, Hypovolämie, **Hyperurikämie,** Hyperglykämie, Hyperlipidämie
Aldosteronantagonist	• Spironolacton • Kaliumcanrenoat • Eplerenon	**Hyperkaliämie,** Gynäkomastie, Hirsutismus, Amenorrhö bei Spironolacton
Kaliumsparende Diuretika	• Triamteren • Amilorid	**Hyperkaliämie,** gastrointestinale Nebenwirkungen

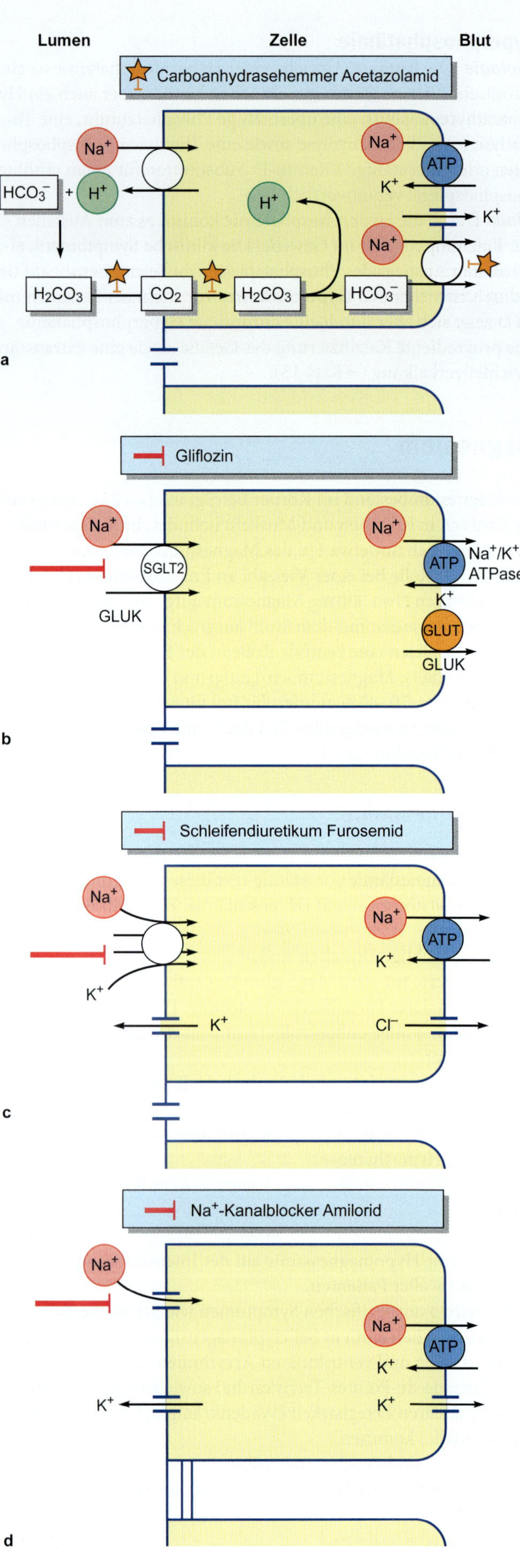

Abb. 5.1 Wirkung der Diuretika in den einzelnen Tubulusabschnitten [L143]

- Die Kohlensäure wird am Bürstensaum der Tubuluszellen durch die Carboanhydrase zu H_2O und CO_2 gespalten.
- CO_2 kann dadurch passiv in das Zellinnere diffundieren.
- In der Zelle läuft die Reaktion rückwärts ($CO_2 + H_2O \rightarrow H_2CO_3 \rightarrow H^+ + HCO_3^-$). HCO_3^- wird somit regeneriert und H^+ steht wiederum für den Na^+-H^+-Austauscher zur Verfügung.

Durch den Transport am proximalen Tubulus werden knapp 90 % des filtrierten HCO_3^- resorbiert. Der **natriuretische Effekt** wird durch vermehrte distale Rückresorption (v. a an der Henle-Schleife) ausgeglichen und Carboanhydrasehemmer haben daher nur einen geringen diuretischen Effekt.

Indikationen Carboanhydrasehemmer werden hauptsächlich zur Therapie eines akuten **Glaukomanfalls** durch Reduktion der Kammerwasserproduktion verwendet. Insgesamt kommt es durch Hemmung der Carboanhydrase zu einer gesteigerten Bikarbonatausscheidung:

- Therapie der hyperventilationsassoziierten Alkalose bei der akuten Höhenkrankheit
- Steigerung des Atemantriebs bei Patienten mit metabolischer Alkalose auf der ICU

Nebenwirkungen, Kontraindikationen Die Wirkung von Acetazoalmid tritt nach ca. 30 min ein und die $t_{1/2}$ beträgt ca. 13 h (Dosis: 250–375 mg). Als **Nebenwirkung** finden sich eine Azidose bzw. eine Hypokaliämie. Bei Patienten mit Leberzirrhose besteht aufgrund der verminderten Ammoniumausscheidung eine Kontraindikation.

Gliflozine

Wirkmechanismus Gliflozine hemmen Natrium-abhängige Glukosetransporter. Die meisten Gliflozine hemmen dabei selektiv den SGLT2, der im proximalen Tubulus luminal exprimiert wird (→ Abb. 5.1b):

- Die basolateral exprimierte Na^+-K^+-ATPase generiert einen Lumen-positiven Natriumgradienten.
- Der SGLT2 nutzt diesen Gradienten, um im Cotransport mit Natrium Glukose in die Zelle zu transportieren.
- Die Glukose wird dann von basolateral exprimierten Glukosetransportern (GLUT1 und GLUT2) nach extrazellulär transportiert und über peritubuläre Kapillaren abtransportiert.
- Der SGLT2 ist für ca. 90% der Glukose-Reabsorption im proximalen Tubulus verantwortlich. Zusammen mit dem weniger stark exprimierten SGLT1 kann so die filtrierte Glukose bis zu einer Blutglucosekonzentration von ca. 160–180 mg/dl fast vollständig reabsorbiert werden, ohne dass es zu einer Glukosurie kommt.

Das mit steigender Glukosekonzentration im Blut (Hyperglykämie) steigende Ausmaß an Glukosurie führt bei Diabetes mellitus zu einer relevanten Natriumretention durch die gesteigerte Aktivität des SGLT2. Neben negativen systemischen Effekten der Natriumretention (Hypertonus, Volumenüberladung) führt die gesteigerte proximale Natriumreabsorption zu einer inadäquat niedrigen Natriummenge am distalen Tubulus auf Höhe der Macula densa. Dies resultiert über das TGF in einer maladaptiven Steigerung der glomerulären Perfusion und somit einer **glomerulären Hyperfiltration.** Diese wiederum führt zur Schädigung der Podozyten, vermehrter Albuminurie und Entstehung sowie Progression der chronischen Nierenerkrankung.

Indikationen Inzwischen konnte durch großangelegte klinische Studien gezeigt werden, dass selbst bei Euglykämie die Inhibition des SGLT2 durch Gliflozine nephro- und sogar kardioprotektiv wirkt. Die Indikationen für Gliflozine sind daher inzwischen:

- Verbesserung der glykämischen Stoffwechsellage bei Patienten mit Typ-2-Diabetes
- Progressionsverzögerung der diabetischen Nephropathie
- Progressionsverzögerung chronischer Niereninsuffizeinz jedweder Genese
- Therapie der Herzinsuffizienz sowohl bei eingeschränkter wie auch bei erhaltender linksventrikulärer Pumpfunktion

Nebenwirkungen, Kontraindikationen Durch die (organprotektive!) Korrektur der glomerulären Hyperfiltration kommt es unter Gliflozin-Therapie zu einem GFR-Abfall (ca. 7–10 ml/min). Als **Nebenwirkung** treten durch die Steigerung der Glukosurie häufig Pilzinfektionen des äußeren Genitals auf (keine bakteriellen Harnwegsinfekte!).
Als sehr seltene, aber lebensbedrohliche Nebenwirkung kann es zu einer nekrotisierenden Fasziitis des Perineums kommen (sog. **Fournier-Gangrän**). Bei Patienten mit weit fortgeschrittener Niereninsuffizienz verlieren Gliflozine ihre Wirkung und werden nicht mehr angewandt. Aufgrund des erhöhten Risikos für Ketoazidosen sind die meisten Gliflozine bei Typ-1-Diabetikern kontraindiziert.

Osmotische Diuretika

Wirkmechanismus Osmotische Diuretika wie **Sorbitol** oder **Mannitol** werden nach i. v. Gabe glomerulär frei filtriert und im Tubulussystem nicht rückresorbiert (Wirkeintritt nach ca. 10 min und $t_{1/2}$ ca. 1,5 h). Dadurch wird der osmotische Gradient zugunsten der Harnseite verschoben und freies Wasser tubulär gebunden und entsprechend der Konzentration der osmotischen Diuretika ausgeschieden. Durch die Abnahme der luminalen NaCl-Konzentration wird auch die Natriumresorption eingeschränkt. Auch endogene Substanzen wie Glukose können eine osmotische Diurese verursachen.
Sorbitol und Mannitol verbleiben bei fehlender renaler Ausscheidung im Extrazellulärraum und verursachen aufgrund der Hypoerosmolarität einen **Volumenshift** von intrazellulär nach extrazellulär, was zu einer akuten Volumenbelastung des Kreislaufs führen kann (kontraindiziert bei Herzinsuffizienz und fortgeschrittener Niereninsuffizienz).

Indikationen Osmodiuretika werden bei **Hirnödem** zur Senkung des intrakraniellen Drucks bzw. bei **Glaukomanfall** verwendet. In der Therapie der Hypervolämie haben sie aufgrund des nur geringen natriuretischen Effekts keine Bedeutung.

Henle-Schleife

Schleifendiuretika

> Die Regel Nummer 7 des **„House of God"** lautet: „Age + BUN = Lasix dose".
> *(Samuel Shem: House of God. Dieses literarische Werk stellt nach wie vor eine unverzichtbare Lektüre für jeden Mediziner dar.)*

Schleifendiruetika zeigen die **höchste Effektivität** und eine Steigerung der fraktionellen Natriumausscheidung auf bis zu 30 % ist theoretisch möglich.

Wirkmechanismus Durch den **Na^+-K^+-$2Cl^-$-Cotransporter** im aufsteigenden Teil der Henle-Schleife werden ca. 20–30 % des gesamten Natriums resorbiert. Schleifendiuretika führen zu einer reversiblen Hemmung dieses Transporters (→ Abb. 5.1c). Die Halbwertszeit der Schleifendiuretika liegt bei ca. 1,5 h und nach i. v. Gabe findet sich ein **rascher Wirkungseintritt** nach ca. 20–30 min. Zusätzlich zur Steigerung der Diurese kommt es zu einer Vasodila-

tation und venösem Pooling des Bluts, was durch Preload-Senkung beim akuten Lungenödem einen positiven Effekt hat.

Indikationen Neben der akuten Herzinsuffizienz werden Schleifendiuretika allgemein zur Therapie von kardialen, hepatalen und renalen **Ödemen** eingesetzt. Die maximal effektive Dosis hängt von der Indikation bzw. der renalen Funktion ab (Herzinsuffizienz z. B. 40–80 mg, nephrotisches Syndrom z. B. 80–120 mg, Leberzirrhose 40 mg).

Schleifendiuretika zeigen auch bei eingeschränkter Nierenfunktion eine Wirksamkeit. Aufgrund der geringeren Filtration von Natrium bei eingeschränkter GFR sind aber oft höhere Dosen notwendig (z. B. 80–200 mg iv). Ein **akutes Nierenversagen** stellt **keine Kontraindikation** dar: Schleifendiuretika haben **keine nephrotoxische Nebenwirkung** (und vermindern sogar den renalen Energiebedarf), können aber durch Reduktion des zirkualtorischen Volumens zu einer funktionellen, prärenalen Einschränkung der Nierenfunktion beitragen.

Die **Indikation** zur diuretischen Therapie stellt sich durch den **Volumenstatus** des Patienten. Bei eingeschränkter Nierenfunktion sind höhere Dosen notwendig.

Nebenwirkungen, Kontraindikationen Nebenwirkungen umfassen Elektrolytstörungen (Hypokaliämie, Hypomagnesiämie, Hypokalzämie), eine Volumenkontraktion mit Hypotension sowie eine metabolische Alkalose. Bei forcierter Diurese sind daher eine engmaschige Elektrolytkontrolle und Substitution von Kalium indiziert. Bei deutlich erhöhten Dosen kann es auch zu einer Ototoxizität kommen.

Distaler Tubulus

Thiazddiuretika

Wirkmechanismus Durch Thiaziddiuretika kommt es zu einer **Hemmung des Na^+-Cl^--Cotransporters** im distalen Tubulus. Die diuretische Wirkung ist deutlich geringer als bei Schleifendiuretika. Die Wirkung von Hydrochlorothiazid hat eine Halbwertszeit von ca. 12 h.

Indikationen Die Hauptanwendung liegt in der **Therapie einer arteriellen Hypertonie** und wird v. a. als Kombinationstherapie mit ACE-Hemmern und AT-II-Blockern verwendet (z. B. 12,5 mg Hydrochlorothiazid). In der Regel zeigen Thiazide bei eingeschränkter GFR < 30 ml/min keine Wirkung mehr.

Nebenwirkungen, Kontraindikationen Vorsicht ist v. a. in Hinblick auf eine Hypokaliämie sowie Hypomagnesiämie geboten. Auch eine Hyponatriämie kann durch Thiaziddiruetika verursacht sein (→ Kap. 3). Im Gegensatz zu den Schleifendiuretika kommt es auch zu einer verminderten Kalziumausscheidung (Anwendung in der Therapie der Hyperkalizurie). Sowohl Schleifen- als auch Thiaziddiuretika reduzieren die Harnsäureausscheidung und können zu einem Gichtanfall führen.

Sammelrohr

Im Sammelrohr werden ca. 1–3 % des gesamten Natriums in Austausch gegen Kalium resorbiert. In den Hauptzellen des Sammelrohrs findet sich dafür an der luminalen Seite ein Natriumkanal (ENaC) sowie ein Kaliumkanal (ROMK). Die Triebkraft für den Prozess kommt wie in allen Abschnitten des Tubulussystems von einer basolateral gelegenen Na^+-K^+-ATPase (→ Abb. 5.1d).

Aldosteronantagonisten

Wirkmechanismus Die Natriumresorption wird durch Aldosteronwirkung sowie durch eine erhöhte Kaliumkonzentration im Blut gesteigert. Aldosteron wirkt über Bindung an den **intrazellulären Mineralokortikoid-Rezeptor** (Steroidrezeptor), der als Transkriptionsfaktor einen vermehrten Einbau des ENaC und der Na^+-K^+-ATPase in den Hauptzellen des Sammelrohrs stimuliert.

Aldosteronantagonisten binden kompetitiv an den Mineralkortikoid-Rezeptor und verhindern dadurch die Bindung von Aldosteron. Sowohl Spironolacton als auch Eplerenon zeigen durch ihre Wirkung auf Transkriptionsebene einen späten Wirkungseintritt erst nach 24–48 h. Die Halbwertszeit beträgt ca. 20 h. Eine initiale Dosis liegt bei 50–100 mg/Tag. Kaliumcanrenoat ist ein aktiver Metabolit des Spironolactons zur intravenösen Anwendung.

Indikationen Die beste Wirkung findet sich bei erhöhten Aldosteronspiegeln (primär oder sekundär). Die wichtigsten Indikationen sind:

- Herzinsuffizienz: neurohumorale Kombinationstherapie mit ACE-Hemmer und Betablocker
- Therapierefraktäre Hypertonie
- Primärer Hyperaldosteronismus
- Ödeme und Aszites bei Leberzirrhose: RAAS-Aktivierung durch vermindertes zirkulatorisches Blutvolumen

Nebenwirkungen, Kontraindikationen Die wichtigsten Nebenwirkungen sind eine Hyperkaliämie, weshalb v. a. bei eingeschränkter Nierenfunktion eine regelmäßige Kontrolle erfolgen muss. Spätestens ab einer GFR < 30 ml/min besteht eine Kontraindikation. Bei Spironolakton findet sich zusätzlich eine Gynäkomastie bei Männern sowie eine Amenorrhö bzw. Hirsutismus bei Frauen.

Kaliumsparende Diuretika

Wirkmechanismus Kaliumsparende Diuretika hemmen direkt den luminalen ENaC-Kanal, wodurch die Natriumresorption (und indirekt auch die Kaliumausscheidung) verhindert wird.

Indikationen Kaliumsparende Diuretika können in Kombination mit Thiaziden bzw. Schleifendiuretika verwendet werden, um einen übermäßigen Kaliumverlust zu verhindern.

Ödembildung

Klinisch sind Ödeme ab einer **Volumenretention von mehr als 3 l** zu erkennen. Flüssigkeitsbewegungen über das kapillare Endothel (also zwischen intravasalem Raum und Extrazellulärraum) werden durch ein Gleichgewicht aus onkotischem Druck und hydrostatischem Druck reguliert **(Starling-Kräfte).** Eine Flüssigkeitsakkumulation im Extrazellulärraum entsteht folglich durch:

- **Verminderter kolloidosmotischer Druck** mit sekundärer Natriumretention: z. B. bei Hypoalbuminämie im Rahmen eines nephrotischen Syndroms (→ Kap. 16)
- **Vermehrter hydrostatischen** Druck durch:
  - Primäre Natriumretention bei akuten oder chronischen Nierenerkrankungen (Glomerulonephritis, nephrotisches Syndrom)
  - Sekundäre Natriumretention durch RAAS-Aktivierung bei vermindertem zirkulatorischen Blutvolumen: Herzinsuffizienz, Leberzirrhose (→ Kap. 26)
  - Exzessive Volumengabe bei Intensivpatienten
  - Lokale Prozesse wie einer venösen Obstruktion oder Lymphabflussstörung
- **Erhöhte Kapillarpermeabilität** bei z. B. Sepsis, Verbrennung oder allergischer Reaktion

Diuretikaresistenz

Unter Diuretikaresistenz versteht man die **fehlende Wirksamkeit eines Diuretikums** in der Behandlung von **Ödemen** trotz adäquater Dosierung.

Für ein inadäquates Ansprechen auf eine Diuretikatherapie gibt es verschiedene **Gründe:**

- Diuretika zeigen keine Wirksamkeit bei lokalen Ödemen (Lymphödem, venöse Insuffizienz) oder Ödemen als Nebenwirkung einer **Therapie mit Kalziumkanalblockern** (lokale Vasodilatation, keine Flüssigkeitsretention).
- Vor allem unter Therapie mit Schleifendiuretika (kurze Wirkdauer) kommt es nach initialer Natriurese meist zu einer Aktvierung des RAAS und des Sympathikus, die kompensatorisch zu einer **vermehrten proximalen Natriumresorption** führen. Eine mögliche Strategie zum Erzielen einer negativen Natriumbilanz ist daher eine mehrfach tägliche Gabe (2–3×/Tag).
- Ödeme bei **vermindertem intravasalen Volumen** zeigen ein schlechtes Ansprechen auf eine Diuretikagabe. Ebenso kann eine **übermäßige RAAS-Aktivierung** bei Herzinsuffizienz oder Leberzirrhose die Wirkung von Diuretika vermindern.
- Thiazid- und Schleifendiuretika sind hochgradig proteingebunden. Eine **Hypoalbuminämie** führt zu einem vergrößerten Verteilungsvolumen und dadurch geringeren Konzentration im Blut. Zusätzlich kommt es bei Albuminurie zu einer Bindung der Diuretika im Tubuluslumen (ggf. besseres Ansprechen bei Kombination mit Albumin).
- Bei **chronischer Therapie** mit Schleifendiuretika zeigt sich auch eine vermehrte Natriumresorption im distalen Tubulus, was die initial negative Natriumbilanz ausgleichen kann. Die vermehrte distale Rückresorption kann durch Kombination mit einem Thiaziddiuretikum überwunden werden (sequentielle Nephronblockade).
- Eine **sequentielle Nephronblockade** zeigt aber auch bei anderen Formen der Diruetikaresistenz eine hohe Effektivität (z. B. nephrotisches Syndrom). Neben Thiaziden ist auch eine Kombination mit Acetazolamid möglich. Eine engmaschige Elektrolytkontrolle ist bei kombinierter Diuretikatherapie zwingend notwendig.
- Bei verminderter enteraler Resorption infolge der venösen Kongestion kann eine **intravenöse Gabe** die Wirksamkeit der Diuretika erhöhen.
- Hohe i. v. Dosen von Schleifendiuretika (ggf. kontinuierlich über Perfusor) können eine Diuretikaresistenz überwinden (20–40 mg/h). **Cave:** Ototoxizität!
- **NSAR** vermindern die Effektivität von Diuretika und führen zu einer Volumenretention.
- Auch eine **übermäßige Natriumzufuhr** kann zu einer Diuretikaresistenz beitragen.

Zusammenfassung

- Diuretika sind Medikamente, welche die Harnausscheidung fördern.
- Die maximale Wirkstärke der Diuretika hängt von der am Wirkort physiologisch stattfindenden Natriumrückresorption ab.
- Carboanhydrasehemmer führen zu einer gesteigerten HCO_3^--Ausscheidung.
- Osmotische Diuretika haben nur einen geringen natriuretischen Effekt.
- Schleifendiruetika zeigen die höchste Effektivität und eine Steigerung der fraktionellen Natriumausscheidung auf; bis zu 30 % ist theoretisch möglich.
- Die Indikation zur diuretischen Therapie stellt sich durch den Volumenstatus des Patienten. Bei eingeschränkter Nierenfunktion sind höhere Dosen notwendig.
- Thiazide spielen v. a. in der Blutdrucktherapie eine entscheidende Rolle und können zu Elektrolytstörungen führen (Hyponatriämie, Hypokaliämie).
- Aldosteronanatagonisten wirken besonders bei Erkrankungen mit primärem oder sekundärem Hyperaldosteronismus (Leberirrhose mit Aszites, Herzinsuffizienz).
- Bei fehlender Wirksamkeit eines Schleifendiuretikums kann eine Umstellung auf eine intravenöse Gabe bzw. eine Steigerung der Dosis sowie eine sequentielle Nephronblockade (z. B. durch Kombination mit einem Thiazid) sinnvoll sein.

Säure-Basen-Haushalt

Physiologie

Ziel der Regulation des Säure-Basen Haushalts ist die **Kontrolle der H^+-Ionen-Konzentration** innerhalb enger Grenzen, da diese durch **Veränderungen in der Tertiärstruktur die Funktion von Proteinen** (z. B. Proteinsynthese, zelluläre Transportproteine) und damit letztendlich auch Organfunktionen beeinflusst (z. B. Herz-Kreislauf-System). Der pH-Wert ist der **negative dekadische Logarithmus der H^+-Konzentration** und ein pH von 7,4 entspricht einer H^+-Konzentration von 40 nmol/l.

Der **physiologische Bereich des pH-Werts** liegt im Bereich von **7,36–7,44** (entsprechend einer H^+-Konzentration von 37–43 nmol/l). Ein pH-Wert unterhalb von 6,8 (160 nmol/l) oder oberhalb von 7,8 (16 nmol/l) ist grundsätzlich nicht mit dem Leben vereinbar.

Täglich fallen aber im Rahmen von **Stoffwechselprozessen** (v. a. Proteinmetabolismus) ca. 50–100 mmol an H^+-Ionen an, was um den Faktor 1 000 höher ist als die H^+-Konzentration pro Liter Körperflüssigkeit. Um diese abzufangen, gibt es im Organismus eine Reihe von **Puffersystemen,** die H^+ binden und dadurch die **pH-Veränderungen gering halten** können:

- Bikarbonatpuffer ($H^+ + HCO_3^- \rightarrow H_2CO_3^- \leftrightarrow H_2O + CO_2$)
- Phosphatpuffer ($H^+ HPO_4^- \leftrightarrow H_2PO_4^-$)
- Proteine (v. a. Hämoglobin)

Wichtig ist hier v. a. das **Bikarbonat,** das als **offenes Puffersystem** durch eine Abatmung von CO_2 über die Lunge eine große Pufferkapazität aufweist. Die **Ausscheidung von H^+-Ionen** erfolgt dann im Weiteren durch die **Niere.** Der pH-Wert des Harns kann aber nur auf maximal 4,5 gesenkt werden, was einer H^+-Konzentration von 0,03 mmol/l entspricht. Durch **titrierbare Säuren** im Harn (v. a. HPO_4^-) können jedoch deutlich mehr Protonen eliminiert werden (10–40 mmol/Tag). Die effektivste H^+-Elimination gelingt der Niere zusammen mit der Leber durch **Ausscheidung von Ammonium** (20–100 mmol/Tag): Bei Azidose kann durch eine gesteigerte direkte Ausscheidung von Ammonium (NH_4^+) über die Niere sowohl **H^+ eliminiert** werden als auch **HCO_3^-** in der **hepatalen Harnstoffsynthese eingespart** werden ($2\ NH_4^+ + 2\ HCO_3^- \rightarrow H_2N\text{-}CO\text{-}NH_2 + CO_2 + H_20$). Bei Alkalose wird dagegen über die Niere vermehrt HCO_3^- ausgeschieden und zusätzlich in der Leber durch vermehrte Harnstoffsynthese vermehrt HCO_3^- verbraucht.
Eine überschießende Abweichung des pH kann somit durch Puffer unmittelbar abgefangen werden. Auch eine **pulmonale Gegenregulation** führt **innerhalb von Stunden** zu einer Abatmung von CO_2, wohingegen die **renale H^+-Elimination** bzw. Regeneration von HCO_3^- **über Tage** erfolgt.

Tab. 6.1 Normalwerte der BGA

	Arterielle BGA	Venöse BGA
pH	7,36–7,44	7,32–7,38
pCO_2	36–44 mmHg	42–50 mmHg
$[HCO_3^-]$	22–26 mmol/l	23–27 mmol/l
BE (Base Excess)	−2 bis 2 mmol/l	−2 bis 2 mmol/l
Anionenlücke im Plasma	6–12 mmol/l	

Meistens wird zur Interpretation von Säure-Basen-Störungen die Bikarbonat-basierte **„physiologische" Methode** angewendet (so wie in diesem Kapitel dargelegt). Daneben gibt es aber noch den **„Stewart Approach"** (*strong iron difference*), auf den hier aber nicht eingegangen werden kann. Im klinischen Alltag kommen beide Methoden zumeist zu sehr ähnlichen Ergebnissen.

Basierend auf der physiologischen Methode wird der pH des Plasmas durch die pCO_2-Spannung sowie die HCO_3^--Konzentration bestimmt **(Henderson-Hasselbalch-Formel).**

Henderson-Hasselbalch-Formel:

$$pH = 6{,}1 + \log([HCO_3^-]/0{,}03 \times pCO_2)$$

Blutgasanalyse

Durch eine arterielle (oder venöse) Blutgasanalyse gelingt in den meisten Fällen eine korrekte Abschätzung des Säure-Basen-Haushalts. Normalwerte der BGA sind in → Tab. 6.1 dargestellt. Zur Interpretation von metabolischen Störungen sollte aber besser die **Standard-Bikarbonatkonzentration** bzw. der **Base Exzess** (BE) verwendet werden, da hier durch Angleichen der pCO_2-Konzentration auf 40 mmHg während der Messung der Einfluss der pCO_2-Spannung eliminiert wird (respiratorische Komponente) und beim BE zusätzlich durch Titrierung des Bluts auf einen pH von 7,4 eine **Abschätzung der gesamten Pufferkapazität** gelingt.
Bei einem **pH < 7,35** spricht man von einer **Azidämie,** bei einem **pH > 7,45** von einer **Alkalämie.** Störungen, die zu einer Erniedrigung des pH-Werts führen, werden als **Azidose** bezeichnet. Veränderungen, die mit einer Erhöhung des pH-Werts assoziiert sind, werden **Alkalose** genannt.
Wichtig ist aber v. a. die **Identifikation der zugrunde liegenden Ursache** einer Säure-Basen-Störung, um diese korrigieren zu können.

Zusammenfassung

- Der physiologische Bereich des pH-Werts liegt im Bereich von 7,37–7,43, was einer H^+-Konzentration von 37–43 nmol/l entspricht.
- Es werden respiratorische und metabolische Störungen unterschieden.
- Der pH des Plasmas wird durch die pCO_2-Spannung sowie die HCO_3^--Konzentration bestimmt (Henderson-Hasselbalch-Formel).

Einfache Säure-Basen-Störungen

pH-Abweichungen können einerseits durch Veränderungen der pCO_2-Spannung verursacht werden (respiratorische Störungen), andererseits kann aber auch primär eine Veränderung der HCO_3^--Konzentration vorliegen (metabolische Störungen). Bei Auftreten von Säure-Basen-Störungen versucht der Körper durch Gegenregulationsmaßnahmen den pH-Wert aber wieder in einen akzeptablen Bereich zu bringen (→ Tab. 7.1). Bei **metabolen Störungen** erfolgt eine respiratorische Gegenregulation und bei **respiratorischen Störungen** wird über die Niere gegengesteuert.

> Bei einfachen Störungen des Säure-Basen-Haushalts kommt es durch die jeweilige Gegenregulation zu einer gleichsinnigen Veränderung von HCO_3^- und pCO_2.

Am besten lässt sich der Säure-Basen-Status durch eine **Waage** symbolisieren (→ Abb. 7.1). Auf der einen Seite finden sich die **respiratorischen Veränderungen** und auf der anderen Seite die **metabolischen.** Daran ist ersichtlich, dass eine Erhöhung des pCO_2 (mehr „Gewicht" in der Schale) ebenso zu einer Abnahme des pH führt wie eine Abnahme des HCO_3^- (weniger „Gewicht" in der anderen Schale).

Metabolische Azidose

Eine metabolische Azidose ist durch einen **pH < 7,35 und einem BE < –2** charakterisiert. Zusätzlich findet sich eine kompensatorische Erniedrigung des pCO_2 durch Hyperventilation (→ Tab. 7.1).

Tab. 7.1 Einfache Störungen des Säure-Basen-Haushalts und Kompensationsmechanismen

Störung	Primäre Abweichung in BGA	Kompensationsmechanismen
Metabole Azidose	$[HCO_3^-]$ ↓	Hyperventilation → pCO_2 ↓ $[HCO_3^-]$ um 10 mmol/l ↓ → pCO_2 um 12 mmHg ↓
Metabolische Alkalose	$[HCO_3^-]$ ↑	Hypoventilation → pCO_2 ↑ $[HCO_3^-]$ um 10 mmol/l ↑ → pCO_2 um 7 mmHg ↑
Respiratorische Azidose	pCO_2 ↑	Renale Bikarbonatregeneration → $[HCO_3^-]$ ↑ pCO_2 um 10 mmHg ↑ → • **Akut:** $[HCO_3^-]$ um 1 mmol/l ↑/pH um 0,075 ↓ • **Chronisch:** $[HCO_3^-]$ um 3,5 mmol/l ↑/pH um 0,025 ↓
Respiratorische Alkalose	pCO_2 ↓	Renale Bikarbonatausscheidung → $[HCO_3^-]$ ↓ pCO_2 um 10 mmHg ↓ → • **Akut:** $[HCO_3^-]$ um 2,0 mmol/l ↓/pH um 0,085 ↑ • **Chronisch:** $[HCO_3^-]$ um 4,0 mmol/l ↓/pH um 0,02 ↑

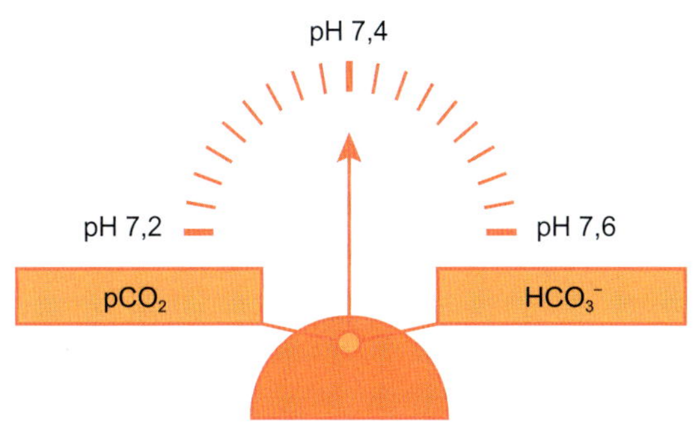

Abb. 7.1 Gleichgewicht des Säure-Basen-Haushalts [L271]

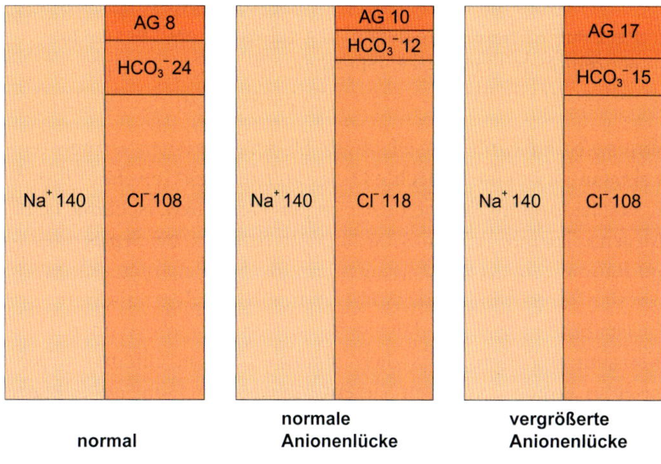

Abb. 7.2 Anionenlücke [L271]

Ätiologisch unterscheidet man eine metabolische Azidose mit **normaler Plasmaanionenlücke** (hyperchloridämische Azidose) von einer mit **erhöhter Plasamanionenlücke** (PAG, → Abb. 7.2):

- Eine erhöhte PAG entsteht durch die Pufferung einer **zugeführten** (z. B. Salicylatvergiftung, Ethylenglykol, Methanol) bzw. **im Stoffwechsel angefallenen** und nicht abgebauten Säure (Ketonkörper, Laktat) und der Akkumulation des Anions, wodurch zur Erhaltung der Elektroneutralität „Chlorid verdrängt" wird.
- Zu einer Azidose mit normaler Anionenlücke kommt es zumeist durch einen **Verlust von Pufferbasen** (v. a. Bikarbonat), was zum Anstieg der Chloridkonzentration führt.

Berechnung der normalen Anionenlücke:

$$PAG = [Na] - ([HCO_3^-] + [Cl^-]) = 12$$

Metabolische Azidose mit erhöhter PAG

Für eine Azidose mit erhöhtem PAG hat sich das Akronym **KUSMEL** etabliert. Die wichtigsten Ursachen sind in → Tab. 7.2 dargestellt.
Klinisch auffallend ist bei einer metabolischen Azidose oft **die respiratorische Gegenregulation** mit Hyperventilation (in extremster Form: Kußmaul-Atmung). Die metabolische Azidose selbst hat **keine charakteristische Symptomatik** (Übelkeit, Erbrechen, Tachykardie). Bei schwer Azidämie (pH < 7,0) kann es aber zu kardialen Komplikationen oder komatösen Zuständen kommen. Vorsicht ist bezüglich der Entwicklung einer Hyperkaliämie geboten.

Laktatazidose

Das im tägliche Stoffwechsel **physiologisch anfallende Laktat** aus dem Glukosestoffwechsel (ca. 20 mmol/kg) wird in der Leber metabolisiert und dabei HCO_3^- regeneriert. Laktat entsteht als **Endprodukt der anaeroben Glykolyse.** Die Diagnose gelingt durch die Messung der Laktat-Konzentration (z. B. in der BGA).

Tab. 7.2 Ursachen einer metabolischen Azidose

Erhöhte Anionenlücke	Normale Anionenlücke
• **K**etoazidose • **U**rämie • **S**alicylatintoxikation (z. B. Aspirin) • **M**ethanolintoxikation • **E**thylenglykolintoxikation • **L**aktatazidose • Andere Intoxikationen	• Gastrointestinale Verluste: Diarrhö, Gallengangs- oder Pankreasdrainage • Chronische Niereninsuffizienz • Renal-tubuläre Azidose • Nebenniereninsuffizienz

→

Bei Laktatazidose sollte der Anstieg der PAG in etwa der Laktatkonzentration in mmol/l entsprechen.

Ätiologie und Klinik Die wichtigste Ursache für einen vermehrten Laktatanfall ist eine **schlechte Oxygenierung des Gewebes** (Typ-A-Laktatazidose) im Rahmen einer Hypovolämie bzw. Ischämie (z. B. Mesenterialembolie), eines kardiogenen Schocks, bei Sepsis oder im Rahmen eines Herzkreislaufstillstands. Die Patienten präsentieren sich zumeist im Schock mit Hypotonie und Zentralisation (Ausnahme ist hier initial die Sepsis mit einer hyperdynamen Kreislaufregulation). Zusätzlich findet sich oft eine Oligurie im Sinne eines akuten prärenalen Nierenversagens. Die Höhe des Laktats korreliert mit dem Outcome und die Prognose hängt davon ab, ob eine adäquate Gewebeperfusion rasch wiederhergestellt werden kann (z. B. Volumengabe bei septischem Schock oder Hypovolämie).

Bei kritisch kranken Patienten ist das **Laktat** ein wichtiger Parameter zur Steuerung der Therapie (Katecholaminsupport und Volumengabe) sowie zur Prognoseabschätzung und sollte daher bei allen akut und schwer erkrankten Patienten zur Triagierung erhoben werden.

Die Sinnhaftigkeit einer **Bikarbonatgabe** wird kontrovers diskutiert und sollte nur bei **schwerer Azidose erfolgen.** Insgesamt dient die Azidosekorrektur v. a. der Verbesserung der Wirksamkeit von Katecholaminen bei kreislaufinstabilen Intensivpatienten.
Daneben kann es auch ohne Hypoxämie zu einem vermehrten Laktatanfall kommen (Typ-B-Laktatazidose). Hier spielen v. a. eine **toxische Störung** des zellulären Glukosemetabolismus eine Rolle (z. B. Metformin, Ethanol). Daneben kann eine Laktatazidose auch bei Tumorerkrankungen, Thiaminmangel oder angeborenen Stoffwechselerkrankungen auftreten. Eine Sonderform ist eine Laktatazidose bei Patienten mit Kurzdarmsyndrom nach übermäßigem Kohlehydratkonsum. Hier kommt es zu einem vermehrten Anfall von D-Laktat durch den enteralen bakteriellen Kohlenhydratstoffwechsel (beim Menschen findet sich sonst nur L-Laktat). D-Laktat wird in der BGA nicht gemessen.
Bei **Metformin**-assoziierter Laktatazidose (häufig in Kombination mit einem akuten Nierenversagen) soll bei einem pH < 7,0 bzw. bei einer Laktatkonzentration > 20 mmol/l und fehlendem Ansprechen auf eine Bikarbonat- sowie Volumengabe eine Dialyse begonnen werden. Bei beatmeten Patienten kann durch Hyperventilation eine Anhebung des pH erfolgen.

Ketoazidose

Eine Ketoazidose kann durch **absoluten Insulinmangel** (Typ-1-Diabetiker) oder nach einer länger andauernden **Hungerperiode** (v. a. in Kombination mit exzessiven **Alkoholkonsum,** da durch Alkohol die Glukoneogenese in der Leber gehemmt wird) auftreten. Die Ketonkörper (z. B. Acetoacetylsäure, Beta-Hydroxybuttersäure) entstehen bei fehlender Insulinwirkung und hoher Glukagonsekretion durch partielle Oxidation von Fettsäuren und können v. a. vom Gehirn und von Muskelzellen bei Glukosemangel verstoffwechselt werden. Klinisch fällt der typische Foetor acetonicus auf, der wie Nagellackentferner riecht.
Diagnostik Die Diagnose gelingt durch den **Nachweis von Ketonkörpern im Harn** (und Plasma) sowie erhöhten Glukosespiegel beim Typ-1-Diabetiker.
Therapie Die Therapie der Ketoazidose bei Typ-1-Diabetikern beruht auf **dem Ausgleichen des zumeist bestehenden hochgradigen Flüssigkeitsdefizits** und der begleitenden Hyperosmolarität (z. B. NaCl 0,9 % mit initial 1 000 ml/h). Zusätzlich sollte eine niedrig dosierte i. v. Insulingabe begonnen werden (0,1 IE/kg KG als Bolus gefolgt von 0,1 IE kg KG pro Stunde über einen Perfusor). Zusätzlich muss auf einen Kaliummangel geachtet werden und eine Substitution bei initialem Kaliumspiegel < 3,3 mmol/l bereits vor Beginn der Insulintherapie erfolgen. Natriumbikarbonat sollte nur bei einem initialen pH < 6,9 verabreicht werden.

Methanol- und Glykolvergiftung

Ätiologie und Diagnostik Auch durch Ingestion von Methanol bzw. Glykol kann es zu einer metabolischen Azidose kommen: Durch die Alkoholdehydrogenase wird normalerweise Ethanol abgebaut. Es können jedoch auch andere Alkohole wie Methanol bzw. Glykol als Substrat dienen. Dabei kommt es aber zur Generierung von **toxischen Metaboliten.** Bei Intoxikation mit Alkoholen fällt eine erhöhte **osmotische Lücke** im Serum auf und kann in der Diagnostik richtungweisend sein (→ Kap. 3).
Therapie Die Therapie ist eine Hemmung der Alkoholdehydrogenase durch z. B. Ethanol bzw. Fomepizol. Bei schweren Intoxikationen kann auch eine Dialyse notwendig sein.

Salicylatintoxikation

Ätiologie Eine lebensbedrohliche Intoxikation mit Salicylat findet sich nach einer Einnahme von 10–30 g Aspirin. Auffallend ist eine **überschießende respiratorische Gegenregulation** (Hyperventilation), die durch eine direkte Stimulation des Atemzentrums verursacht wird.
Therapie Die Gabe von Bikarbonat kann durch **Alkalisierung** des Harns eine vermehrte Ausscheidung von Salicylat begünstigen.

Metabolische Azidose mit normaler PAG

Ursächlich ist hier zumeist ein gastrointestinaler Verlust von HCO_3^- bzw. eine Störung der renalen H^+-Elimination. Zur Differenzierung kann die Anionenlücke im Urin (UAG) berechnet werden und dadurch indirekt die Ammoniumproduktion als wichtigsten H^+-Eliminationsmechanismus abgeschätzt werden:

$$UAG = [Na^+_{Urin}] + [K^+_{Urin}] - [Cl^-_{Urin}]$$

Bei **gastrointestinalen Verlusten** kommt es durch eine vermehrte Ammoniumproduktion und renale Säureelimination zu einer negativen UAG. Bei renal-tubulärerer Azidose (→ Kap. 2) findet sich dagegen eine erhöhte UAG. Bei einer hyperchlorämischen Azidose als Folge eines Verlusts von HCO_3^- ist eine Gabe von Natriumbikarbonat indiziert (0,7 × kg KG × [12 – HCO_3^-]). **Cave:** hohe Natriumzufuhr!

Niereninsuffizienz

Bei Patienten mit CKD findet sich zumeist **eine renal tubuläre Eliminationsstörung von H^+.** Erst bei Auftreten einer Urämie kommt es zu einer metabolischen Azidose mit hoher PAG. Bei Patienten mit CKD und metabolischer Azidose ist eine orale Substitution mit Bikarbonat sinnvoll (→ Kap. 15).

Metabolische Alkalose

Die metabolische Alkalose ist durch einen pH > 7,45 bei erhöhtem BE von > 2 charakterisiert. Kompensatorisch kommt es zu einer Hypoventilation mit Anstieg des pCO_2 (→ Tab. 7.1).

Ätiologie

Die wichtigsten Ursachen für das Entstehen einer metabolischen Alkalose sind:

- Vermehrter **renaler Protononenverlust** durch Diuretikatherapie oder einen primäreren Hyperaldosteronismus mit vermehrter Kalium- und H^+-Sekretion am Sammelrohr. Ein **sekundärer Hyperaldosteronismus** bei reduziertem effektiven Blutvolumen (z. B. Herzinsuffizienz, Hypovolämie, Zirrhose) führt meist nicht direkt zu einer Alkalose und Hypokaliämie, da durch die gesteigerte proximale Natriumresorption das distale Natriumangebot im Sammelrohr deutlich reduziert wird. Erst durch Gabe von Diuretika kommt es zur Entwicklung einer Alkalose.
- **Gastrointestinale Verluste** durch Erbrechen oder bei villösem Adenom
- **Kontraktionsalkalose** durch Verlust von bikarbonatarmen und chloridreichen Flüssigkeiten (z. B. Therapie mit Schleifendiuretika, Schweiß). Durch Kontraktion des Extrazellularvolumens mit vermehrter Aldosteronwirkung kann Bikarbonat im Weiteren auch nicht renal eliminiert werden.
- **Hypokaliämie** mit vermehrtem Shift von H^+-Ionen in den intrazellulären Raum

Auch eine überschießende Infusion von Bikarbonat oder Citrat (wird in der Leber zu Bikarbonat metabolisiert, z. B. durch Blutprodukte) sowie eine vermehrte Bikarbonatretention nach Hyperkapnie kann zu einer Alkalose führen.
Darüber hinaus ist zur Erhaltung einer Alkalose eine vermehrte renale Rückresorption von HCO_3^- notwendig. Diese wird v. a. durch eine Volumenkontraktion, Hypochlorämie und Hypokaliämie aufrechterhalten.

Diagnostik und Therapie

Durch Bestimmung der Harnchloridkonzentration ist eine Differenzierung in eine Chlorid-sensitive metabolische Alkalose (Harnchlorid < 20 mmol/l) und eine Chlorid-insensitive Form (Harnchlorid > 20 mmol/l) möglich:

- Bei der **Chlorid-sensitiven** metabolische Alkalose liegt meist ein extrarenaler Säure- und Volumenverlust zugrunde. Es findet sich eine Volumenkontraktion und die Alkalose zeigt ein gutes Ansprechen auf eine Volumensubstitution mit isotonem NaCl. Zusätzlich kann bei Erbrechen durch einen Protonenpumpenhemmer der gastrointestinale Verlust minimiert werden.
- Dem entgegen zeigt sich bei einer **Chlorid-insensitiven** metabolischen Alkalose kein Ansprechen auf eine chloridhaltige Infusion (z. B. bei laufender Diuretikatherapie, Tubulopathien mit renalem Salzverlust wie z. B. bei Bartter- oder Gitelman-Syndrom oder primärem Hyperaldosteronismus).

Bei Hyperaldosteronismus ist die Gabe eines **Aldosteronantagonisten** sinnvoll. Zusätzlich sollte eine Hypokaliämie ausgeglichen werden. Bei Intensivpatienten kann durch die **Hemmung der Carboanhydrase** eine vermehrte Ausscheidung von HCO_3^- erzielt werden, um z. B. den atemdepressiven Effekt einer metabolischen Alkalose zu reduzieren (→ Kap. 5).
Klinisch kann es bei schweren metabolischen Alkalosen zu Krampfanfällen oder Herzrhythmusstörungen kommen (**Cave:** Hypokaliämie!).

Auch die im Routinelabor oft gemessenen **Chloridkonzentration im Serum** gibt indirekt Hinweise auf eine möglicherweise bestehende metabolische Störung des Säure-Basen-Haushalts: So ist eine Hypochlorämie häufig mit einer metabolischen Alkalose assoziiert, wohingegen eine Hyperchlorämie auf das Vorliegen einer Azidose hinweisen kann.

Respiratorische Azidose

Bei der respiratorischen Azidose komm es primär zu einer **verminderten Abatmung von CO_2.** Kompensatorisch kommt es zu einem **Anstieg von HCO_3^-** durch renale Gegenregulation. Dieser Prozess benötigt 2–3 Tage, bis seine volle Kapazität erreicht ist und in der Akutphase kann der pH nicht so gut adaptiert werden (→ Tab. 7.1).

Ätiologie

Häufigste Ursache ist **eine chronisch obstruktive Lungenerkrankung** mit akuter Exazerbation im Rahmen eines bronchopulmonalen Infektgeschehens. Eine respiratorische Azidose kann aber grundsätzlich bei allen neurologischen bzw. pulmonalen Erkrankungen mit verminderter alveolärer Ventilation auftreten (z. B. Thoraxtrauma, Obstruktion der Atemwege, Lähmung bzw. Erschöpfung der Atemmuskulatur, verminderter Atemantrieb).

Klinik

Neben der Azidose ist v. a. auf die **Oxygenierung** zu achten, da eine Hyperkapnie immer mit einer Hypoxämie einhergeht (außer unter O_2-Insufflation), Aufgrund der um den Faktor 20 schlechteren Diffusion von O_2 im Vergleich zu CO_2 entsteht zuerst eine isolierte Hypoxämie (partielle respiratorische Insuffizienz), die erst bei Fortbestehen der Ursache zu einer zusätzlichen Hyperkapnie führt (respiratorische Globalinsuffizienz).

Therapie

Die Therapie beruht auf einer Steigerung der Ventilation (z. B. Absaugen, Entfernen von Fremdkörpern, Entlastung eines Pneumothorax). Bei deutlich erhöhten pCO_2-Werten kann es auch **zum Auftreten einer CO_2-Narkose** kommen. Vorsichtig ist hier v. a. bezüglich einer unkritischen O_2-Gabe bei Patienten mit COPD und chronisch erhöhtem pCO_2 geboten, da es durch den Wegfall des hypoxischen Reizes zu einer Abnahme des Atemantriebs kommen kann. Bei Hypoxämie ist aber die Sicherstellung einer adäquaten **Oxygenierung vorrangig.** Eine O_2-Sättigung von 90 % ist jedoch ausreichend.
Bei Patienten mit COPD-Exazerbation kommt es durch die vermehrte Atemarbeit zu einer zunehmenden **Erschöpfung der Atemmuskulatur.** Das Vorliegen einer respiratorischen Azidose (pH < 7,2) stellt eine Indikation zur nicht-invasiven Beatmung (NIV) dar. Zusätzlich gibt es die Möglichkeit, durch **extrakorporale CO_2-Elimination** (ECCO2R) eine Intubation zu vermeiden, da diese bei COPD-Patienten mit einem langen Weaning und einer insgesamt deutlich verschlechterten Prognose assoziiert ist.
Bei fehlender Besserung stellt sich im Weiteren aber die **Indikation zur Intubation** und kontrollierten Beatmung. Ziel der Ventilation ist eine Normalisierung der respiratorischen Azidose, aber nicht eine Normalisierung des pCO_2. Insgesamt erlauben moderne Beatmungskonzepte eine **permissive Hyperkapnie** zur Lungenprotektion (geringere Beatmungsvolumina und Drücke).

Respiratorische Alkalose

Eine respiratorische Alkalose wird durch **Hyperventilation** und eine dadurch bedingte vermehrte CO_2-Abatmung verursacht. Kompensatorisch kommt es zu einer Verminderung des Bikarbonats (→ Tab. 7.1).

Ätiologie

Wichtige Ursachen sind **Oxygenierungsstörungen** (z. B. Lungenembolie, Lungenödem, Pneumonie, Lungenfibrose) mit sekundärer Hyperkapnie. In der BGA findet sich dann neben dem erniedrigten pCO_2 auch eine verminderte pO_2-Spannung. Die initiale Therapie beruht auf einer Sauerstoffgabe und Abklärung der zugrunde liegenden Pathologie. Daneben kann es aber auch durch **psychische Erregung,** bei Fieber oder durch ZNS-Störungen (z. B. Insult, Enzephalitis) zu einer Hyperventilation kommen.

Klinik und Therapie

Symptomatisch finden sich bei akuter respiratorischer Alkalose oft Schwindel sowie Desorientiertheit, die von perioralen Parästhesien sowie „Kribbeln" der Extremitäten begleitet werden und bis zur Tetanie führen können („Pfötchenstellung"). Die Tetanie entsteht durch die **vermehrte Bindung von Kalzium** an Proteine im Rahmen der **Alkalose,** die zu einer Absenkung des ionisierten Kalziums führt.
Bei **Tachypnoe** besteht immer die Gefahr einer respiratorischen Erschöpfung. Bei einem Asthmaanfall kann daher eine Normalisierung des pCO_2-Werts bereits als Warnsignal für eine beginnende Erschöpfung angesehen werden.
Bei psychogener Hyperventilation kann **eine vermehrte CO_2-Rückatmung** (z. B. durch Vergrößerung des Totraums durch Atmen in eine Tüte oder eine diskonnektierte Atemmaske) die Symptomatik bessern.

Gemischte Säure-Basen-Störungen

Häufig finden sich aber **gleichzeitig mehrere Störungen** der Säure-Basen-Haushalts, was eine Interpretation schwierig machen kann: So kann eine metabolische Azidose (z. B. Diarrhö) in Kombination mit einer respiratorischen Azidose (z. B. COPD) zu einer schweren Azidämie führen. Genauso ist aber bei erhöhtem pCO_2 und gleichzeitig erhöhtem BE ein normaler pH-Wert Ausdruck einer respiratorischen Azidose (z. B. bei Aspirationspneumonie) und gleichzeitig bestehender metaboler Alkalose (nach Erbrechen), da eine Gegenregulation nie zur Normalisierung des pH-Werts führt.

Ein **strukturiertes Herangehen** ist daher entscheidend:

- Wie ist der pH-Wert: Liegt eine Azidämie oder Alkalämie vor?
- Wie ist der pCO_2: Erklärt die pCO_2-Veränderung den pH?
CO_2 hoch → respratorische Azidose; CO_2 niedrig → respiratorische Alkalose
- Wie ist der BE: Erklärt der BE die pH-Veränderung?
BE niedrig → metabolische Azidose; BE hoch → metabolische Alkalose?
- Was ist die primäre Störung: respiratorisch oder metabolisch?
- Sind die Veränderungen von HCO_3^- und pCO_2 gleichsinnig oder gegensinnig: Kompensation oder gemischte Säure-Basen-Störung?
- Ist die Kompensation adäquat? Sonst besteht ebenfalls ein Hinweis auf eine gemischte Störung (→ Tab. 7.1).
- Wie groß ist die Anionenlücke? Diese ist zur Differenzierung komplexer gemischter metabolischer Störungen notwendig: z. B. metabolische Azidose und gleichzeitig bestehender metabolischer Alkalose.

Beispiel 1 pH 7,1; pCO_2 55 mmHg; BE –6.
Es besteht eine Azidämie. Bei erhöhtem pCO_2 liegt eine respiratorische Azidose vor. Gleichzeitig findet sich bei einem BE von –6 aber auch eine metabole Azidose. Somit liegen eine respiratorische und metabolische Azidose vor (gegensinnige Veränderung von pCO_2 und BE).

Beispiel 2 pH 7,2; pCO_2 42 mmHg; BE –8.
Es besteht ebenfalls eine Azidämie. Bei einem BE von –8 liegt eine metabole Azidose vor. Der pCO_2 ist jedoch nicht verändert und liegt im Normbereich. Als Gegenregulation würde man eine metabolische Kompensation mit Hyperventilation und erniedrigtem pCO_2 erwarten. Somit findet sich hier neben der metabolen Azidose auch eine respiratorische Azidose (fehlende respiratorische Kompensation ist Ausdruck einer respiratorischen Störung).

Beispiel 3 pH 7,35; pCO_2 25 mmHg; BE –8.
Der pH-Wert liegt noch im Normbereich (grenzwertig niedrig). Ein BE von –8 ist Ausdruck einer metabolischen Azidose. Als respiratorische Gegenregulation würde man eine Abnahme des pCO_2 um ca. 10 mmHg erwarten (→ Tab. 7.1). Der pCO_2 liegt jedoch bei 25 mmHg und der pH im Normbereich, was eine zusätzliche respiratorische Alkalose demaskiert. Somit finden sich hier sowohl eine metabole Azidose als auch eine respiratorische Alkalose (überschießende „Kompensation" demaskiert eine zusätzliche respiratorische Störung).

Beispiel 4 pH 7,45; pCO_2 36 mmHg; BE 0.
Auf den ersten Blick wirkt dies wie ein unauffälliger Säure-Basen-Status. Sowohl pH als auch pCO_2 und der BE sind im Normbereich. Ein Blick auf die weiteren Laborparameter Na^+ 142 mmol/l, Cl^- 98 mmol/l, Bikarbonat 24 mmol/l zeigt aber eine PAG von 19 mmol/l, der auf das Vorliegen einer komplexen metabolischen Störung mit metabolischer Azidose und gleichzeitig bestehender metabolischen Alkalose hinweist, durch die sich die Veränderung des BE und des pH-Werts ausgleichen können. Laktat und Ketonkörper sollten in diesen Fällen bestimmt werden. Solche komplexen Veränderungen finden sich oft bei Patienten auf der Intensivstation.

Hinweisend auf eine komplexe Störung des Säure-Basen-Haushalts sind somit:

- **Normaler pH bei Veränderungen von pCO_2 und HCO_3^-**
- **Gegensinnige Veränderung von pCO_2 und HCO_3^-**
- **Inadäquate Kompensation** der primären Störung

Zusätzlich sollte die **Plasma-Anionenlücke** berechnet werden, um gemischte metabolische Störungen zu demaskieren.

Zusammenfassung

- Der physiologische Bereich des pH-Werts liegt im Bereich von 7,37–7,43, was einer H^+-Konzentration von 37–43 nmol/l entspricht.
- Es werden respiratorische und metabolische Störungen unterschieden.
- Der pH des Plasmas wird durch die pCO_2-Spannung sowie die HCO_3^--Konzentration bestimmt (Henderson-Hasselbalch-Formel).
- Bei einer metabolischen Störung findet sich eine respiratorische Gegenregulation.
- Eine respiratorische Störung wird metabolisch kompensiert.
- Häufig bestehen mehr als eine Säure-Basen-Störung gleichzeitig, was die Interpretation schwierig macht. Ein strukturiertes Herangehen ist daher notwendig.
- Eine Evaluation des Säure-Basen-Haushalts gelingt durch eine Blutgasanalyse (pH, HCO_3^-, BE, pCO_2, Anionenlücke).
- Die Anionenlücke im Serum entsteht durch ungemessene Anionen (z. B. Laktat, Ketonkörper, Salicylat).

→ 8 Messung der Nierenfunktion

Die glomeruläre Filtrationsrate (GFR) gilt als bestes Maß zur Abschätzung der Gesamtnierenfunktion (→ Kap. 2). Die wichtigsten Marker für die GFR im klinischen Alltag sind das **Serumkreatinin** und der **BUN** (bzw. Harnstoff). Der Normalwert der GFR bei Gesunden beträgt etwa 100 ± 20 ml/min/1,73 m^2 KOF und nimmt mit dem Alter ab.

> Die GFR kann vereinfacht auch als Prozent der noch bestehenden Restnierenfunktion interpretiert werden. So entspricht bei einer chronischen Nierenerkrankung eine GFR von 30 ml/min noch einer Restfunktion von ca. 30 %.

Kreatinin

Bei Kreatinin handelt es sich um ein **Abbauprodukt von Kreatin** im Muskel. Es wird glomerulär frei filtriert (113 Da) und bei erhöhten Konzentrationen aber auch in geringen Mengen tubulär sezerniert. Die Normalwerte sind 0,7–1,2 mg/dl für Männer und 0,6–1,1 mg/dl für Frauen. Die tägliche Ausscheidung im Harn liegt bei etwa 1,5–2,5 g/24 h und hängt vorrangig von der Muskelmasse ab. Auch bei eingeschränkter Nierenfunktion bleibt die täglich im Harn ausgeschiedene Menge weitestgehend konstant. Um bei reduzierter GFR aber die gleiche Menge Kreatinin filtrieren zu können, sind höhere Plasmaspiegel notwendig und es kommt zur Ausbildung eines neuen Steady-State mit erhöhtem Serumkreatinin.
→ Abb. 8.1 zeigt die nicht-lineare **Korrelation zwischen GFR und Serumkreatinin:**

- Bei niedrigen Kreatininwerten ist ein Anstieg des Serumkreatinins von 1 auf 2 mg/dl mit einem hochgradigen GFR-Verlust von z. B. 125 auf 55 ml/min assoziiert (basierend auf der CKD-EPI Formel, 20-jähriger Mann).
- Bei bereits höhergradig eingeschränkter Nierenfunktion ist ein weiterer Anstieg des Kreatinins von z. B. 6 auf 7 mg/dl aber nur Ausdruck eines GFR-Abfalls von 14 auf 12 ml/min (gleicher Patient).

> Bei Patienten mit **chronisch-progredienter Nierenerkrankung** zeigt sich normalerweise eine lineare Abnahme der GFR über die Jahre (**cave:** Die Kreatininwerte suggerieren aber oft aufgrund der nicht linearen Kinetik eine raschere Abnahme der Nierenfunktion bei bereits deutlich erhöhten Werten!)

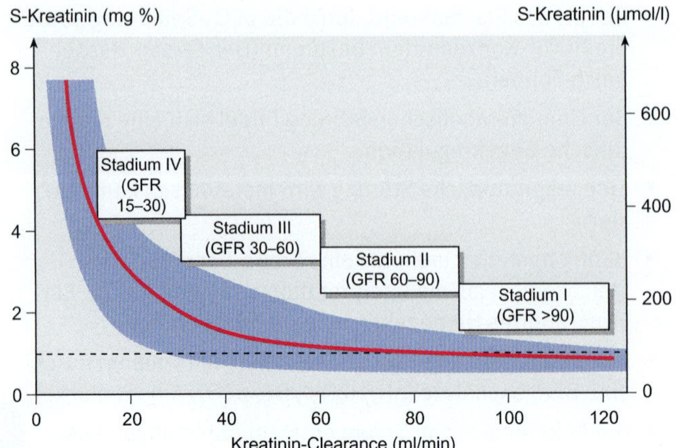

Abb. 8.1 Korrelation GFR und Kreatinin [L106]

In → Abb. 8.1 ist auch ersichtlich, dass ein normales Kreatinin eine eingeschränkte Nierenfunktion nicht ausschließen kann, da trotz „Normalwerten" im Labor bereits eine eingeschränkte GFR bis ca. 50 ml/min vorliegen kann, was als „Kreatinin-blinder Bereich" bezeichnet wird (z. B. Kreatinin von 1 mg/dl bei einer kachektischen Patientin mit 85 Jahren).
Da der tägliche Anfall an Kreatinin von der Muskelmasse abhängt, finden sich bei Patienten mit **Kachexie** und **Sarkopenie** oft deutlich erniedrigte Serumkreatininwerte, wodurch die Nierenfunktion bei diesen Patienten überschätzt werden kann.
Aufgrund dieser Limitation ist es sinnvoll, zur Abschätzung der GFR auf epidemiologisch validierte Formeln (MDRD, CKD-EPI, Cockcroft-Gault) oder eine Messung der Kreatinin-Clearance zurückzugreifen.
Bei vollkommenem Verlust der exkretorischen Nierenfunktion steigt das Kreatinin in etwa um 1–2 mg/dl pro Tag an. Aufgrund des fehlenden Steady-State bei akuter Nierenschädigung ist daher die Dynamik des Kreatinins entscheidend und nicht die absolute Höhe. Ein rückläufiges Kreatinin ist daher auch bei noch erhöhten Werten ein Ausdruck einer Besserung der Nierenfunktion.

Kreatinin-Clearance

Unter Clearance versteht man im Allgemeinen das pro Zeiteinheit von einer bestimmten Substanz gereinigte Plasmavolumen, das sich aus der glomerulären Filtration sowie tubulären Sekretion und Resorption ergibt. Bei Substanzen, die zu 100 % glomerulär filtriert werden und bei denen keine tubuläre Sekretion oder Resorption erfolgt, entspricht die Clearance der GFR (z. B. Inulin). Näherungsweise wird im klinischen Alltag dafür das Kreatinin verwendet. Zur Berechnung ist eine aufwendige (und dadurch oft mit Sammelfehlern behaftete) **24-Stunden-Urinsammlung** notwendig. Sie wird daher meist nur auf Intensivstationen routinemäßig durchgeführt.

$$\text{Kreatinin-Clearance (ml/min)} = ([\text{Krea}_{\text{Urin}}]/[\text{Krea}_{\text{Serum}}]) \times (\text{Urin-Volumen/Sammelzeit})$$

Cockcroft-Gault-Formel

Die Cockcroft-Gault-Formel wurde in den 70er-Jahren publiziert und erlaubt eine Abschätzung der Kreatinin-Clearance (eCrCl in ml/min) auch ohne Harnsammlung, basierend auf Serumkreatinin, Alter, Geschlecht und Körpergewicht. Vor allem bei einer GFR unter 30 ml/min sind die Ergebnisse allerdings nicht sehr valide und die Kreatinin-Clearance wird meist überschätzt.

eGFR

Zusätzlich zur Cockcroft-Gault-Formel wurden seither die MDRD-Formel (1999) und die CKD-EPI-Formel (2009) zur Abschätzung der GFR entwickelt, basierend auf dem Serumkreatinin (estimated GFR oder eGFR).

> Definitionsgemäß liegt eine Nierenerkrankung dann vor, wenn entweder die **GFR < 60 ml/min** liegt oder eine Albuminurie von **> 30 mg/g Kreatinin** vorliegt.

MDRD und CKD-EPI

Sowohl die MDRD- als auch die CKD-EPI-Formel beinhalten neben dem Serumkreatinin auch Alter und Geschlecht sowie einen zusätzlichen Korrekturfaktor für die Subsahara-afrikanische Abstammung als Covariable.
Für beide Formeln stehen heute zahlreiche Online-Kalkulatoren bzw. Apps zur Verfügung, was die Anwendbarkeit dieser abstrakten und komplexen Formeln deutlich vereinfacht hat. Häufig wird die eGFR, basierend auf einer dieser Formeln, auch bereits im Routinelaborbefund ausgegeben.
Wichtig ist zu beachten, dass die eGFR normalisiert auf eine **Körperoberfläche von 1,73 m²** angegeben wird (ml/min/1,73 m²). Dies hat den Vorteil einer besseren Vergleichbarkeit und wird daher auch in der **Stadieneinteilung der chronischen Nierenerkrankung** so berücksichtigt (→ Kap. 14).
Vor allem bei Patienten mit Adipositas oder Kachexie sowie bei hochaltrigen Patienten sind alle drei Formeln zur Abschätzung der GFR bzw. Kreatinin-Clearance schlecht validiert und dadurch unzuverlässig. Die MDRD-Formel wurde bei Patienten mit bestehender chronischer Niereninsuffizienz entwickelt und unterschätzt daher v. a. bei einer GFR > 60 ml/min die tatsächliche GFR. Insgesamt wird heute die **CKD-EPI** favorisiert, da sie sowohl bei hoher als auch niedriger GFR eine adäquate Abschätzung der GFR erlaubt.

Die eGFR, basierend auf der MDRD- oder der CKD-EPI-Formel bzw. eine Abschätzung der Kreatinin-Clearance durch die Cockcroft-Gault-Formel sind bei **akuter Nierenschädigung** aufgrund des fehlenden Steady State nicht aussagekräftig.

Dosisempfehlungen von Medikamenten bei Patienten mit eingeschränkter Nierenfunktion werden normalerweise basierend auf der Kreatinin-Clearance angegeben (ml/min). Beim „Standardpatient“ entspricht die auf 1,73 m² normalisierte eGFR auch weitestgehend der Kreatinin-Clearance. Bei Patienten, die weit oberhalb bzw. weit unterhalb der Norm liegen, sollte zur besseren Abschätzung der Dosisanpassung die sog. „Raw“-GFR (d. h. nicht normalisierte GFR) errechnet werden (eGFR/1,73 × tatsächlicher Körperoberfläche).

Cystatin C

Neben dem Serumkreatinin wurde Cystatin C als zusätzlicher endogener Marker zur Abschätzung der GFR postuliert. Cystatin C wird in allen kernhaltigen Zellen gebildet und die Serumkonzentraton ist weitestgehend unabhängig von Alter, Geschlecht, Muskelmasse, genetischer Abstammung, Ernährungs- und Inflammationszustand. Cystatin C wird glomerulär frei filtriert und anschließend in den Tubuluszellen fast vollständig rückresorbiert und anschließend metabolisiert. Eine tubuläre Sekretion findet nicht statt. Die **Elimination** erfolgt somit ausschließlich über die **glomeruläre Filtration.** Die Bestimmung ist allerdings teuer und auch nicht ganz frei von Einflussfaktoren, z. B. bei Schilddrüsenunter- und -überfunktion, Diabetes, Steroidtherapie.

BUN

Die Harnstoffkonzentration wird im Laborbefund oft als **Harnstoff-Stickstoff (BUN)** angegeben. BUN (*blood urea nitrogen*) und Harnstoff sind in der klinischen Bedeutung aber gleichwertig und lassen sich wie folgt umrechnen:

$$\text{Harnstoff (mg/dl)} = \text{BUN} \times 2{,}14 \text{ (mg/dl)}$$

Harnstoff wird tubulär frei filtriert und danach in Abhängigkeit des tubulären Flusses zu 40–70 % tubulär rückresorbiert. So kommt es bei einer verminderten GFR aufgrund eines verminderten zirkulatorischen Blutvolumens zu einem überproportionalen Anstieg des BUN (prärenales ANV, → Kap. 8).
Eine deutliche **Auslenkung des BUN** findet sich auch bei proteinreicher Ernährung (z. B. parenterale Ernährung), katabolen Zuständen (Infektion, Kortikosteroidtherapie) oder gastrointestinalen Blutungen (enterale Reabsorption). Ein niedriger BUN trotz eingeschränkter Nierenfunktion zeigt sich dagegen bei Patienten mit Leberzirrhose oder proteinarmer Ernährung.

GFR-Messung durch exogene Marker

Die genaueste Messung der GFR gelingt durch Bestimmung der Inulin-Clearance. Diese hat aber in der klinischen Routine keinen Stellenwert. Alternativ besteht die Möglichkeit der Bestimmung der GFR mittels **radioaktiver Marker** im Rahmen einer **Nierenszintigrafie** (z. B. ^{51}Chrom-EDTA). Die Verwendung von Tc-99 m-DTPA erlaubt zusätzlich eine seitengetrennte Beurteilung der GFR.

Zusammenfassung

- Die wichtigsten Parameter zum Abschätzen der Nierenfunktion in der klinischen Routine sind Kreatinin und BUN/Harnstoff.
- Im Steady State kann eine eGFR durch die MDRD- oder CKD-EPI-Formel, basierend auf dem Serumkreatinin errechnet werden.
- Bei prärenalem Zustand kommt es zu einer deutlichen Auslenkung des BUN im Vergleich zum Kreatinin.
- Bei vollkommenem Verlust der Nierenfunktion steigt das Kreatinin um ca. 1–2 mg/dl pro Tag an (abhängig von der Muskelmasse).
- Bei Patienten mit ausgeprägter Kachexie kann eine Kreatinin-basierte Abschätzung der Nierenfunktion die tatsächliche GFR überschätzen.

Symptomatik und Diagnostik renaler Erkrankungen

Symptomatik

Meist ist die Symptomatik einer Nierenerkrankung unspezifisch:
- Pathologischer Urinbefund mit z. B. Makrohämaturie, schäumendem Urin (hochgradige Proteinurie) bzw. eine Einschränkung der Harnmenge (z. B. akute Nierenschädigung)
- Dyspnoe oder Ödembildung (bei z. B. Hypervolämie oder nephrotischem Syndrom)
- Arterielle Hypertonie (renoparenchymatöser Hypertonus)
- Allgemeine Symptome wie Abgeschlagenheit, Unwohlsein, Appetitlosigkeit und Erbrechen bei Urämie (→ Kap. 15).

Bei **akuter Nierenschädigung** tritt v. a. die Symptomatik der zugrunde liegenden Erkrankung in den Vordergrund (Hypotonie bei prärenalem akuter Nierenschädigung, Schock, Sepsis, Herzinsuffizienz; → Kap. 11).
Eine **chronisch-progrediente Einschränkung der Nierenfunktion** verläuft lange Zeit asymptomatisch. Häufig fällt daher ein erhöhtes Serumkreatinin erst als Zufallsbefund im Rahmen einer Laboruntersuchung auf. Bei Patienten mit erhöhtem Risiko (z. B. Diabetes mellitus, arterielle Hypertonie, positive Familienanamnese) sind daher regelmäßige Kontrollen indiziert.
→ Tab. 9.1 erklärt im klinischen Alltag häufig verwendete Begriffe zur Beschreibung einer pathologischen Miktion bzw. Harnausscheidung.

Diagnostik

Die spezifisch-nephrologische Diagnostik zur Abklärung einer Nierenerkrankung beruht neben Anamnese und körperlichem Status (z. B. Volumenstatus) auf folgenden Untersuchungen:
- **Quantifizierung der exkretorischen Nierenfunktion,** basierend auf dem Serumkreatinin (eGFR) sowie einer Einschränkung der Urinproduktion (Oligurie, Anurie) als funktionellem Parameter
- **Urindiagnostik** (Albuminurie/Proteinurie, Hämaturie, aktives Urinsediment) als Hinweis auf strukturelle Schädigungen v. a. im Bereich des glomerulären Kapillarbetts (Differenzialdiagnose Glomerulonephritis). Zusätzlich gibt die Harnchemie Auskunft über tubuläre Resorptionsprozesse und damit Einblick in Regulation und Dysregulation des Wasser- und Elektrolythaushalts (Volumenkonservierung, tubuläre Funktionsstörungen) (→ Kap. 11).
- **Spezifische Laboruntersuchungen** zur Differenzierung der möglichen zugrunde liegenden Pathologien (Autoimmunologie, Systemerkrankungen)
- **Renale Bildgebung** (Ultraschall, Computertomografie) zum Nachweis von morphologischen Veränderungen (Harnstau, Nierengröße)
- **Nierenbiopsie,** die neben einer histologischen Diagnosestellung (z. B. Glomerulonephritis, interstitielle Nephritis, akute Tubulusnekrose) auch eine Abschätzung der Prognose erlaubt (Aktivität der Erkrankung, bereits bestehende Fibrose oder Schwielen) und somit auch die Therapieentscheidung beeinflusst.

Tab. 9.1 Miktionsstörungen

Störung	Symptomatik
Dysurie	Erschwerte Blasenentleerung
Algurie	Schmerzhafte Miktion
Pollakisurie	Häufiges Harnlassen
Polyurie	Große Urinmengen
Nykturie	Miktion während der Nacht
Oligurie	Urinmenge < 500 ml/Tag
Anurie	Urinmenge < 100 ml/Tag

Urindiagnostik

Die Urindiagnostik spielt eine zentrale Rolle in der Nephrologie. Für viele Untersuchungen ist ein **Spontanurin** ausreichend (Mittelstrahlurin) und nur mehr in seltenen Fällen erfolgt routinemäßig ein 24-Stunden-Sammelurin.
Bereits die visuelle Begutachtung und der Geruch können wichtige Hinweise geben:
- Konzentrierter vs. dilutierter Urin
- Farbe:
  - Trüb (z. B. Harnwegsinfekt mit Leukozyturie)
  - Schaumig (z. B. Proteinurie)
  - Rot bis braun (z. B. Hämaturie, Myoglobulinurie)
  - Rot (z. B. Porphyrine, Rifampicin, rote Beete)
  - Gelb-grün (z. B. Bilirubin bei Cholestase)
  - Grün (z. B. durch Propofol)
  - Violett (z. B. durch *Klebsiella pneumoniae* oder *Proteus mirabilis* bei liegendem Dauerkatheter)

Urinstix

Schnell und unkompliziert können mittels eines **semiquantitiven Urin-Teststreifen** („Stix") folgende Parameter bestimmt werden:
- Hämoglobin: positiv bei Hämaturie bzw. Myoglobulinurie; weitere Abklärung mittels Harnsediment: Bei Myoglobulinurie finden sich keine Erythrozyten.
- Granulozyten: Hinweis auf Harnwegsinfekt, interstitielle Nephritis
- Glukose: Glukosurie
- Protein: wenig Sensitivität für Mikroalbuminurie, da erst bei über 10–15 mg/dl positiv; **falsch-negativ bei Bence-Jones-Proteinurie**
- Ketonkörper: diabetische Ketoazidose, Fasten
- Urobilinogen: Hämolyse, Leberschädigung
- Nitrit: positiv bei z. B. *E. coli,* Klebsiellen, *Proteus mirabilis,* Citrobacter
- pH-Wert (Urin-pH liegt zwischen 4,5 und 8; → Kap. 6)
- Spezifisches Gewicht (korreliert mit der Urinosmolarität):
  - 1000: destilliertes Wasser
  - < 1003: stark verdünnter Urin (z. B. Diabetes insipidus)
  - < 1010: verdünnter Urin (maximale Diurese)
  - 1010 = Isosthenurie (Urinosmolarität = Plasmaosmosmolarität); Unfähigkeit einer Urinkonzentrierung
  - > 1020: gute Konzentrationsfähigkeit der Niere
  - > 1025: maximale Antidiurese oder z. B. Glukosurie

24-Stunden-Urin

24-Stunden-Urinmessungen werden aufgrund der Fehleranfälligkeit durch ungenaues Sammeln nur noch selten zur Quantifizierung einer Proteinurie verwendet. Bedeutung kommt dem 24-Stunden-Sammelurin v. a. bei der Berechnung der Kreatinin-Clearance sowie der Abklärung einer sekundären Hypertonie bei Phäochromozytom (Katecholamine im Harn) zu.

Proteinurie

Die Quantifizierung der Eiweißausscheidung erfolgt am besten durch die Bestimmung der **Albumin-Kreatinin-Ratio** bzw. **Protein-Kreatinin-Ratio.** Hier wird die Albuminkonzentration (oder die Gesamtproteinkonzentration) im Spontanharn auf die konstante Kreatininausscheidung im Urin (ca. 1,5 g pro 24 h) normiert und

in mg/g Kreatinin angegeben. Diese entspricht weitestgehend der Proteinausscheidung im 24-Stunden-Sammelurin.
Qualitativ ist die v. a. **erhöhte Albuminausscheidung** hinweisend auf eine glomeruläre Proteinurie. Normalerweise scheiden gesunde Menschen kein Protein (Albumin) im Harn aus. Nach starker körperlicher Aktivität oder fieberhaftem Infekt kann die Albuminurie bis auf maximal 30 mg/g Kreatinin ansteigen. Eine Albuminurie zwischen 30 mg/g und 300 mg/g Kreatinin wird als **Mikroalbuminurie** bezeichnet und spielt v. a. bei der Diagnostik und Verlaufskontrolle der diabetischen Nephropathie eine wichtige Rolle (→ Kap. 24). Die routinemäßig verwendeten semiquantitativen Harnteststreifen zeigen in diesem Bereich nur eine geringe Sensitivität.

Bei der **Albuminurie** handelt es sich um einen unabhängigen Risikofaktor für die kardiovaskuläre Mortalität.

Ab einer Albuminausscheidung von mehr als 300 mg/g Kreatinin spricht man von einer **Makroalbuminurie.** Eine Proteinurie von über 3 g in 24 h ist mit dem nephrotischen Syndrom assoziiert.
Neben einer glomerulären Proteinurie (Albuminurie) kann es aber auch bei tubulären Störungen zu einer **renalen Eiweißausscheidung** kommen (→ Tab. 9.2). Niedermolekulare Plasmaproteine werden glomerulär filtriert und im Normalfall tubulär rückresorbiert. Bei Schädigung der Resorption kommt es aber zu einer tubulären Proteinurie (z. B. Beta-2-Mikroglobulin). Auch bei vermehrtem Anfall von niedermolekularen Proteinen (z. B. freie Leichtketten beim multiplem Myelom) können durch die tubuläre Resorption nicht alle Proteine vollständig rückresorbiert werden und es kommt zu einer **„Überlaufproteinurie".** Es findet sich dabei eine deutlich erhöhte Protein-Kreatinin-Ratio bei meist nicht signifikant erhöhter Albuminurie. Zur weiteren Differenzierung der Proteine ist eine **Urinelektrophorese** (SDS-PAGE) zur Auftrennung nach Molekülgröße (tubuläre Proteinurie) bzw. eine **Immunfixation** zum Nachweis von monoklonalen bzw. oligoklonalen Banden (z. B. Paraprotein bei Myelom) möglich.

Sediment

Die Analyse des Harnsediments zielt vorrangig auf den Nachweis von sog. **glomerulären bzw. dysmorphen Erythrozyten** als Hinweis für eine **Glomerulonephritis** ab. Zusätzlich können sich Leukozyten, Epithelzellen (Übergangsepithel aus Harnleiter und Blase sowie Plattenepithel aus der Harnröhre), Tumorzellen, Harnzylinder oder auch Bakterien finden.
Etwa 10 ml eines frischen Harns werden in einem normalen Harnröhrchen für 5 min bei ca. 1500–3000 Umdrehungen pro Minute zentrifugiert. Am Boden befinden sich nun die zellulären Bestandteile des Harns. Überstand wird bis auf ca. 0,5 ml fast vollständig verworfen und das Sediment in der verbleibenden Flüssigkeit resuspendiert und anschließend auf einen Objektträger aufgebracht. Die Beurteilung erfolgt mittels Phasenkontrastmikroskopie.

Tab. 9.2 Formen der Proteinurie

Glomeruläre Proteinurie	Tubuläre Proteinurie	„Überlaufproteinurie"
• v. a. Albuminurie als Ausdruck eines gestörten glomerulären Filters	• Niedermolekulare Plasmaproteine bis MW 25 000; z. B. **Beta-2-Mikroglobulin** • Physiologische Filtration, aber gestörte Rückresorption	• Vermehrt produziertes niedermolekulares Protein, das glomerulär filtriert wird, aber tubulär nicht mehr vollständig rückresorbiert werden kann (z. B. **freie Leichtketten**) • Keine strukturelle renale Schädigung

Hämaturie

Unter Hämaturie versteht man das **Ausscheiden von Erythrozyten im Harn.** Basierend auf der typischen Morphologie der Erythrozyten kann differenziert werden, ob eine intrinsische Nierenerkrankung oder ein postrenales Problem vorliegt.

Erythrozyten werden beim Durchtritt durch die glomerulären Filtrationsschlitze deformiert. Aufgrund ihrer speziellen Form in der Harnmikroskopie werden sie als **dysmorphe Erythrozyten** bzw. Akanthozyten bezeichnet (→ Abb. 9.1). Mehr als 30 % dysmorphe Erythrozyten bzw. > 5 % Akanthozyten (mit einer Sensitivität von 52 % und einer Spezifität von 98 %) im Ausstrich des Urinsediments sind hinweisend auf einen glomerulären Ursprung der Hämaturie. Eine Hämaturie postrenaler Genese zeigt hingegen keine dysmorphen Erythrozyten.
Wenn der Urin makroskopisch rot erscheint, spricht man von einer **Makrohämaturie,** wenn nur im Sediment mehr als 5 Erythrozyten pro Gesichtsfeld oder mehr als 5/ml zu finden sind, von einer **Mikrohämaturie.** Zu beachten ist, dass schon einige wenige Tropfen Blut 1 l Urin deutlich rot erscheinen lassen.
Ursachen für eine Hämaturie umfassen:

- Prärenale Ursachen: Antikoagulation, Thrombozytenaggregationshemmer, Gerinnungsstörung, Thrombopenie
- Renale Ursachen: v. a. Glomerulonephritis mit dysmorphen Erythrozyten
- Postrenale Ursachen: Nephro- bzw. Urolithiasis, Harnwegsinfekt, traumatisch, Malignom

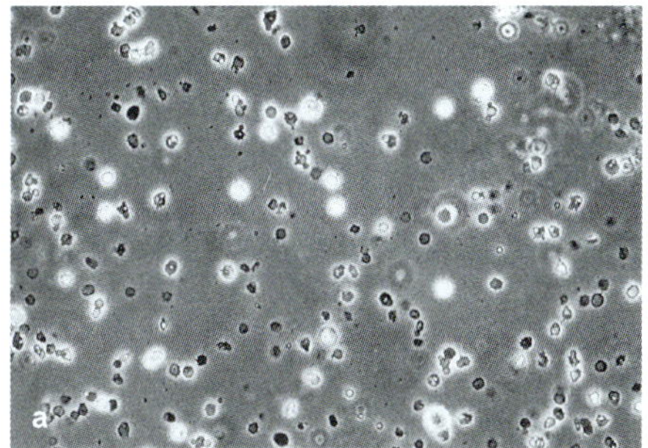

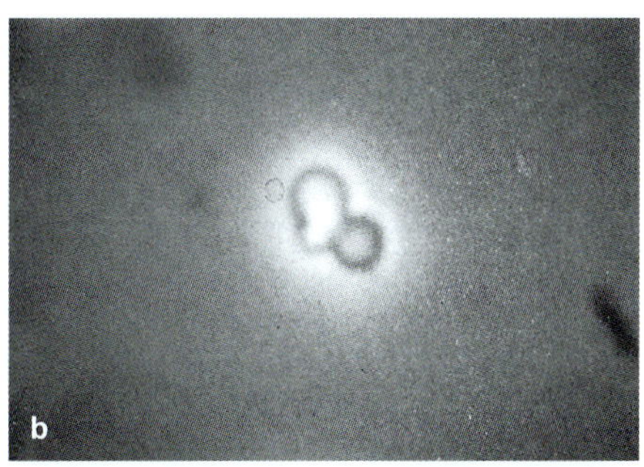

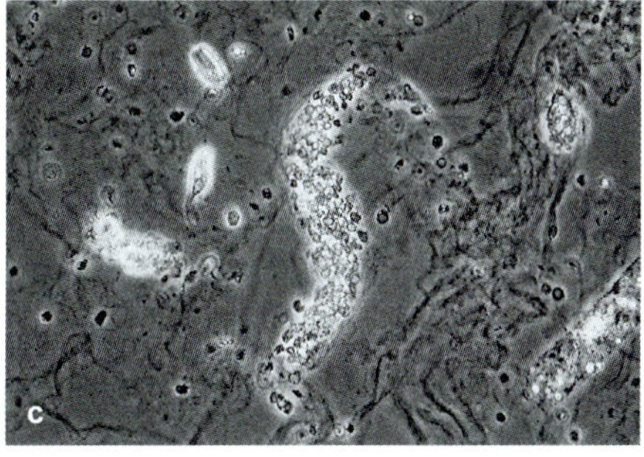

Abb. 9.1 Glomeruläre Erythrozyturie: a), b) Dysmorphe Erythrozyten mit Ausstülpungen der Zellmembran (z. B. Akanthozyten, „Mickey Mouse Ohren"); c) Erythrozytenzylinder [R236]

Leukozyturie

Eine Leukozyturie liegt bei mehr als 5 Leukozyten pro Gesichtsfeld bzw. einem positiven Ergebnis im Harnstix vor. Die wichtigste Ursache ist ein **Harnwegsinfekt (HWI).** Von einer **Pyurie** spricht man bei > 100 Leukozyten/Gesichtsfeld.

Bei Patientinnen mit unkompliziertem HWI wird eine empirische antibiotische Therapie eingesetzt. Als kompliziert gelten Harnwegsinfekte hingegen bei Kindern, Männern oder Schwangeren sowie nach rezenter antibiotischer Therapie bzw. bei Patienten mit liegendem Harnkatheter, bei bekannter anatomischer Anomalie des Urogenitaltrakts (z. B. Reflux) oder bei Immunsuppression. Hier besteht eine größere Gefahr eines komplizierten Verlaufs und eine **differenziertere Diagnostik** ist notwendig: zumindest Ultraschall der Blase und Nieren zum Ausschluss einer postrenalen Obstruktion sowie Anlegen einer Harnkultur.

Durch **Harnkultur** gelingt beim HWI in den meisten Fällen ein Keimnachweis (positiv ist eine Harnkultur bei einer Keimzahl von mehr als 10^5 koloniebildenden Einheiten [KBE]/ml). Bei Nachweis von Keimen in der Harnkultur ohne Vorliegen einer klinischen Symptomatik spricht man von einer asymptomatischen Bakteriurie, die nur bei Risikopatienten (z. B. nach Nierentransplantation) bzw. vor Eingriffen im Urogenitaltrakt therapiert werden muss. Bei „steriler Leukozyturie" (negatives Ergebnis in der Kultur) ist differenzialdiagnostisch an eine Urogenitaltuberkulose, eine interstitielle Nephritis oder eine chronische Prostatitis zu denken.

Beim Mann muss bei Leukozyturie und typischer Klinik mit Fieber, Schüttelfrost und Miktionsstörung differenzialdiagnostisch eine **akute Prostatitis** abgeklärt werden. Ein erhöhter PSA-Wert im Serum ist hier richtungweisend. Durch Harnkultur gelingt bei der akuten Prostatitis im Gegensatz zur chronischen meist ein Keimnachweis. Wichtig ist, dass bei Prostatitis eine langdauernde antibiotische Therapie über 3–4 Wochen erfolgen muss.

Eine **eosinophile Leukozyturie** findet sich typischerweise bei einer **interstitiellen Nephritis** (→ Kap. 27).

Bei **liegendem Dauerkatheter** finden sich häufig eine Leukozyturie bzw. Mikrohämaturie und Bakterien in der Urinkultur.

Urinzylinder

Zylinder sind Ausgüsse der Tubuli mit einer Matrix aus Tamm-Horsfall-Proteinen. → Tab. 9.3 gibt einen Überblick über die verschiedenen Formen der Harnzylinder und ihre klinische Bedeutung.

Urinchemie

Die Harnchemie (Elektrolyte sowie Osmolarität aus dem Spontanharn) hilft bei der Abklärung von Elektrolyt- (→ Kap. 4) bzw. Säure-

Tab. 9.3 Harnzylinder

Form des Zylinders	Bedeutung
Hyaline Zylinder	Unspezifisch
Erythrozytenzylinder	Glomerulonephritis
Leukozytenzylinder	Pyelonephritis, interstitielle Nephritis
Epithelzylinder	AKI, ATN (→ Kap. 12)
Granulierte Zylinder	Unspezifisch
Wachszylinder	Chronische Nierenerkrankung

Tab. 9.4 Differenzialdiagnostik im Harn

Parameter	Ergebnis	Hinweisend auf
Harnstix – semiquantitativ	Erythrozyten	Glomerulonephritis/Vaskulitis (→ Kap. 16)
	Protein	
		isolierte Proteinurie → Diabetes mellitus (→ Kap. 24)
	Leukozyten	HWI
Albumin-Kreatinin-Ratio Protein-Kreatinin-Ratio	Quantifizierung der Proteinurie	→ Tab. 9.2 (Proteinurie)
SDS-Elektrophorese	Differenzierung der Proteine im Harn nach Molekülgröße	tubuläre Proteinurie
Immunfixation	Paraprotein	Myelom (→ Kap. 22)
Freie Leichtketten im Harn	Bence-Jones-Proteinurie	
Mikroskopisches Harnsediment	Dysmorphe Erythrozyten/glomeruläre Erythrozyturie	Glomerulonephritis
	Zylinder	→ Tab. 9.3 (Harnzylinder)
	Leukozyten	HWI, interstitielle Nephritis (→ Kap. 27), geringe Erhöhung auch bei Glomerulonephritis möglich
	Tubuluszellen	Akute Nierenschädigung, ATN (→ Kap. 11)

Tab. 9.5 Differenzialdiagnostik Blut

Parameter	Ergebnis	Hinweisend auf
Blutbild (BB) mit mikroskopischem Differenzial-BB	Leukozytose	Vaskulitis, Infekt
	Fragmentozyten	TMA
	Eosinophilie	EGPA = „Churg Strauss"
CRP	Erhöht	Akute-Phase-Protein (Infekt, Inflammation)
Kreatinin/BUN	Erhöht	Quantifizierung der Nierenfunktionseinschränkung
	Ratio größer 1 : 10	Prärenale Nierenschädigung
Albumin/gesamtes Eiweiß	Erniedrigt	Nephrotisches Syndrom
Triglyzeride	Erhöht	
LDH	Erhöht	TMA (intravasale Hämolyse)
Haptoglobin	Erniedrigt	
Immunglobuline	Erhöht	Vaskulitiden, SLE, postinfektiöse Glomerulonephritis
Komplementfaktoren (C3, C4)	Erniedrigt	aHUS, SLE, MPGN, C3-Glomerulonephritis, postinfektiöse Glomerulonephritis, Kryoglobulinämie
Anti-GBM-Antikörper	Nachweisbar	Goodpasture-Syndrom/RPGN Typ 1
ANCA	Nachweisbar	ANCA-assoziierte systemische Vaskulitis (GPA, MPA, EGPA)
Kryoglobuline	Typ I	Multiples Myelom, Morbus Waldenström
	Typ II	HCV (HBV selten),
	Typ III	HCV, SLE, lymphoproliferative Erkrankungen, chronisch-entzündliche Erkrankungen
Immunfixation im Serum	Paraprotein	Myelom
Freie Leichtketten im Serum	Kappa-Lambda-Ratio	
Anti-Phospholipid-A2-Rezeptor-Antikörper	Nachweisbar	Membranöse Glomerulonephritis
C3 Nephritic Factor	Nachweisbar	MPGN Typ II, SLE (selten)
Serologie (+ PCR)	HIV, HBV, HCV	Virus-assoziierte Glomerulopathie (MPGN, HIV-N, Kryoglobulinämie)
	Hantavirus	
	Leptospiren	

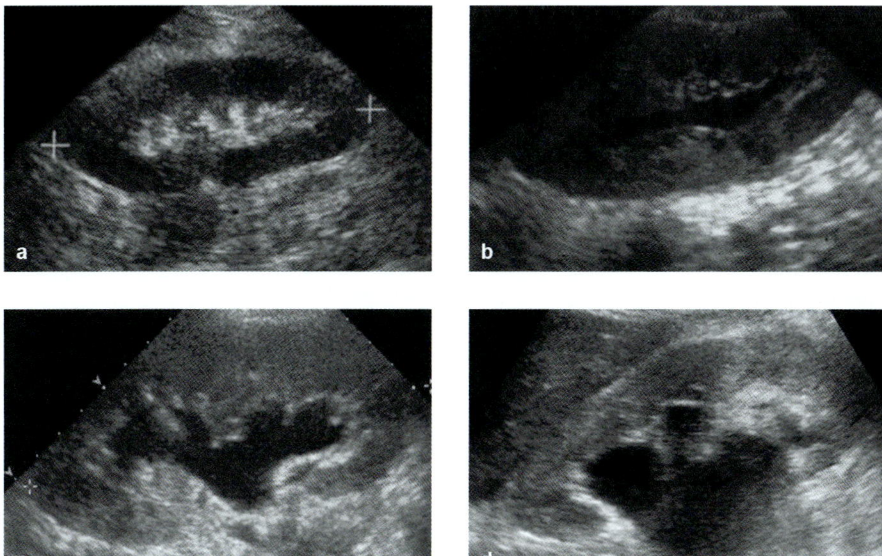

Abb. 9.2 Hydronephrose: a) normale Niere; b) erweitertes Nierenbecken (Hydronephrose Grad I); c) Dilatation v. a. der Hauptkelche (Hydronephrose Grad II); d) Dilatation aller Kelche, Kelche erscheinen stumpf (Hydronephrose Grad III). [G293]

Basen-Störungen (→ Kap. 7) sowie bei der Differenzierung einer prärenalen sowie einer renalen akuten Nierenschädigung (→ Kap. 11).

Spezifische Labordiagnostik

Bei akuter Nierenschädigung bzw. Abklärung der Genese einer chronischen Nierenerkrankung sind weitere v. a. **immunologische Untersuchungen** indiziert. → Tab. 9.5 gibt einen Überblick über spezifische Untersuchungen und Differenzialdiagnostik.

Bildgebung

Die wichtigste bildgebende Untersuchung in der Nephrologie ist der **Ultraschall.** In den meisten Fällen gelingt eine adäquate Darstellung der Nieren:

- Beurteilung von Form und Größe (z. B. Schrumpfniere als Hinweis auf eine chronische Nierenschädigung oder Nachweis von Nierenzysten)
- Ausschluss eines postrenalen Problems mit Dilatation des Nierenbeckens (→ Abb. 9.2)
- Darstellung der renalen Perfusion mittels Farbdoppler

Eine Computertomografie ist zur Beurteilung einer Nierenarterienstenose (NAST) oder bei Verdacht auf Pyelonephritis indiziert (**Cave:** Kontrastmittelgabe bei Niereninsuffizienz! → Kap. 27). Alternativ besteht die Möglichkeit einer Magnetresonanztomografie (MR-Angiografie oder MR-Urografie).

Nierenbiopsie

Zur Diagnosestellung (bzw. Bestätigung einer Verdachtsdiagnose) und Abwägung der möglichen Therapieoptionen (z. B. langdauernde Immunsuppression bei Glomerulonephritis) sind meist eine Nierenbiopsie und histologische Untersuchung des Nierengewebes notwendig. Die Nierenbiopsie erfolgt i. d. R. transkutan und ultraschallgezielt. Indikationen und Kontraindikation sind in → Tab. 9.6 zusammengefasst. Insgesamt ist die Nierenbiopsie mit einer **niedrigen Komplikationsrate** behaftet (v. a. Blutungen, Transfusionsbedürftigkeit) und nur sehr selten ist eine interventionelle Embolisation bzw. chirurgische Blutstillung notwendig.

Tab. 9.6 Nierenbiopsie

Indikation zur Nierenbiopsie – diagnostisch (→ spezifische Therapie) und/oder prognostisch
• Akutes nephritisches Syndrom • Nephrotisches Syndrom • Akutes und chronisches Transplantatnierenversagen • Persistierende akute Nierenschädigung unklarer Genese (Wochen)
Keine Indikation zur Nierenbiopsie (da keine Erkrankung mit Indikation zu einer spezifischen Therapie zu erwarten ist)
• Isolierte Mikrohämaturie (meist IgA oder Thin Basement Membrane Disease) • Isolierte Proteinurie < 1,5 g/Tag ohne Kreatininerhöhung (DD diabetische Nephropathie, membranöse Glomerulonephritis, FSGS)
(Relative) Kontraindikationen zur Nierenbiopsie
• Schrumpfnieren • Einzelniere • Multiple bilaterale Zysten • Blutungsneigung • Schwere Hypertonie (therapierefraktär) • Hydronephrose • Pyelonephritis

Zusammenfassung

- Durch Mikroskopie des Urinsediments kann eine glomeruläre von einer nicht-glomerulären Hämaturie anhand der Morphologie der Erythrozyten differenziert werden: Bei einer Glomerulonephritis finden sich typischerweise dysmorphe Erythrozyten bzw. Akanthozyten.
- Die Quantifizierung der Eiweißausscheidung erfolgt am besten durch Bestimmung der Albumin-Kreatinin- bzw. Protein-Kreatinin-Ratio.
- Eine differenzierte serologische Untersuchung kann Hinweise auf die Genese einer renalen Erkrankung liefern (Autoantikörper, Paraprotein etc.).
- Meist gelingt durch Ultraschall eine adäquate Beurteilung der Nieren (Größe, Perfusion, Harnstau).
- Die Nierenbiopsie ist sowohl in der Diagnosestellung als auch zur Abwägung der Therapieoptionen wichtig. Bei beträchtlicher chronischer Schädigung der Niere muss das Risiko einer potenziell nebenwirkungsreichen Therapie gegen den therapeutischen Nutzen abgewogen werden.

Autoimmunologie

Entscheidend für ein adäquat funktionierendes Immunsystem des Menschen ist die Fähigkeit, zwischen „selbst" und „fremd" zu unterscheiden. Richten sich Abwehrmechanismen gegen körpereigene Gewebe, wie im Falle von Autoimmunerkrankungen, ist diese Fähigkeit gestört. Derzeit geht man von einer fälschlichen Aktivierung **autoreaktiver T-Zellen** aus, die direkt oder über Umwege, zytotoxische T-Zellen, B-Zellen und Makrophagen stimulieren, die letztlich körpereigene Gewebe angreifen und zerstören. Die Entstehung autoimmuner Prozesse ist multifaktoriell. Neben **genetischen Faktoren,** wie einem gehäuften Auftreten von bestimmten **HL-Antigenen** (z. B. HLA-B27 bei Spondyloarthritiden), sind auch **Umweltfaktoren** wie Nikotin Gegenstand der Forschung.

Analog zu den Typ-I–IV-Überempfindlichkeitsreaktionen unterscheidet man bei Autoimmunerkrankungen ebenfalls unterschiedliche Pathomechanismen.

- **Autoimmunitätsreaktion vom Typ II,** die durch eine Bindung von IgM- oder IgG-Antikörper an Zelloberflächen- und Matrixantigene charakterisiert sind, wodurch eine antikörpervermittelte Gewebszerstörung resultiert (antikörpervermittelt). Beispiele für Krankheiten dieses Typs sind:
  - Immunthrombozytopathien
  - Autoimmunhämolytische Anämien
- **Autoimmunitätsreaktion vom Typ III,** bei der sich IgG-Antikörper gegen lösliche Antigene bilden. Es kommt zur Immunkomplexbildung mit anschließender Aktivierung des Komplementsystems und Freisetzung von Entzündungsmediatoren (immunkomplexvermittelt). Krankheitsbilder, die der Autoimmunitätsreaktion Typ III zuzuordnen sind:
  - Systemischer Lupus erythematodes
  - Immunkomplexvaskulitis
  - Kryoglobulinämie
- **Autoimmunitätsreaktion vom Typ IV** durch Vermittlung der Gewebeschädigung über autoreaktive T-Zellen. Charakteristische Krankheitsbilder einer Autoimmunitätsreaktion vom Typ IV sind:
  - Rheumatoide Arthritis
  - Diabetes mellitus Typ 1

Definition rheumatischer Erkrankungen

Das Fachgebiet der Rheumatologie ist international nicht einheitlich definiert. In Deutschland befassen sich Rheumatologen vorwiegend mit **autoimmun-bedingten, entzündlichen Systemerkrankungen.** Diese betreffen v.a. Gelenke und ihre umliegenden Strukturen, zusätzlich aber auch das **Bindegewebe (Kollagenosen)** und die **Gefäße (Vaskulitiden).** Rheumatische Erkrankungen zählen neben Atemwegs-, Herz-Kreislauf- und Stoffwechselerkrankungen zu den häufigsten Diagnosen der westlichen Welt.

Eine Einteilung der rheumatischen Erkrankungen lässt sich anhand pathogenetischer Gesichtspunkte und der Hauptmanifestation der Erkrankungen vornehmen (→ Tab. 10.1).

Tab. 10.1 Einteilung rheumatischer Erkrankungen und Differenzialdiagnosen

Krankheitsgruppe	Krankheitsbilder
Primäre entzündliche Arthritiden	• Rheumatoide Arthritis • Spondyloarthritiden: – Axiale Spondyloarthritis/ankylosierende Spondylitis – Reaktive Arthritis – Psoriasis-Arthritis – Enteropathische Arthritis
Kollagenosen	• Systemischer Lupus erythematodes • Systemische Sklerose • Sjögren-Syndrom • Poly-/Dermatomyositis • Mischkollagenosen

Vaskulitiden (Einteilung nach Chapel Hill Consensus Conference, 2012)	• Vaskulitiden der großen Gefäße:
	– Riesenzellarteriitis
	– Takayasu-Arteriitis
	• Vaskulitiden der mittelgroßen Gefäße:
	– Kawasaki-Syndrom
	– Polyarteriitis nodosa
	• Vaskulitiden der kleinen Gefäße:
	– ANCA-assoziierte Vaskulitiden:
	  – Mikroskopische Polyangiitis
	  – Granulomatose mit Polyangiitis
	  – Eosinophile Granulomatose mit Polyangiitis
	– Immunkomplexvaskulitiden:
	  – IgA-Vaskulitis (ehemals Purpura-Schönlein-Henoch)
	  – Kryoglobulinämie
	  – Anti-glomeruläre Basalmembran (GBM)-Vaskulitis
	  – Hypokomplementämische urtikarielle (Anti-C1q) Vaskulitis
	• Vaskulitiden variabler Gefäße:
	– Morbus Behçet
	– Cogan Syndrom
	• Vaskulitiden assoziiert mit Systemerkrankungen:
	– Rheumatoide Vaskulitis
	– Lupus-Vaskulitis
	– Vaskulitis bei Sarkoidose
	– Andere

(Kristall-)Arthropathien	• Gicht (Hyperurikämie) • Chondrokalzinose

Rheumatologische Diagnostik

Allgemein gilt in der Rheumatologie die klinische Ausprägung der Symptome als Hauptindikator zur Diagnosestellung. Deswegen sind eine eingehende Anamnese und körperliche Untersuchung des Patienten, die nicht nur Symptom-orientiert ist, essenziell für die weitere Diagnostik und Therapie.

Anamnese Neben der allgemeinen Anamnese zur aktuellen Beschwerdesymptomatik, die so detailliert wie möglich erhoben werden sollte (Erstmanifestation, Dauer, Ausprägung, Begleitumstände etc.) sollte auch ein Augenmerk auf die medizinische Vorgeschichte, inkl. Medikamentenanamnese und Familienanamnese gelegt werden. Ebenso können Angaben zur beruflichen Tätigkeit, der Freizeit-/Alltagsgestaltung und die Suchtanamnese wertvolle Hinweise liefern. Mögliche differenzialdiagnostische Überlegungen anhand der Anamnese:

- Allgemeinsymptome: B-Symptomatik (Fieber, Nachtschweiß, Gewichtsverlust) kann neben Malignität auch ein Hinweis allgemein auf **Erkrankungen aus dem rheumatischen Formenkreis** sein.
- Arthralgien und Rückenschmerzen: Ruheschmerzen, Besserung auf Bewegung hin, Linderung durch Kälte, Morgensteifigkeit von mindestens 30–45 min als Hinweise auf eine Arthritis/entzündlichen Rückenschmerz im Gegensatz zu degenerativen Arthralgien/Rückenschmerzen
- Hautveränderungen: Psoriasis in der Familie bzw. Vorgeschichte → Psoriasis-Arthritis; flüchtiges lachsfarbenes Exanthem abends → Still-Syndrom; Photosensibilität → Lupus; Raynaud-Syndrom → Systemische Sklerose u. a.; Ulzerationen/Nekrosen → Vaskulitiden; Aphten → Morbus Behçet etc.
- Augenveränderungen: Sicca-Syndrom → primäres oder sekundäres Sjögren-Syndrom. Augenentzündungen und Visusveränderungen: Iritis → Spondyloarthritiden; Visusminderung/Amaurose → Vaskulitiden, insb. Riesenzellarteriitis
- Neurologische Symptome: Kopfschmerzen → Systemischer Lupus erythematodes, Vaskulitiden; Polyneuropathien und Mononeuritis multiplex → Vaskulitiden

Tab. 10.2 Übersicht über gängige in der Rheumatologie verwendeten Antikörper

	RA	SLE	PDM	SS	SCL	GPA	CSS	MPA
Anti-dsDNA		X						
Anti-Smith		X						
Anti-RNP		X	X		X			
Anti-CCP	X							
Anti-Jo-1			X					
Anti-Ro (SS-A)		X		XX				
Anti-La (SS-B)		X		XX				
Anti-Centromer					X (lSSc)			
Anti-Scl-70					X			
cANCA						XX	(X)	X
pANCA						X	X	XX

- Kardiovaskuläre Erkrankungen: Ein atypisches Auftreten z. B. in besonders jungen Jahren ohne sonstige Risikofaktoren kann auf eine Vaskulitis hindeuten.
- Pulmonologische Symptome: Dyspnoe und Reizhusten als Hinweis auf eine interstitielle Lungenerkrankung bis hin zur Fibrose → Systemische Sklerose, rheumatoide Arthritis mit Lungenbeteiligung etc.
- Abdominelle Beschwerden: wiederholte Episoden ohne andere Auslöser → hereditäre Fiebererkrankungen, z. B. familiäres Mittelmeerfieber
- Nierenerkrankungen: blutiger/schaumiger Urin → Lupusnephritis
- Infektionen: zurückliegende Infektionen des Urogenital- oder Gastrointestinaltrakts → reaktive Arthritis, chronische Sinusitis → (eosinophile) Granulomatose mit Polyangiitis
- Ernährungs- und Bewegungsgewohnheiten → Arthritis urica (Hyperurikämie)
- Übermäßige berufliche oder sportliche Beanspruchung bestimmter Gelenke → Differenzialdiagnose Arthrose (degenerative Veränderungen)

Körperliche Untersuchung Da die meisten rheumatologischen Erkrankungen und deren Differenzialdiagnosen relativ spezifische Symptome zeigen, sei auf die jeweiligen Kapitel mit der zugehörigen Klinik und den Klassifikationen verwiesen.

Bildgebende Verfahren Neben dem konventionellen Röntgen finden die Sonografie, die CT und die MRT Anwendung in der Rheumatologie, seltener auch nuklearmedizinische Verfahren.

Das **konventionelle Röntgen** wird sowohl zur Erstbeurteilung als auch, noch häufiger, zur Verlaufskontrolle chronisch-progredienter (Gelenk)erkrankungen herangezogen. Gut feststellbare Befunde sind z. B. Gelenkfehlstellungen, Erosionen und osteoproliferative Veränderungen der gelenknahen Knochen.

Die **Sonografie** ist als einfaches und schnelles Verfahren ideal zum Nachweis von akut entzündlichen Befunden wie Gelenkergüssen, einer Hyperperfusion und Enthesiopathien. Des Weiteren können damit Begleiterscheinungen im Rahmen von Kollagenosen und Vaskulitiden (z. B. Hepatosplenomegalie, Veränderungen der Temporalarterie) dargestellt werden.

Die **MRT** hat ihre Domäne in der Beurteilung des Achsenskeletts (z. B. Sakroiliitis), dient aber auch der Frühdiagnostik von peripheren Gelenkveränderungen.

Laborchemische Untersuchungen Generell zeigen rheumatische Erkrankungen oft unspezifische Befunde in der Serumchemie. Häufig sind Zeichen einer systemischen Entzündung, wie das C-reaktive Protein **(CRP),** die **Blutsenkungsgeschwindigkeit** (insbesondere bei der Riesenzellarteriitis) sowie erhöhte **Leukozyten und eine Anämie.** Je nach Organbeteiligung muss zudem auf die entsprechenden Parameter geachtet werden.

Antikörperdiagnostik Abseits der anamnestischen und klinischen Befunde spielt die Antikörperdiagnostik in der Rheumatologie eine große Rolle. Es existiert derzeit eine Vielzahl an Antikörpern, die sich hinsichtlich Spezifität jedoch deutlich unterscheiden.

Relativ unspezifisch sind die **antinukleären Antikörper (ANA).** Diese Autoantikörper sind gegen Zellkernbestandteile gerichtet. Sämtliche Kollagenosen, aber auch andere Erkrankungen auch außerhalb des rheumatischen Formenkreises (z. B. Autoimmunhepatitis) können erhöhte Titer aufweisen.

Ebenso unspezifische Autoantikörper sind die **Rheumafaktoren (RF).** Sie richten sich gegen körpereigene Immunglobuline der Klasse G (IgG). Sie sind v. a. bei der rheumatoiden Arthritis zu finden, aber auch häufig bei Kollagenosen.

> Rheumafaktoren (je nach Alter bis zu 10 %!) wie auch antinukleäre Antikörper können auch bei gesunden Menschen erhöht sein und haben nur in Zusammenhang mit der passenden Klinik einen Krankheitswert.

Antineutrophile cytoplasmatische Antikörper (ANCA) sind häufig mit Kleingefäßvaskulitiden (z. B. Granulomatose mit Polyangiitis) assoziiert. Aber auch diese lassen sich teils bei anderen Erkrankungen (z. B. Colitis ulcerosa) finden, sowie infolge von Medikamenten und auch Drogen (z. B. Kokain).

Eine Übersicht über weitere (spezifischere) Antikörper und der Zugehörigkeit zu den einzelnen rheumatologischen Erkrankungen zeigt → Tab. 10.2.

Zusammenfassung

- Autoimmunologische Prozesse beruhen auf einer fälschlichen Aktivierung von autoreaktiven T-Zellen und sind in ihrer Entstehung multifaktoriell.
- Essenziell in der rheumatologischen Diagnostik ist eine ausführliche system- und symptomfokussierte Anamnese.
- Ein Grundpfeiler der Diagnostik ist die Antikörperdiagnostik; die Interpretation dieser darf aber nie ohne die vorliegende Klinik erfolgen.

Spezieller Teil – Nephrologie

BASICS

Akute Nierenschädigung

Chronische Nierenerkrankung

Glomerulopathien

Primäre Glomerulopathien

Systemische Erkrankungen

Tubulointerstitielle Nierenerkrankungen

Infektassoziierte und hereditäre Nierenschädigung

Nierenersatztherapie

→ 11 Akute Nierenschädigung

Die akute Nierenschädigung ist durch eine rapide Verschlechterung der Nierenfunktion definiert, die sich über Stunden bis Tage entwickelt. Der Schweregrad reicht von einer nur geringen Einschränkung der GFR bis zum vollständigen Funktionsverlust des Organs. Ebenso ist das zugrunde liegende pathophysiologische Spektrum sehr heterogen und umfasst rein funktionelle Einschränkungen der Nierenfunktion **(prärenal)** sowie histologisch nachweisbare strukturelle Schädigungen des Organs **(intrarenal).** Darüber hinaus kann auch ein Problem der ableitenden Harnwege zu einer Einschränkung der exkretorischen Nierenfunktion führen **(postrenal).**

Das folgende Kapitel gibt einen Überblick über die allgemeine **Definition** sowie **Epidemiologie** der akuten Nierenschädigung und behandelt **prärenale** und **postrenale** Ursachen. Erstere stellen ein häufiges Phänomen bei ambulanten und hospitalisierten Patienten dar und müssen von jedem allgemeinen Internisten beherrscht werden. Postrenale Ursachen müssen bei akuter Nierenschädigung immer ausgeschlossen werden und bedürfen häufig einer urologischen Therapie. In → Kap. 12 werden dann die renalen Ursachen einer akuten Nierenschädigung behandelt, die eine Kerndomäne der Nephrologie darstellen.

Im klinischen Alltag werden die Patienten zumeist mit einem erhöhten Serumkreatinin vorstellig. Nicht immer sind Vorbefunde vorliegend und somit ist eine Dynamik schwer abschätzbar. Bei vollkommenem Verlust der exkretorischen Nierenfunktion steigt das Kreatinin in etwa um 1–2 mg/dl pro Tag an.

> Je nach **Schweregrad der akuten Nierenschädigung** kann es zu Störungen der Natrium- und Wasserhomöostase mit Volumenakkumulation, einer Einschränkung der Kalium- und Phosphatausscheidung sowie Störungen des Säure-Basen-Status mit metaboler Azidose kommen.

Die wichtigsten **Marker** zur Abschätzung der Nierenfunktion sind unverändert das Serumkreatinin und der BUN. Große Anstrengungen wurden in den letzten Jahren unternommen, um neue **Biomarker** zur Differenzierung einer funktionellen (z. B. Kreatinin, Cystatin-C, Proenkephalin) und strukturellen (z. B. Albumin, α_1-Mikroglobulin, TIMP2, IGFBP7, NGAL, KIM-1, CCL14) Nierenschädigung zu finden (→ Abb. 11.1). Die routinemäßige Messung der Schädigungsmarker zusätzlich zu den funktionellen Markern wird zunehmend in AKI-Leitlinien empfohlen und POCT-Systeme für einzelne dieser Biomarker sind inzwischen für die klinische Routinediagnostik verfügbar, jedoch noch sehr teuer.

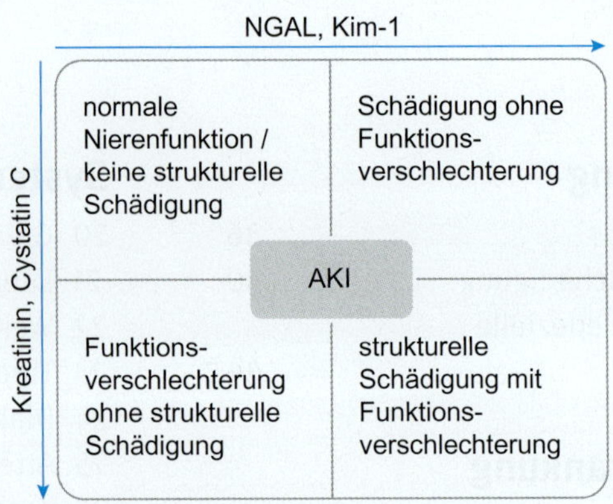

Abb. 11.1 Funktionelle und strukturelle Nierenschädigung bei akuter Nierenschädigung und Biomarker [L271]

Für einen Überblick zu differenzialdiagnostischen Untersuchungen bei Patienten mit eingeschränkter Nierenfunktion wird auf → Kap. 9 verwiesen. → Tab. 11.1 zeigt die wichtigsten Differenzialdiagnosen eines erhöhten Serumkreatinins, basierend auf dem initialen Ergebnis der Harnanalyse.

Definition

Um dem breiten Spektrum der akuten Nierenfunktionsstörung gerecht zu werden, wurde v. a. in der englischsprachigen Literatur seit der Konsensuskonferenz des Acute Kidney Injury Network im Jahr 2007 der früher gebräuchliche Begriff der akuten Nierenschädigung (*acute kidney failure*) durch das breitere Konzept der akuten Nierenschädigung (*acute kidney injury* = **AKI**) ersetzt. Der Begriff der akuten Nierenschädigung soll auch die potenzielle Reversibilität der Funktionsbeeinträchtigung reflektieren.

Es gibt aktuell zwei validierte Klassifikationssysteme der akuten Nierenschädigung, die aber hauptsächlich zur Stadieneinteilung im Rahmen von klinischen Studien herangezogen werden, um dadurch eine Vergleichbarkeit von Patientenkollektiven und Outcome-Daten zu ermöglichen.

- **RIFLE-Kriterien** der Acute Dialysis Quality Initiative (ADQI): Sie unterscheiden als Akronym **R**isk, **I**njury, **F**ailure, **L**oss und **E**ndstage renal disease und schließen

Tab. 11.1 Wichtigste Differenzialdiagnosen eines erhöhten Serumkreatinins, basierend auf dem Ergebnis des Harnteststreifens

Proteinurie		**Keine Proteinurie**
Mit Hämaturie	**Ohne Hämaturie**	
• **Akute Glomerulonephritis** → Nierenbiopsie → immunsuppressive Therapie **Cave:** bei zusätzlicher Leukozyturie Differenzialdiagnose Harnwegsinfekt!	• **Diabetische Nephropathie** Aber auch: • **Nephrotisches Syndrom** • **Paraproteinurie** (Myelom) • Amyloidose • **Interstitielle Nephritis** (bis 2 g Proteinurie + Leukozyturie)	• **Vaskuläre Nephropathie** (Hypertonie, NSAR) • Seltener: **ADPKD** • **Multiples Myelom mit klassischer Paraproteinurie („Bence-Jones")** – diese erkennt der Harnstreifentest nicht!
Volumenstatus inkl. Diuretika/Medikamentenanamnese → NSAR, RAAS aktive Medikamente: → **„prärenale Komponente?"/„Volume responsive?"**		
Akute vs. chronische Schädigung: • Zeitlicher Verlauf (Kreatinin-Vorbefunde?) • Ultraschall (Schrumpfnieren → chronische Erkrankung)		

Tab. 11.2 Definition der akuten Nierenschädigung

Stadien der Nierenschädigung		**Serumkreatinin**	**Urinvolumen**
RIFLE-Stadium	**AKIN-Stadium**		
Risk	1	1,5- bis 2-facher Kreatininanstieg (RIFLE/AIN) oder Kreatininanstieg ≥ 0,3 mg/dl (AKIN)	‹ 0,5 ml/kg/h für 6 h
Injury	2	2- bis 3-facher Kreatininanstieg	‹ 0,5 ml/kg/h für 12 h
Failure	3	› 3-facher Kreatininanstieg oder Serumkreatinin › 4 mg/dl mit einem akuten Anstieg ≥ 0,5 mg/dl	‹ 0,3 ml/kg/h für 24 h oder Anurie für 12 h
Loss	–	Dauerhafte Nierenschädigung für › 1 Monat	
ESRD	–	Dauerhafte Nierenschädigung für › 3 Monate	

so die langfristige und chronische Einschränkung der Niereninsuffizienz mit ein.

- **AKIN-Kriterien** des Acute Kidney Injury Network: Sie legen ein besonderes Augenmerk auf den raschen Funktionsverlust in einem Zeitfenster von 48 h als Diagnosekriterium. Diese Kriterien sind weitestgehend identisch mit den KDIGO-Kriterien, die der Leitlinie zur AKI-Therapie zugrunde liegen.

Die beiden Definitionssystem sind darüber hinaus in vielen Einzelspekten sehr ähnlich oder sogar gleich (→ Tab. 11.2).

Wichtig ist v. a. das Erkennen einer Einschränkung der Nierenfunktion, basierend auf den Parametern Serumkreatinin und Harnausscheidung. Die akute Nierenschädigung ist somit durch eine **rasche Abnahme der Nierenfunktion** (innerhalb von 48 h) durch eines der folgenden **drei Kriterien** definiert:

- Absoluter Anstieg des Serumkreatinins um > 0,3 mg/dl
- Prozentualer Anstieg des Serumkreatinins um > 50 % (auf mindestens das 1,5-Fache des Ausgangswerts)
- Verminderung der Urinausscheidung auf < 0,5 ml/kg KG/h über mehr als 6 h

> Epidemiologische Daten haben gezeigt, dass bereits ein minimaler Anstieg des Kreatinins von 0,3–0,5 mg/dl mit einem deutlichen **Anstieg der Mortalität** assoziiert sind.

Die Harnproduktion ist variabel und reicht vom **anurischen** (< 100 ml/Tag) bzw. **oligurischen** (< 400 ml/Tag) bis zur **poyliurischen Nierenschädigung** (> 3000 ml/Tag). Wichtig ist in diesem Zusammenhang, dass die Aufrechterhaltung einer Harnproduktion die Möglichkeit einer akuten Nierenschädigung nicht vollkommen ausschließen kann. Dementgegen ist aber das Fehlen einer Harnproduktion immer gleichbedeutend mit einer akuten Nierenschädigung. Zur sinnvollen (miktionsunabhängigen) Bestimmung der Urinausscheidung pro Zeit ist die Anlage eines Blasendauerkathetes obligat, wenn ein plötzlich auftretender Einbruch der Diurese sofort erkannt werden muss (z. B. auf ICU).

Epidemiologie

Die Ursachen der akuten Nierenschädigung werden nach der Genese in **prärenal, renal** und **postrenal** unterteilt. Die Inzidenz und die Ursachen unterscheiden sich stark in Abhängigkeit des untersuchten Patientenkollektivs (→ Tab. 11.3).

Die akute Nierenschädigung bei **ambulanten Patienten** (*community-acquired*) hat eine Inzidenz von knapp 1 % bei Krankenhausaufnahme. In etwa die Hälfte dieser Patienten hat eine akute Funktionsverschlechterung auf Basis einer vorbekannten chronischen Nierenerkrankung (*acute on chronic*). Bei 70 % dieser Patienten besteht eine **prärenale Genese,** gefolgt von postrenalen Ursachen in ca. 15 % der Fälle. Eine renale Ursache findet sich nur bei etwa jedem 10. Patienten mit ambulant erworbenem AKI.

Beim **hospitalisierten Patienten** findet sich insgesamt eine deutlich höhere Inzidenz. Diese liegt zwischen 5–20 % je nach Studie und zugrunde liegender Definition der akuten Nierenschädigung. Hier findet sich in über 50 % der Fälle eine renale Ursache. Am häufigsten besteht eine ischämische oder toxische akute Tubulusnekrose, die für knapp 80 % aller renalen akuten Nierenschädigungen verantwortlich ist.

> Beim **Intensivpatienten** ist die Genese meist **multifaktoriell** und tritt im Rahmen eines **Multiorganversagens** auf. Die Inzidenz liegt bei knapp 40 %. Der Schweregrad der akuten Nierenschädigung auf der ICU korreliert mit der Mortalität (→ Kap. 13).

Prärenale akute Nierenschädigung

Ätiologie

Pathophysiologisch liegt der prärenalen akuten Nierenschädigung eine verminderte Perfusion der Nieren zugrunde. Die renale Perfusion ist sowohl für die Aufrechterhaltung der GFR als auch für die renale Sauerstoffversorgung wichtig (aktive tubuläre Transporte). Sinkt der transkapilläre glomeruläre Filtrationsdruck unter eine kritische Grenze von etwa 20 mmHg, führt dies zu einer Abnahme der GFR. Es handelt sich dabei primär um eine **rein funktionelle Einschränkung** der Nierenfunktion ohne morphologische Schäden.

Ursächlich hierfür kann eine „echte" **(bei Hypovolämie)** oder „effektive" **(bei Kreislaufinsuffizienz)** Reduktion des intravasalen Volumens sein: Die häufigste Ursache bei nicht-hospitalisierten Patienten ist ein Volumenmangel als Folge von Diarrhö oder diuretischer Therapie. Andere Ursachen einer „echten" intravasalen Hypovolämie umfassen Blutungen oder Verluste in den sog. „Dritten Raum" bei Pankreatitis oder Verbrennungen.

Eine Reduktion des „effektiven" Blutvolumens findet sich beim kardiorenalen Syndrom durch ein reduziertes Herzzeitvolumen oder beim hepatorenalen Syndrom mit systemischer und splanchnischer Vasodilatation (→ Kap. 26). Auch bei Patienten mit systemischer Vasodilatation im Rahmen einer Sepsis besteht eine prärenale Komponente.

> Die prärenale akute Nierenschädigung kann insgesamt besser als „prärenales Syndrom" verstanden werden, da es sich dabei nicht um eine Schädigung der Nieren im eigentlichen Sinne handelt.

Pathophysiologie

- Durch Aktivierung des RAAS (Angiotensin II) und des sympathischen Nervensystems (Katecholamine) wird durch systemische arterielle Vasokonstriktion der systemische Blutdruck (und dadurch intial auch die renale Perfusion) aufrechterhalten.
- Durch die gleichzeitige Vasokonstriktion der afferenten (präglomerulären) Arteriolen sinkt aber der renale Perfusionsdruck und es kommt zu einer Abnahme der GFR.
- **Prostaglandine** vermitteln eine gegenregulatorische Vasodilatation im afferenten Schenkel zur Aufrechterhaltung der renalen Hämodynamik und GFR.
- Die Bildung dieser vasodilatatorischen Prostaglandine wird aber durch **NSAR-Einnahme** gehemmt (→ Abb. 11.2).
- **Angiotensin II** vermittelt eine vorrangige Vasokonstriktion der efferenten (postglomerulären) Arteriolen und erhöht dadurch den glomerulären Filtrationsdruck, was ebenso zur Aufrechterhaltung der GFR beiträgt.
- **ACEi** und **ARB** können daher bei volumendepletierten Patienten durch Dilatation des Vas efferens zu einer Reduktion der GFR führen.

Histologisch findet sich anfänglich keine morphologische Schädigung. Auch auf einer funktionellen Ebene bleiben die tubuläre Natriumresorption und Konzentrations-

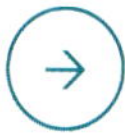

Tab. 11.3 Epidemiologie der akuten Nierenschädigung

	Ambulant	Stationär	Intensivstation
Inzidenz	Niedrig (< 1 %)	Moderat (5 %)	Hoch (20 %)
Ursache	Eine Ursache: prä > post > renal	Eine oder mehrere Ursachen: prä > renal	Multifaktoriell (MODS)
Prognose	Gut, Mortalität < 10 %	Mittel, Mortalität 20 %	Schlecht, Mortalität 40–60 %

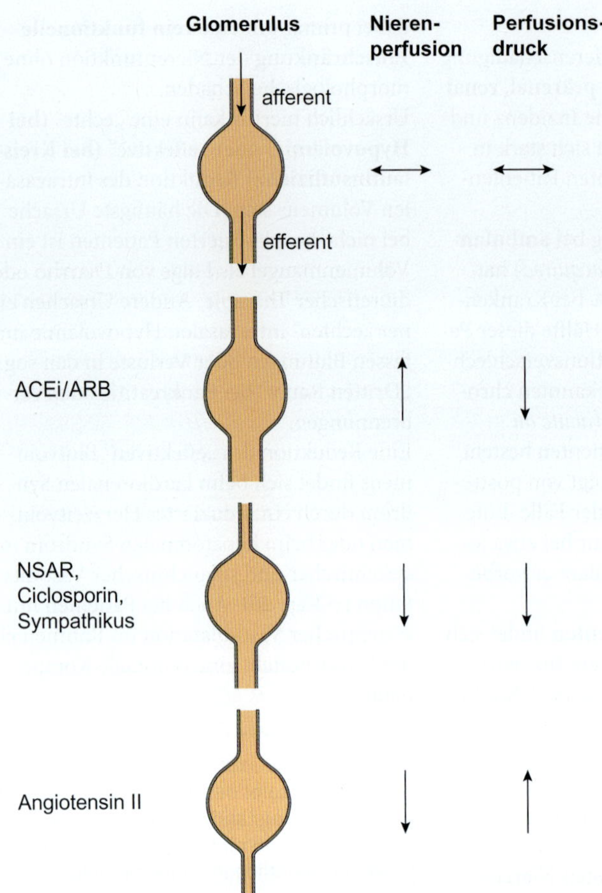

Abb. 11.2 Beeinflussung der renalen Hämodynamik [L271]

Tab. 11.4 Differenzierung prärenales Syndrom und akute Tubulusnekrose

	Prärenal	ATN
BUN-Kreatinin-Ratio	> 10:1	< 10:1
[Na⁺] im Urin	< 20 mmol/l	> 30–50 mmol/l
FENa	< 1 %	> 3 %
FEUrea	< 35 %	> 50 %
Harn-Osmo	> 500 mosmol/kg	< 400 mosmol/kg

fähigkeit erhalten. Bei prolongierter Aufrechterhaltung eines prärenalen Zustands über mehrere Tage kann es durch ischämische Schädigung am Tubulussystem aber zur Entwicklung einer akuten Tubulusnekrose und damit zur renalen akuten Nierenschädigung kommen (→ Kap. 12). Zusammengefasst befinden sich die beiden oben genannten Patientengruppen an den beiden Enden der Frank-Starling-Kurve (→ Abb. 11.3). Bei echter Hypovolämie ist der Cardiac Output (und damit die Nierenperfusion) wegen mangelnder Vorlast niedrig, bei Kreislaufinsuffizienz kommt es durch die RAAS-Aktivierung zur Volumenretention und der Cardiac Output (und damit die Nierenperfusion) fällt aufgrund zu hoher Vorlast.

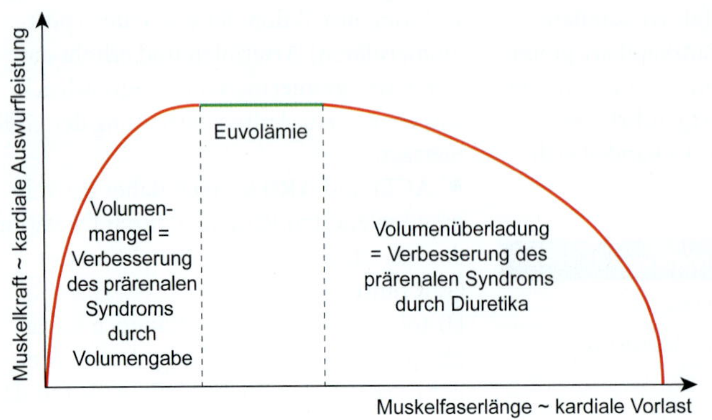

Abb. 11.3 Frank-Starling-Kurve [L143]

Klinik und Diagnostik

Klinische Untersuchung

Zentral ist die Abschätzung des **Volumenstatus** des Patienten, wobei hierfür die klinische Untersuchung entscheidend ist.

Grundsätzlich präsentieren sich prärenale AKI-Patienten häufig mit arterieller Hypotonie und eingeschränkter Urinausscheidung, klinisch unterscheiden sich die beiden prärenalen AKI-Patientenpopulationen jedoch, wobei es jeweils ein typisches Muster gibt:

Echter Volumenmangel („Patient trocken"):

- Haut/Schleimhäute: trocken, stehende Hautfalten
- Halsvenen kollabiert, ZVD niedrig
- Auskultation von Herz und Lunge: keine Rasselgeräusche
- Effektiv intravasaler Volumenmangel **bei Kreislaufinsuffizienz** („Patient überwässert"):
  - Haut/Schleimhäute: Ödeme
  - Halsvenen gestaut, ZVD hoch
  - Auskultation von Herz und Lunge: feuchte Rasselgeräusche

Serum

Im Labor findet sich bei Patienten mit prärenalem Syndrom eine **überproportionale Erhöhung des BUN** im Vergleich zum Serumkreatinin, was durch eine vermehrte passive Rückresorption von Harnstoff im proximalen Tubulus bei niedrigem tubulären Fluss bedingt wird (→ Kap. 2).

Harn

Beim akuten prärenalen Syndrom ist die tubuläre Funktion im Gegensatz zur akuten Tubulusnekrose (ATN) nicht beeinträchtigt. Aufgrund der RAAS-Aktivierung durch das verminderte zirkulatorische Volumen erfolgt eine **maximale Natriumretention** (Natriumkonzentration im Harn < 10 mmol/l). Auch durch Berechnung der fraktionellen Natriumausscheidung (FENa) im Harn kann ein prärenales AKI mit **erhaltener Tubulusfunktion** von einer **tubulären Schädigung** abgegrenzt werden.

Bei prärenalem Syndrom liegt die **FENa** bei < 1 %.

Bei Patienten mit Diuretikatherapie ist die FENa aber nur eingeschränkt beurteilbar, weshalb in diesem Fall die **fraktionelle Harnstoffausscheidung (FEUrea)** herangezogen werden kann. Eine **FEUrea von < 35 %** ist Ausdruck eines prärenalen Syndroms. Aufgrund der nicht osmotischen ADH-Sekretion ist auch der Urin maximal konzentriert. Die Harnosmolarität ist bei intakter Tubulusfunktion dadurch auf das > 1,5-Fache der Plasmaosmolalität erhöht (→ Tab. 11.4).

Therapie und Verlauf

> Die Therapie zielt auf die Behebung der zugrunde liegenden hämodynamischen Ursache einer reduzierten renalen Perfusion ab. In erster Linie ist dies eine adäquate Volumengabe zur Vorlaststeigerung bei Patienten mit echter Hypovolämie bzw. die Behebung der Kreislaufinsuffizienz und Vorlastungsenkung mit Diuretika.

Bei **multimorbiden Patienten** mit z. B. Herzinsuffizienz oder Klappenstenose sollte eine Volumengabe vorsichtig erfolgen, um extravasale Flüssigkeitsansammlungen v. a. in der Lunge (Lungenödem) zu verhindern. Nach dem Ansprechen auf diese intiale Volumengabe (*volume challenge*) kann die akute Nierenschädigung auch in eine **Volumen-responsive** und eine **nicht-Volumen-responsive Form** unterschieden werden. Bei etabliertem hämodynamischem Monitoring (z. B. invasive RR-Messung auf ICU) kann der Passive-leg-raise-Test ohne Volumengabe das Ansprechen auf Volumen vorhersagen: hierzu wird zunächst der Blutdruck des Patienten im Liegen, sodann nach Anhaben der Beine des Patienten um ca. 60 % erneut gemessen – ein Anstieg des systolischen Blutdrucks um mindestens 10 mmHg sagt in diesem Setting ein positives Ansprechen auf die Volumengabe vorher.

> Zur **Optimierung der renalen Hämodynamik** sollen auch alle RAAS-aktiven Medikamente (ACEi, ARB, Aldosteronantagonist) sowie Diuretika und NSAR pausiert werden.

Falls die Anurie trotz adäquater Volumengabe über mehrere Tage persistiert und sich Zeichen einer beginnenden Volumenüberladung (z. B. pulmonalvenöse Stauung mit Atemnot) zeigen oder eine Hyperkaliämie von über 6 mmol/l trotz medikamentöser Intervention (→ Kap. 4) nicht korrigiert werden kann, ist in seltenen Fällen auch eine Dialyse notwendig.
Bei adäquater Therapie ist die Nierenfunktionsverschlechterung bei **prärenalem Syndrom** meist innerhalb weniger Tage reversibel. Beim **kardiorenalen** bzw. **hepatorenalen Syndrom** hängt die Prognose vorrangig von der Grunderkrankung ab.

Postrenale akute Nierenschädigung

Ätiologie

Eine postrenale akute Nierenschädigung wird durch eine **Obstruktion der ableitenden Harnwege** verursacht. Da aber im Normalfall die Funktion einer einzelnen Niere ausreicht, um die renale Exkretion aufrecht zu erhalten, muss die Obstruktion entweder beide Nieren betreffen (bilaterale Harnleiterobstruktion) bzw. unterhalb der Harnblase liegen oder eine (funktionelle) Einzelniere (z. B. nach Nierentransplantation) vorliegen oder die Funktion beider Nieren so eingeschränkt sein, dass die verbliebene Niere nicht kompensieren kann (*acute on chronic,* siehe oben)..

> Bei allen Patienten mit akuter Nierenschädigung muss eine postrenale Problematik ausgeschlossen werden. Eine Diagnose gelingt durch **Ultraschall der Nieren,** bei dem sich eine Aufweitung des Nierenbeckens findet, die als **Hydronephrose** bezeichnet wird (→ Kap. 9).

Wichtige Ursachen umfassen:
- Obstruktion des Harnabflusses durch Harnkonkrement oder Blutkoagel
- Kompression des Harnleiters durch Tumor, Blutung (bei Antikoagulation) oder retroperitoneale Fibrose (Morbus Ormond)
- Prostatahyperplasie mit gestörter Blasenentleerungsstörung
- Verlegter Dauerkatheter (bei hospitalisierten Patienten)
- Neurogene Blasenentleerungsstörungen
- Kongenitale Anomalien

Therapie

Die akute Therapie zielt auf die Sicherstellung einer adäquaten Harnableitung ab: Bei Problemen oberhalb der Blase kann eine Schienung des Harnleiters durch retrograde Stent-Implantation erfolgen (Einbringen eines Double-J-Katheters in den Harnleiter im Rahmen einer Zystoskopie und Vorschieben bis ins Nierenbecken zur Überwindung der Obstruktion) bzw. eine direkte Harnableitung durch Nephrostomie (Punktion des Nierenbeckens von außen) erzielt werden. Bei Problemen unterhalb der Blase kann ein Harnkatheter bzw. ein suprapubischer Katheter den Harnabfluss sicherstellen. Insgesamt ist die Behandlung von postrenalen Problemen aber zumeist eine Domäne der Urologie.
Bei frühzeitiger **Beseitigung der Obstruktion** wird die Nierenfunktion zumeist rasch rekompensiert. Bei länger bestehender Harnabflussstörung kann es jedoch zu einer chronischen Niereninsuffizienz kommen (→ Kap. 14).

Zusammenfassung

- Die akute Nierenschädigung ist durch einen plötzlichen Abfall der glomerulären Filtrationsrate definiert.
- Bei der akuten Nierenschädigung unterscheidet man eine prärenale, renale und postrenale Schädigung.
- Bei völligem Funktionsverlust beider Nieren steigt das Serumkreatinin im Durchschnitt um 1–2 mg/dl pro Tag.
- Wichtigstes Zeichen einer akuten Nierenschädigung ist neben einem steigenden Serumkreatinin eine Einschränkung der Harnproduktion (Oligurie/Anurie).
- Die wichtigsten akut lebensbedrohlichen Komplikationen sind eine Hyperkaliämie mit der Gefahr von Herzrhythmusstörungen bzw. eine Hypervolämie mit Lungenödem.
- Die häufigste Ursache beim ambulanten Patienten ist die prärenale Nierenschädigung.
- Ursächlich findet sich bei der prärenalen akuten Nierenschädigung eine Verminderung des tatsächlichen oder effektiven zirkulatorischen Blutvolumens.
- Mögliche Ursachen umfassen: Diarrhö, Diuretikatherapie, Verbrennungen, Pankreatitis, Blutungen bzw. Herzinsuffizienz oder Leberinsuffizienz.
- Die wichtigste therapeutische Intervention ist der Ausgleich eines bestehenden Volumendefizits.
- RAAS-aktive Medikamente (ACE-Hemmer und Angiotensin-Rezeptorblocker), NSAR und Diuretika sollen pausiert werden.
- Eine postrenale Ursache muss mittels Ultraschall bei allen Patienten mit akuter Nierenschädigung ausgeschlossen werden.

Intrarenale akute Nierenschädigung

Die **akute intrarenale Nierenschädigung** umfasst eine Reihe **heterogener Krankheitsbilder,** die auf sehr unterschiedlichen pathophysiologischen Mechanismen beruhen.

Eine mögliche Einteilung der akuten intrarenalen Nierenschädigung unterscheidet nach der Lokalisation der zugrunde liegenden Schädigung in **vaskulär, glomerulär oder tubulointerstitiell** (→ Tab. 12.1). Daneben gibt es auch **multifaktorielle Prozesse** bei kritisch kranken Patienten auf der Intensivstation (v. a. im Rahmen einer Sepsis). Gesondert wird noch die akute Nierenschädigung im Rahmen einer **Schwangerschaft** behandelt.

Vaskuläre Schädigung

Eine vaskuläre Schädigung kann die gesamte arterielle Strombahn bis zum glomerulären Kapillarbett betreffen und wird daher auch als **präglomerulär** bezeichnet. Es werden **makrovaskuläre** (extrarenale Gefäße bis A. renalis) und **mikrovaskuläre** (kleine Arterien und Arteriolen bis zum Glomerulus) Pathologien unterschieden. Im venösen System kann eine Nierenvenenthrombose zu einer akuten Nierenschädigung führen.

Makrovaskuläre Erkrankungen

Makrovaskuläre Erkrankungen, die zu einer akuten Nierenschädigung führen können, umfassen:

- Thrombembolien bei kardialer Streuung (z. B. Klappenvegetation) oder Aortenaneurysma

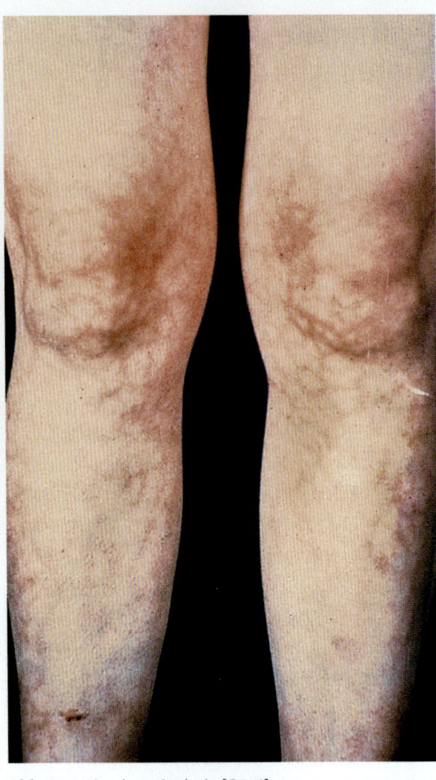

Abb. 12.1 Livedo reticularis [G516]

- Cholesterinembolien nach Ruptur einer atherosklerotischen Plaque (z. B. postinterventionell nach PTA)
- Vaskulitiden der großen und mittelgroßen Gefäße (→ Kap. 38 und → Kap. 39)

Klinische Zeichen einer akuten renalen Ischämie umfassen eine **LDH-Auslenkung, Flankenschmerz** und **Hämaturie.**

Histologisch finden sich in der Nierenbiopsie eine **Nekrose** als Zeichen der Ischämie sowie eine interstitielle Infiltration. Fokale Perfusionsdefekte führen nur bei großer Ausdehnung bzw. bei deutlich vorgeschädigter Niere zu relevanten Funktionsverschlechterungen. Häufig sind auch andere Organsysteme betroffen: **Livedo reticularis** bei Embolisation in die Haut (→ Abb. 12.1), **nekrotische Zehen, abdominale Ischämie** und **fokal neurologische Symptomatik** bei Insulten.

Mikrovaskuläre Schädigung

Veränderungen der renalen **Mikrozirkulation** finden sich bei:

- Vaskulitiden der kleinen Gefäße (→ Kap. 20 und → Kap. 40)
- Sklerodermie (→ Kap. 22 und → Kap. 37)
- Thrombotische Mikroangiopathie (TMA) (→ Kap. 23)
- Malige Hypertonie
- Disseminierte intravasale Gerinnung (DIC)

Bei der TMA handelt es sich um eine **histopathologische Diagnose,** die sich durch Thromben in der Mikrozirkulation von Gehirn und Nieren, aber auch anderer Organsystemen definiert. Laborchemisch imponieren eine Thrombopenie sowie Zeichen einer intravasalen Hämolyse (Coombs negativ) mit Fragmentozyten im Blutausstrich, eine LDH-Erhöhung und das Haptoglobin im Serum unterhalb der Nachweisgrenze.

Tab. 12.1 Akute Beeinträchtigung der Nierenfunktion: Einteilung nach Lokalisation der Schädigung in Relation zum glomerulären Kapillarbett

Vaskulär (= „präglomerulär")	Glomerulär	Tubulointerstitiell (= „postglomerulös")
• Mikroangiopathien: – TMA – Maligne Hypertonie – *Scleroderma renal crisis* • Vaskulitiden • Embolien/Verschlüsse der A. renalis	• Verschiedene Formen der akuten Glomerulonephritis: – RPGN – MPGN – Poststreptokokken-Glomerulonephritis – SLE – IgA-Nephritis • Amyloidose • *Light-chain deposition disease*	• Tubuläre Schädigung: – ATN – CAST-Nephropathie – Crush-Niere – Uratnephropathie • Interstitielle Schädigung: akute interstitielle Nephritis: – Medikamente – Virusinfekt – Sarkoidose – SLE • Thrombose der V. renalis
Prärenal: herabgesetzter glomerulärer Filtrationsdruck: • Hypovolämie • Reduziertes HZV („kardiorenal") oder • Vasodilatation (Sepsis, „hepatorenal")		**Postrenal:** postrenale Obstruktion der ableitenden Harnwege **Funktionell:** Dilatation des Vas efferens unter RAAS-Therapie

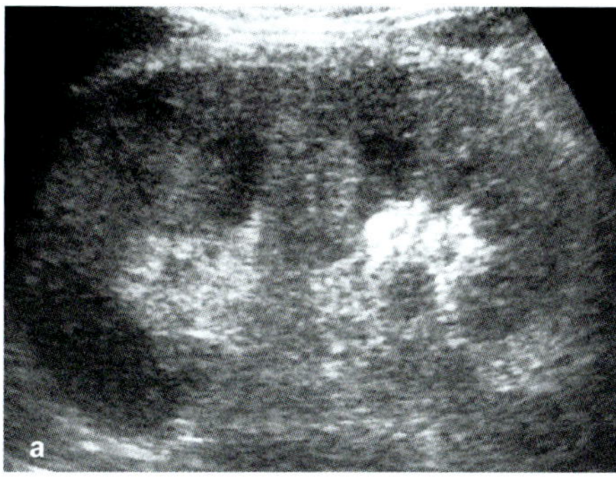
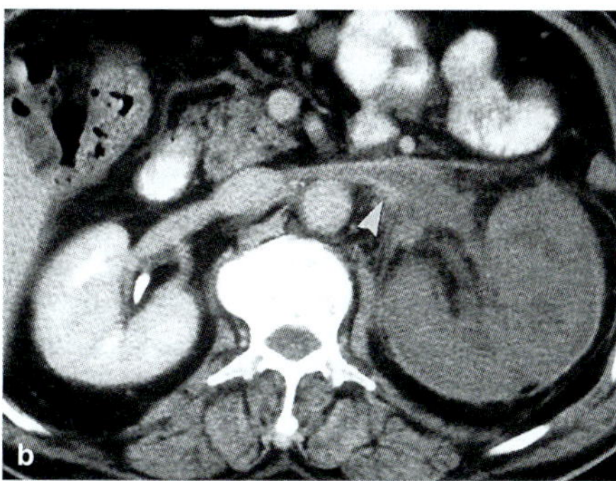

Abb. 12.2 Nierenvenenthrombose. a) Sonografie (Längsschnitt): ödematös vergrößerte linke Niere mit verwaschener Mark-Rinden-Grenze. b) Kontrastmittel-CT Abdomen: deutlich vergrößerte, hypoperfundierte Niere links mit Nachweis einer Nierenvenenthrombose (Pfeilspitze) [G160-004]

Nierenvenenthrombose

Eine Nierenvenenthrombose kann sich als Komplikation beim **nephrotischen Syndrom** (durch **Antithrombin-III-Mangel**), nach Nierentransplantation (chirurgische Komplikation), posttraumatisch oder bei prokoagulatorischen Zuständen (z. B. **Antiphospholipidsyndrom**) finden. Pathophysiologisch kommt es zu einem erhöhten intrarenalen Druck und dadurch zu reduzierter Perfusion. Die **Diagnostik** erfolgt mittels Bildgebung (Ultraschall, CT-Angiografie, MR, → Abb. 12.2). Die **Therapie** beruht auf einer **therapeutischen Antikoagulation.**

Glomeruläre Schädigung

Eine glomeruläre Schädigung kann durch eine Reihe von Mechanismen erfolgen. Die wichtigste Differenzialdiagnose ist aber die **akute** bzw. **rasch progrediente Glomerulonephritis (RPGN),** da hier in den meisten Fällen eine **umgehende** und **spezifische Therapie** notwendig ist.

Definition und Einteilung

Unter **RPGN** versteht man eine klinische Verlaufsform einer **akuten Glomerulonephritis** (GN) mit rasch progredienter Einschränkung der renalen Funktion. Die Definition von „rasch progredient" ist hier sehr breit gefasst und entspricht einem **Verlauf über Tage bis Wochen.** Klinisch präsentieren sich die Patienten oft mit Hyertonie und Ödemen.

Es wird eine isoliert die Nieren betreffende Form (primäre Glomerulonephritis, → Kap. 18 und → Kap. 19) von einer systemischen Form im Rahmen einer Autoimmunerkrankung (sekundäre Glomerulonephritis, → Kap. 20 und → Kap. 21) unterschieden. Ein simpler Harnteststreifen kann für die richtige Diagnostik wegweisend sein.

Basierend auf den zugrunde liegenden **Pathomechanismen** werden drei Formen der RPGN unterschieden:

- Antikörper gegen die glomeruläre Basalmembran (Anti-GBM-Antikörper bei Goodpasture-Syndrom)
- Immunkomplexablagerungen (z. B. Kollagenosen)
- Pauci-Immun-Glomerulonephritis (z. B. Granulomatose mit Polyangiitis)

Darüber hinaus können auch Immunglobulinablagerungen (*light chain deposition disease*) bzw. eine Amyloidose eine glomeruläre Schädigung bedingen (→ Kap. 22).

Klinik und Diagnostik

Bei **aktivem Harnsediment** mit **dysmorphen Erythrozyten** bzw. **Erythrozytenzylindern** sowie **Albuminurie** ist eine Nierenbiopsie indiziert.

Zusätzlich erfolgt bei Verdacht auf eine akute Glomerulonephritis eine serologische Diagnostik mit Autoantikörpern (ANCA, ANA, Anti-GBM-Antikörper) und Komplementfaktoren (C3, C4) (→ Kap. 9). In der Nierenbiopsie findet sich das **histomorphologische Korrelat** einer **Zellproliferation** und **Halbmondbildung** in den Glomerula (*crescentic GN*).

Tubulointerstitielle Schädigung

Aufgrund des hohen Energiebedarfs der **aktiven Transportprozesse** entlang des Tubulussytems besteht in diesem Segment eine **hohe Vulnerabilität** für eine **ischämische Schädigung.** Darüber hinaus können auch **Noxen** eine akute Schädigung der Tubuluszellen verursachen. Beispiele hierfür sind Medikamente wie **Aminoglykosidantibiotika, Cisplatin oder hyperosmolare Röntgenkontrastmittel,** aber auch endogen Toxine wie **Hämpigmente** bei Rhambdomyolyse **(Crush-Niere).** Histomorphologisch werden diese Schäden unter dem Begriff der **akuten Tubulusnekrose** subsumiert.

Tubuläre Pathologien, die zur akuten Nierenschädigung führen, umfassen:

- Akute Tubulusnekrose:
- Ischämisch
- Toxisch (→ Kap. 27)
- Crush-Niere
- Cast-Nephropathie (→ Kap. 22)
- Tumorlyse-Syndrom

Ischämische akute Tubulusnekrose (ATN)

Eine ischämische ATN bei findet sich nach prolongierten und schweren prärenalen Zuständen und kann als **Kontinuum** von einer **rein funktionellen Einschränkung** der Nierenfunktion bei verminderter renaler Perfusion („prärenal") hin zu **einer strukturellen Schädigung** mit nachweisbaren morphologischen Veränderungen verstanden werden.

Ätiologie und Pathophysiologie

Eine vorbestehende chronische Niereninsuffizienz oder eine Atherosklerose sind hier wichtige **Risikofaktoren** für eine ischämische Schädigung.

Auch im Rahmen eines Schockgeschehens bei Kreislaufversagen oder postoperativ v. a. nach Herz- oder abdominalen Gefäßoperationen mit verminderter renaler Perfusion oder intraoperativer Hypotension kann es zu einer ischämischen ATN kommen. In diesen Fällen prädisponiert eine vorbestehende **Hypovolämie** die Nieren zu ischämischen Schäden.

Auch beim Nierenversagen nach Transplantation (*delayed graft function*) handelt es sich um eine primär ischämische Nierenschädigung (→ Kap. 32).

Pathophysiologisch führt eine Ischämie zum Zelltod der Tubuluszellen durch **Apoptose und Nekrose** mit anschließender **Desquamation der Zellen und Obstruktion des Harnabflusses.** Aufgrund der unzureichende NaCl-Resorption der geschädigten Tubuluszellen erfolgt durch den **tubuloglomerulären Feedback-Mechanismus** eine Konstriktion des Vas efferens und dadurch eine Reduktion der GFR. Eine weitere Schädigung entsteht nach der Wiederherstellung der Durchblutung durch eine interstitielle Inflammationsreaktion, die durch zelluläre (Leukozyten) und humorale (Komplement) Komponenten des Immunsystems verursacht wird **(Ischämie-Reperfusions-Schaden).**

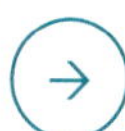

Diagnostik und Klinik

Als Zeichen einer Störung der tubulären Funktion kommt es im Vergleich zum prärenalen Syndrom zu einer inadäquaten Natriumrückresorption mit einer fraktionellen Natriumexkretion (FENa) von > 3 % (→ Tab. 11.4). Laborchemisch findet sich bei einer „Schockniere“ neben den erhöhten Retentionsparametern auch eine Auslenkung von allgemeinen „Nekrosemarkern“ wie Kreatinkinase (CK) und Laktatdehydrogenase (LDH). Eine Biopsie ist nur bei protahierten Verläufen indiziert (→ Abb. 12.3). Neben der klassischen oligurischen Nierenschädigung finden sich bei der ATN auch Verläufe mit erhaltenem Harnvolumen (nicht-oligurisch).

Therapie und Verlauf

Im Gegensatz zur rein funktionellen Einschränkung beim prärenalen Syndrom zeigt die Nierenschädigung hier aber **kein Ansprechen** auf einen initialen Versuch mit **Flüssigkeitssubstitution** und eine übermäßige Volumenüberladung durch eine zu liberale Volumengabe muss im Weiteren verhindert werden.

Die Schädigung der Tubuluszellen ist potenziell reversibel. Der individuelle Verlauf hängt vom Ausmaß des ischämischen Insults und einem möglicherweise bestehenden Vorschaden des Organs ab.

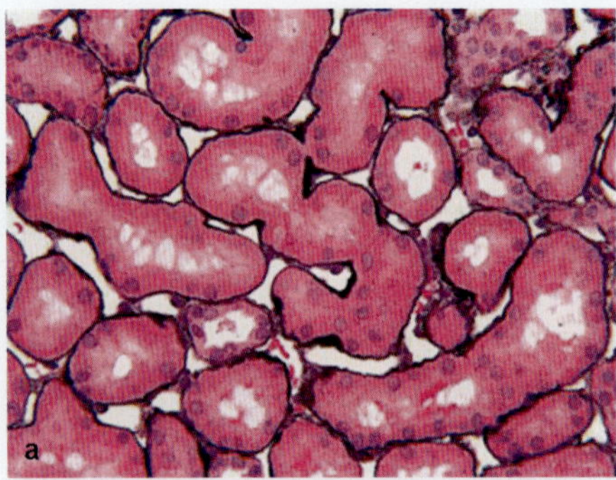

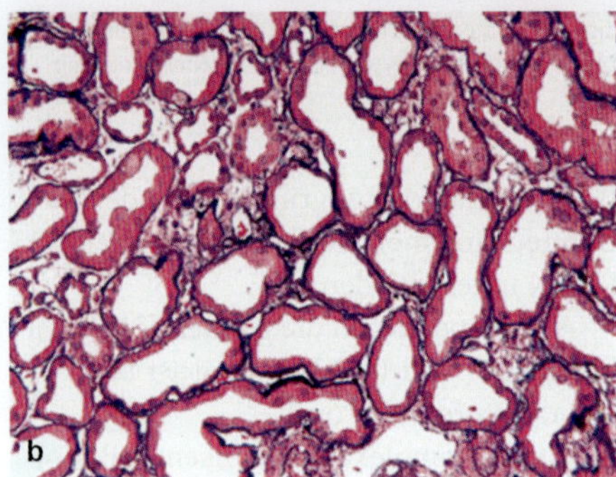

Abb. 12.3 Histologisches Bild der ATN: a) normales Tubulussystem; b) abgeflachtes Epithelium, frei liegende Basalmembran und intraluminaler Debris bei ATN (Courtesy Erika Bracamonte, MD, University of Arizona) [G516]

Crush-Niere

Ätiologie

Eine rasche Freisetzung großer Mengen an Hämpigmenten (Hämoglobin, Myoglobin) durch intravasale Hämolyse oder Rhabdomyolyse kann durch direkte Tubulotoxizität sowie Obstruktion der Tubuli zu einer akuten Nierenschädigung führen. Die wichtigsten Ursachen einer Rhabdomyolyse umfassen eine Muskelschädigung durch Trauma-ta, Kompartmentsyndrom, langes Liegen, generalisiertes Krampfgeschehen, extreme Muskelarbeit, Drogenintoxikation, Alkoholexzess, Intoxikation oder Sichelzellanämie.

Diagnostik und Therapie

Laborchemische Zeichen einer Rhabdomyolyse sind:

- Erhöhte Kreatinkinase (meist > 10 000 U/l) und LDH-Auslenkung
- Rötlich-brauner Urin durch Myoglobulinurie

Zur Prävention einer akuten Nierenschädigung sollte bei Rhabdomyolyse zur Aufrechterhaltung einer Harnausscheidung von ca. 200–300 ml/h eine **intravasale Volumengabe** erfolgen.

Zusätzlich scheint ein Anheben des Harn-pH-Werts auf über 6,5 sinnvoll, um eine Präzipitation des Hämpigments mit Tamm-Horsefall-Protein zu verhindern (Natriumbikarbonat-Infusion).

Tumorlyse-Syndrom

Aufgrund eines Tumorzerfalls (v. a. durch Chemotherapie bedingt) kommt es zur Freisetzung von Elektrolyten und Nukleotiden aus dem Intrazellulärraum. Laborchemisch finden sich:

- Hyperurikämie (Abbau von Purinen)
- Hyperphosphatämie
- Hyperkaliämie
- Hypokalzämie

Durch Ausfällen von Uratkristallen in den Tubuli kann es zu einer akuten Nierenschädigung kommen. Die **Therapie** beruht auf einer intravenösen Volumengabe und Verabreichung einer rekombinanten Urikase (Rasburikase).
Daneben finden sich auch renale Komplikationen durch die onkologische Therapie selbst: z. B. thrombotische Mikroangiopathie nach Gemcitabine, akute Tubulusnekrose oder funktionelle Tubulupathien durch Cisplatin.

Akute interstitielle Nephritis

Bei der **akuten interstitiellen Nephritis (AIN)** handelt es sich um eine „Entzündung" des renalen Interstitiums, die durch eine Immunreaktion verursacht wird.

Histologisch findet sich dementsprechend ein zelluläres Infiltrat aus Immunzellen (Lymphozyten, Makrophagen eosinophile Granulozyten) mit Ödembildung und in weiterer Folge Fibrosierung (→ Kap. 27).
Mögliche Ursachen sind:

- Medikamentenassoziiert – im Sinne einer Hypersensitivitätsreaktion (Betalactam-Antibiotika, NSAR)
- Infektassoziiert (z. B. Hantavirus, Leptospirose, Tuberkulose)
- Im Rahmen von systemischen Erkrankungen (Sarkoidose, SLE, Sjögren-Syndrom)

Selten kann auch eine **interstitielle Infiltration durch maligne Zellen** im Rahmen eines Lymphoms oder einer Leukämie eine akute Nierenschädigung verursachen. Auffällig sind hier deutlich vergrößerte Nieren in der Bildgebung.

Zusammenfassung

- Eine Reihe sehr heterogener Erkrankungen kann zu einer akuten intrarenalen Nierenschädigung führen.
- Bei der akuten intrarenalen Nierenschädigung werden vaskuläre, glomeruläre sowie tubulointerstitielle Schädigungen unterschieden.
- Bei den vaskulären Patholgien kann das gesamte arterielle Gefäßbett bis zu den glomerulären Kapillaren betroffen sein (Embolien, Vaskulitiden, thrombotische Mikroangiopathie).
- Bei den glomerulären Erkrankungen werden primäre (isoliert die Niere betreffende) von sekundären (im Rahmen von systemischen Erkrankungen) unterschieden.
- Wichtig ist die Identifikation einer akuten bzw. rasch progredienten Glomerulonephritis.
- Ein aktives Harnsediment mit dysmorphen Erythrozyten sowie einer Albuminurie kann richtungsweisend sein.
- Bei den tubulonterstiellen Erkrankungen sind v. a. die akute interstitielle Nephritis (meist durch Medikamente) und die akute Tubulusnekrose wichtig (ATN).
- Die ATN kann toxisch oder ischämisch bedingt sein.

Akute Nierenschädigung auf der Intensivstation

Aufgrund der Häufigkeit und der multifaktoriellen Genese sowie der klinischen Relevanz wird die akute Nierenschädigung auf der Intensivstation hier gesondert abgehandelt.

Ätiologie

> Die Nieren sind bei Intensivpatienten meistens nicht primär geschädigt, sondern **sekundär** im Rahmen einer schweren **zugrunde liegenden systemischen Erkrankung** wie Sepsis, Kreislauf- oder Leberversagen.

Häufig tritt die Nierenschädigung zusammen mit Störungen in anderen Organsystemen auf **(Multiorganversagen).**
Neben einer „prärenalen Komponente" und ischämischen ATN bei Schockgeschehen und Kreislaufversagen kommen häufig auch **toxische Schädigungen** durch Medikamente oder Kontrastmittel hinzu. Eine wichtige Ätiologie bei diesem Patientenkollektiv ist aber die akute Nierenschädigung im Rahmen einer **Sepsis.**

Pathophysiologie

Pathophysiologisch findet sich bei septischer akuter Nierenschädigung:

- **Systemische Vasodilatation** mit erniedrigtem systemischen Widerstand durch systemische Inflammation (SIRS) und Endotoxine
- Ein dadurch bedingtes **Kreislaufversagen** mit Schockgeschehen, verminderter renaler Perfusion und RAAS-Aktivierung zur Natrium- und Wasserretention

Darüber hinaus kann es aber auch bei **septischen Patienten mit hyperdynamer Kreislaufsituation** und dadurch vermehrter renaler Perfusion zu einer akuten Nierenschädigung kommen:

- Mikrozirkulationsstörungen in der Niere durch systemische Inflammation und oxidativen Stress

> Die akute Nierenschädigung ist bei diesen Patienten daher mit einer deutlich **erhöhten Mortalität** assoziiert.

Diagnostik und Klinik

Bei Intensivpatienten ist eine klinische Abschätzung des intravasalen Volumenstatus oft schwer möglich. Die Patienten zeigen aufgrund einer initial oft sehr positiven Flüssigkeitsbilanz und der systemischen Inflammation (SIRS) generalisierte Ödeme. Hier können die Messung des zentral venösen Drucks (ZVD) sowie eine Echokardiografie zur Abschätzung der linksventrikulären Funktion bzw. des Füllungszustands der V. cava inferior (VCI) hilfreich sein.

Therapie

Bei Patienten im septischen Schock stehen die **hämodynamische Stabilisierung** durch eine Volumensubstitution (innerhalb der ersten Stunden) sowie eine möglichst frühzeitige empirische antimikrobielle Therapie im Vordergrund. Zielwerte sind hier:

- ZVD von 8–12 mmHg
- Mittlerer arterieller Druck > 65 mmHg
- Zentralvenöse Sättigung > 70 %

Nach dieser initialen Phase ist aber von einer weiteren positiven Bilanzierung keine Besserung der Nierenfunktion zu erwarten.

Bei oligo- bzw. anurischen Intensivpatienten finden sich dann **sekundäre Probleme** durch die Hypervolämie. Am wichtigsten ist hier ein erhöhter Beatmungsaufwand bei pulmonaler Überwässerung.
Bei noch bestehender Nierenfunktion ist hier der Versuch einer negativen Bilanzierung durch Gabe von **Diuretika** möglich, was bei Patienten mit AKI aber oft nicht ausreichend gelingt. Die Gabe von Diuretika ist auch bei Patienten mit akuter Nierenschädigung nur von der klinischen Einschätzung des Volumenstatus getriggert und erfolgt mit dem Ziel, eine negative Volumenbilanz zu erzielen.

> Oft sind **höhere Dosen an Schleifendiuretika** notwendig, um eine effektive Steigerung der Diurese zu erzielen.

Die Gabe von Diuretika führt zu keiner weiteren Schädigung der Nieren. Nur bei **prärenalem Syndrom** kann eine Reduktion des zirkulatorischen Volumens durch Diuretika zu einer funktionellen Abnahme der GFR führen.
Wenn trotz Ausschöpfung der konservativen Möglichkeiten keine Rekompensation des Patienten gelingt, ist eine **Nierenersatztherapie** notwendig. Ob deren frühzeitiger Beginn Vorteile bringt, ist nicht sicher erwiesen. Der Beginn richtet sich zumeist nach der klinischen Notwendigkeit. Dringliche **Indikationen** zur akuten Nierenersatztherapie sind:

- Hyperkaliämie über 6,5 mmol/l (mit EKG-Veränderungen)
- Schwere metabolische Azidose (pH < 7,1)
- Akute Volumenüberladung bei Anurie (z. B. Lungenödem)

Weitere mögliche Indikationen umfassen:
- Steuerung des Volumenhaushalts bei Oligurie
- BUN > 100 mg/dl als Ausdruck der Urämie
- Laktatazidose
- Tumorlyse-Syndrom
- Schwere Elektrolytstörungen (z. B. Hyperkalzämie)

Bei Nierenersatztherapie besteht die Wahl zwischen zwei Verfahren (→ Kap. 30):
- **Kontinuierlich:** CVVHF (*continuous veno-venous hemofiltration*), CVVHDF (*continuous veno-venous hemodiafiltration*)
- **Intermittierend/diskontinuierlich:** Hämodialyse (HD), Hämodiafiltration (HDF)

Bei hämodynamisch-instabilen intensivpflichtigen Patienten unter Katecholamintherapie zur Kreislaufstabilisierung werden zumeist **kontinuierliche Verfahren** bevorzugt. Eine Überlegenheit eines Verfahrens gegenüber einem anderen konnte bisher nicht gezeigt werden.
Um eine Koagulation des extrakorporalen Kreislaufs zu verhindern, ist bei diesen Verfahren immer eine **Antikoagulation** notwendig. In den letzten Jahren hat sich bei den kontinuierlichen Nierenersatzverfahren bei Intensivpatienten eine regionale Antikoagulation mit Citrat durchgesetzt, die dadurch eine oft ungewollte systemische Antikoagulation verhindert werden kann (→ Kap. 30).

Verlauf und Prognose

In der größten bisher publizierten Studie zur akuten Nierenschädigung auf der Intensivstation mit Daten von über 120 000 Patienten fand sich eine Mortalität von 9 % bei Patienten ohne Nierenschädigung, im Vergleich zu 19 % bei AKIN Stadium 1, 28 % bei Stadium 2 und 33 % bei Stadium 3.
Die extrakorporale Therapie wird so lange fortgeführt, bis sich die renale Funktion deutlich gebessert hat (z. B. steigende Harnmengen) bzw. der klinische Zustand des Patienten eine Beendigung erlaubt.

Akute Nierenschädigung im Rahmen der Schwangerschaft

Neben physiologischen Anpassungen (Zunahme des Gesamtkörperwassers, renale Hyperfiltration) sind im Rahmen einer Schwangerschaft auch **spezifische Pathologien** beschrieben, die zu einer Nierenschädigung führen können.

Ätiologie

Insgesamt sind diese Erkrankungen aber sehr selten. Folgende Komplikationen mit renaler Beteiligung sind beschrieben:
- Präeklampsie und Eklampsie
- HELLP-Syndrom
- TMA (TTP/HUS)
- Akute Schwangerschaftsfettleber
- Bilaterale Nierenrindennekrose

Bei Zeichen einer intravasalen Hämolyse und Thrombopenie sollte bei Schwangeren differenzialdiagnostisch an eine thrombotische Mikroangiopathie oder eine schwere Präeklampsie/Eklampsie bzw. ein HELLP-Syndrom gedacht werden.

Pathophysiologie und Klinik

Die **Präeklampsie** tritt normalerweise nach der 20. SSW auf. Die Pathogenese beruht auf fetalen und maternalen Faktoren, die zu einer gestörten Angiogenese und dadurch bedingten Hypoperfusion der Plazenta führen. Leitsymptome sind eine neu aufgetretene Hypertonie sowie Proteinurie. Zusätzlich kann es aber auch zu einer Thrombopenie, einem Anstieg des Serumkreatinins und der Leberenzyme kommen. Bei der **Eklampsie** kommen noch neurologische Symptome mit tonisch-klonischen generalisierten Anfällen hinzu. Bei deutlich erhöhten Transaminasen besteht der Verdacht auf ein **HELLP-Syndrom** (**h**emolysis, **e**levated **l**iver enzymes, **l**ow **p**latelets).
Insgesamt ist die klinische Differenzialdiagnose einer schweren Präeklampsie mit HELLP-Syndrom und eines schwangerschaftsassoziierten TTP/HUS schwierig. Dieses kann im Gegensatz zur Präeklampsie auch noch Wochen nach der Entbindung auftreten. Ursächlich sind zumeist Mutationen in Proteinen zur Regulation des alternativen Wegs der Komplementaktivierung (→ Kap. 23).

Zusammenfassung

- Die akute Nierenschädigung auf der Intensivstation ist multifaktoriell. Der Schweregrad der renalen Funktionseinschränkung korreliert mit der Mortalität.
- Auch im Rahmen einer Schwangerschaft kann es selten zu einer akuten Nierenschädigung kommen (Präemklampsie, HELLP-Syndrom, thrombotische Mikroangiopathie).

Chronische Nierenerkrankung

Definition

Eine chronische Nierenerkrankung (*chronic kidney disease* = CKD) liegt vor, wenn

- **entweder** die glomeruläre Filtrationsrate (GFR) für mehr als 3 Monate unter 60 ml/min/1,73 m² Körperoberfläche liegt **(funktionelle Schädigung),**
- **oder** Zeichen einer chronischen Nierenschädigung für über 3 Monate persistieren: Hier dient v. a. eine Albuminurie von über 30 mg/g Kreatinin als Ausdruck einer glomerulären Schädigung **(strukturelle Schädigung).**

Epidemiologie

Exakte Zahlen zur Prävalenz der chronischen Nierenerkrankung liegen nicht vor. Der Anteil an Patienten mit einer eingeschränkten Nierenfunktion wird weltweit auf **über 10 %** geschätzt.

Dank nationaler Dialyseregister gibt es jedoch **genaue Zahlen zur Prävalenz und Inzidenz des terminalen dialysepflichtigen Nierenversagens** (CKD-Stadium 5, s. u.). Hier findet sich in Europa und Nordamerika eine Inzidenz von ca. **10–20/100 000/Jahr.** Die Prävalenz liegt in etwa bei 50–100/100 000.

> Nur etwa 1 % aller Patienten mit chronischer Nierenschädigung erreicht das Stadium der Dialysepflichtigkeit. Die meisten Patienten sterben zuvor an einer **kardiovaskulären** oder **malignen Erkrankung** („kompetitive Risiken").

Insgesamt ist die **Inzidenz** der chronischen Nierenerkrankungen weltweit weiter **steigend.** Dies beruht einerseits auf der allgemeinen demografischen Entwicklung mit zunehmendem Lebensalter, andererseits auch auf einer steigenden Prävalenz von insbesondere Diabetes mellitus und anderer kardiovaskulärer Risikofaktoren. Längst haben die sekundären Erkrankungen (v. a. **Diabetes mellitus und vaskuläre Nephropathie**) die primären renalen Erkrankungen als häufigste Ursache eines dialysepflichtigen Nierenversagens überholt.

Die häufigsten Ursachen einer terminalen Nierenerkrankung sind:

- Diabetische Nephropathie (30–40 %)
- Hypertensive/vaskuläre Nephropathie (25 %)
- Glomerulonephritis (15 %)
- Interstitielle Nephritis (10 %)
- ADPKD (10 %)
- Deutlich seltenere Ursachen (< 10 %):
  - Systemerkrankungen (Amyloidose, GPA)
  - Kongenital
  - Unbekannt/Sonstiges Ursachen
- Systemerkrankungen (Amyloidose, GPA, 4 %)
- Kongenital (1 %)
- Sonstige (4 %)

> In Europa (Deutschland: über 2,5 Milliarden Euro) und den USA werden für chronische Dialyseprogramme in **etwa 3–7 % des gesamten Gesundheitsbudgets** ausgegeben.

Ätiologie

Die Ursachen einer chronischen Nierenerkrankung sind sehr **heterogen.** Einerseits können **primäre Nierenerkrankungen** einen chronisch-progredienten Verlauf zeigen:

- Glomerulonephritiden (→ Kap. 16 bis → Kap. 19)
- Interstitielle Nephritis (→ Kap. 27)

Darüber hinaus kann es auch im Rahmen von **systemischen internistischen Erkrankungen** zu einer sekundären chronischen Schädigung der Niere kommen:

- Diabetes mellitus (→ Kap. 24)
- Arterielle Hypertonie (→ Kap. 25)
- Vaskulitiden (→ Kap. 20)
- Kollagenosen (→ Kap. 21 und → Kap. 22)
- Thrombotische Mikroangiopathie (→ Kap. 23)
- Multiples Myelom (→ Kap. 22)
- Amyloidose (→ Kap. 22)
- Sarkoidose (→ Kap. 22)
- Uratnephropathie

Daneben gibt es auch **hereditäre Erkrankungen,** die zu einer chronischen Nierenerkrankung führen können. Hier sind oft mehrere Familienmitglieder betroffen (→ Kap. 28):

- Alport-Syndrom
- ADPKD (autosomal-dominante polyzystische Nierenerkrankung)
- Morbus Fabry

Letztendlich bleibt noch eine Vielzahl **anderer** möglicher **Ursachen:**

- Chronische Infektion (Tuberkulose, chronische Pyelonephritis bei rezidivierenden Harnwegsinfekten) (→ Kap. 28)
- Nierenarterienstenose (→ Kap. 25)
- Postrenale („urologische") Ursachen (chronische Stauung, vesikoureterale Refluxkrankheit, Nephro- bzw. Ureterolithiasis)
- Toxische Schädigungen (→ Kap. 27)
- Kardiorenales Syndrom (→ Kap. 26)

Tab. 14.1 Stadieneinteilung der CKD und kardiovaskuläres Risiko

	Kategorie	Merkmale
Albuminurie	**A1**	Normal bis leicht erhöht: < 30 mg/g
	A2	Moderat erhöht: 30–300 mg/g
	A3	Deutlich erhöht: > 300 mg/g
GFR (ml/min/1,73 m²)	**G1**	Normal oder hoch: ≥ 90
	G2	Mild eingeschränkt: 60–89
	G3a	Mild bis moderat eingeschränkt: 45–59
	G3b	Moderat bis schwer eingeschränkt: 30–44
	G4	Schwer eingeschränkt: 15–29
	G5	Nierenversagen: < 15

Einteilung

Seit dem Jahr 2002 erfolgt auch bei der chronischen Nierenerkrankung eine **Stadieneinteilung** analog den **NYHA-Stadien der Herzinsuffizienz** (CKD-Stadium 1–5). Bei Patienten an der Dialyse wird zusätzlich das Suffix „D" angehängt (CKD-Stadium 5D). Zur genaueren Unterteilung wurde das Stadium 3 in weiterer Folge in 3a und 3b unterteilt, da innerhalb dieser Patientenkohorte erhebliche Unterschiede bezüglich Komorbiditäten und Prognose bestehen.

Die kontinuierlichen Parameter **GFR** und **Proteinurie** werden hierbei in Kategorien (G1–5 bzw. A1–3) eingeteilt und ermöglichen somit eine bessere Stratifizierung des individuellen Risikos (→ Tab. 14.1).

> Mit steigender Kategorie sowohl der GFR-Einschränkung als auch der Albuminurie zeigt sich sowohl ein **höheres Risiko** für die Progredienz der renalen Erkrankung als auch eine **erhöhte kardiovaskuläre bzw. Gesamtmortalität.**

> Die **Stadieneinteilung** ermöglicht insgesamt eine bessere Vergleichbarkeit von Patienten mit chronischer Nierenerkrankung und erleichtert dadurch sowohl Behandlung als auch epidemiologische Untersuchungen.

Abhängig vom CKD-Stadium besteht ein anderer klinischer Fokus in der Behandlung der Patienten:

Stadium 1

Bei Patienten im CKD-Stadium 1 besteht noch eine **normale exkretorische Funktion.** Eine diagnostische Aufarbeitung der Nierenerkrankung zur Diagnosestellung ist wichtig. Im Stadium der Mikroalbuminurie kann z. B. durch optimale Blutzuckereinstellung bei Diabetikern eine weitere Progression verhindert werden (→ Kap. 24). Bereits während der frühen Stadien sollte auf eine Reduktion der kardiovaskulären Risikofaktoren geachtet und Komorbiditäten adäquat behandelt werden (Diabetes, Hypertonie, Hyperlipidämie).

Stadium 2

Ab dem CKD-Stadium 2 zeigt sich eine beginnende **leichtgradige Funktionseinschränkung** der Nieren. Wichtig ist in diesem Stadium die Abschätzung des Fortschreitens bzw. eine weitere Verzögerung des Verlaufs (z. B. durch ACE-Hemmer oder Angiotensin-Rezeptorblocker-Therapie bei Proteinurie).

Stadium 3a und b

Mit progredienter Nierenerkrankung zeigen die Patienten eine **deutlich erhöhte kardiovaskuläre Mortalität,** weshalb eine weitere Optimierung des kardiovaskulären Risikoprofils entscheidend ist. Erste Symptome der **chronischen Nierenerkrankung** können auftreten (Azidose, Anämie) und müssen behandelt werden. Ebenso muss auf eine Dosisanpassung bei Medikamenten mit vorwiegend renaler Elimination geachtet werden.

Stadium 4

Je nach Grunderkrankung, spätestens jedoch ab einer **GFR unter 30 ml/min/1,73m²** KOF, sollten Patienten mit chronischer Nierenerkrankung einem Nephrologen vorgestellt werden, um das weitere Management zu optimieren. Wichtig sind v. a die Planung und **Vorbereitung der Nierenersatztherapie** und die Aufklärung der Patienten über die zur Verfügung stehenden Optionen (→ Kap. 29 und → Kap. 30)
Ab dem Übergang von CKD-Stadium 4 zu Stadium 5 treten die **allgemeinen Symptome einer chronischen Nierenerkrankung** zunehmend in den Vordergrund, sofern es die Anatomie erlaubt (→ Kap. 15).

Stadium 5

Ab einer GFR unter 15 ml/min ist bei geplanter Hämodialyse die Anlage eines **chirurgischen Shunts** indiziert, sofern es die Anatomie erlaubt (→ Kap. 30).

Zusätzlich muss bei allen Patienten die Möglichkeit einer **Nierentransplantation** evaluiert werden. Die Vorbereitungsuntersuchungen für eine Nierentransplantation sollten bis zum Dialysebeginn abgeschlossen sein. Bei Verfügbarkeit eines Lebendspenders sollte eine **präemptive Transplantation** (noch vor Beginn der Dialysepflichtigkeit) angestrebt werden (→ Kap. 31).

> In Abhängigkeit der **Urämiesymptomatik, der Ausscheidung und des Elektrolythaushalts** muss der Beginn der Nierenersatztherapie individuell erwogen werden.

Das Stadium 5D wird auch als **terminale Nierenerkrankung** bezeichnet.

Management der chronischen Nierenerkrankung

Wichtig in der Behandlung von Patienten mit chronischer Nierenerkrankung sind:

- Diagnostik (→ Kap. 9)
- Therapie der Grunderkrankung (s. einzelne Kapitel)
- Verzögerung der Progression durch allgemeine Maßnahmen (→ Kap. 15)
- Behandlung und Vermeidung von Komplikationen (→ Kap. 15)
- Vorbereitung und Beginn der chronischen Nierenersatztherapie (→ Kap. 29)

Zusammenfassung

- Eine chronische Nierenerkrankung ist durch eine funktionelle Einschränkung der Niere (erniedrigte GFR) sowie eine strukturelle Schädigung (Albuminurie) definiert, die über 3 Monate besteht.
- Basierend auf der GFR und der Albuminurie erfolgt eine Stadieneinteilung. Mit höherer Kategorie des CKD-Stadiums steigen auch die kardiovaskuläre und Gesamtmortalität.
- Das Management der chronischen Nierenerkrankung unterscheidet sich nach dem CKD-Stadium. In Abhängigkeit der Grunderkrankung, spätestens jedoch ab dem CKD-Stadium 4, sollten die Patienten einem Nephrologen zur weiteren Therapie und Planung eines chronischen Nierenersatzverfahrens vorgestellt werden.
- Inzidenz und Prävalenz der chronischen Nierenerkrankung nehmen stetig zu.
- Mittlerweile haben die sekundären Ursachen einer Nierenerkrankung (v. a. Diabetes mellitus und arterielle Hypertonie) die primären renalen Erkrankungen überholt.

Klinik und Therapie der Komplikationen

Bei den meisten Patienten verläuft die chronische Nierenerkrankung **in den frühen Stadien weitestgehend asymptomatisch** (bis CKD-Stadium 3–4), ggf. können die klinischen Symptome der zugrunde liegenden Erkrankung im Vordergrund stehen (z. B. Ödeme bei nephrotischem Syndrom).

> Trotz der großen pathophysiologischen Unterschiede sind die **Symptome** und **Folgen** einer chronischen Nierenerkrankung ab dem **CKD-Stadium 4–5** bei den meisten Patienten **sehr ähnlich.**

Arterielle Hypertonie

Bei fortgeschrittener CKD ab dem **Stadium 3** leiden mehr als zwei Drittel der Patienten an einer arteriellen Hypertonie. Vor allem in Hinblick auf das dadurch erhöhte **kardiovaskuläre Risiko** ist eine optimale Einstellung des Blutdrucks entscheidend. Meist ist hier eine mehrfache Kombinationstherapie notwendig (→ Kap. 25).
Ein durch eine chronische Nierenerkrankung verursachter Hypertonus wird auch als **renoparenchymatöser Hypertonus** bezeichnet und stellt eine wichtige Ursache für eine sekundäre Hypertonie dar (→ Kap. 25).

Hypervolämie

Fällt die GFR **unter 15–20 ml/min,** kann es zu einer progredienten Flüssigkeitsakkumulation mit Hypervolämie und Ödembildung kommen. Dies wird als **„hydropische Dekompensation"** bezeichnet.

> Insbesondere bei Patienten mit vorbestehender Herzinsuffizienz bzw. schlecht eingestelltem Hypertonus mit rezidivierenden hypertensiven Krisen kann es bereits bei noch besser erhaltender GFR zu einer **Volumenretention mit akutem Lungenödem** kommen.

Hier kann bei fehlendem Ansprechen auf eine diuretische Therapie eine akute Dialyse mit **Ultrafiltration** notwendig sein.
Auch bei Patienten mit **höhergradiger Proteinurie** (Amyloidose, nephrotisches Syndrom) findet sich frühzeitig eine **ausgeprägte Ödemneigung,** mit v. a. morgens bestehenden Lid- und deutlichen Beinödemen.

Elektrolytstörungen und Säure-Basen-Haushalt

Ab einer **GFR unter 20 ml/min** steigt die Gefahr einer potenziell lebensbedrohlichen **Hyperkaliämie** aufgrund der verminderten renalen Exkretion (→ Kap. 4).

> Durch Therapie mit z. B. **ACEi/ARB** oder **Aldosteronantagonisten** kann das Risiko für eine Hyperkaliämie auch schon in einem **früheren Stadium** einer chronischen Nierenerkrankung deutlich ansteigen.

Bei diesen Patienten sind daher engmaschige Kontrollen des Serumkaliums notwendig. Daneben kann es auch durch Hämolyse, Zellzerfall (Tumorlyse, Nekrose) oder gastrointestinale Blutungen zu einem vermehrten Kaliumanfall mit konsekutiver Hyperkaliämie kommen.
Zur Vermeidung der Hyperkaliämie ist bei Patienten mit CKD eine **kaliumreduzierte Kost** indiziert. Im klinischen Alltag werden zusätzlich oft enterale Kationenaustauscher oder kaliumbindende Substanzen (z.B. Patiromer) verwendet, wodurch die enterale Kaliumausscheidung erhöht werden soll. Zusätzlich kann eine negative Kaliumbilanz durch **Diuretika** erzielt werden.
Bereits ab **CKD-Stadium 3–4** kann sich durch eine unzureichende renale Bicarbonat-Regeneration und Säureelimination eine **metabolische Azidose** entwickeln, die in weiterer Folge wiederum eine Hyperkaliämie begünstigt. Darüber hinaus hat die metabole Azidose eine Vielzahl an renalen sowie extrarenalen Auswirkungen (Progression der Nierenerkrankung, Muskelabbau, Verstärkung der renalen Osteodystrophie, systemische Inflammation, Wachstumsstörungen, eingeschränkte Leistungsfähigkeit) und ist mit einer erhöhten Mortalität assoziiert.
Ein Ausgleich der renalen metabolischen Azidose erfolgt durch orale oder parenterale **Natriumbikarbonatsubstitution** bzw. durch die Dialyse selbst (HCO_3^--Zielwert > 20 mmol/l).

Renale Anämie

Durch eine mangelnde Bildung von **Erythropoietin** in der Niere kommt es zum Auftreten einer **normochromen, normozytären Anämie** (renale Anämie). Begleitend liegt bei CKD-Patienten häufig ein Eisenmangel vor, sodass die Übergänge zur mikrozytären, hypochromen Anämie fließend sind. Deutlich erniedrigte Hämoglobinwerte (Hb) sind mit einer erhöhten kardiovaskulären Mortalität assoziiert.
Anhand der Parameter **Hämoglobin (Hb)** und **Transferrinsättigung** (ggf. auch **Ferritin**) wird die Behandlung der renalen Anämie mittels **Eisensubstitution** und **ESA-Medikation** *(erythropoetin stimulating agents, z. B. Epoetin alfa s. c.)* gesteuert. Ferritin ist als Akute-Phase-Protein im Rahmen einer CKD bzw. Dialysepflichtigkeit nicht der beste Diagnoseparameter, da es durch die ablaufenden chronisch-entzündlichen Prozesse meist erhöht ist. Eine orale bzw. intravenöse (= effektiver) Eisensubstitution sollte bei einer Transferrinsättigung < 30 % (oder Ferritin < 500 ng/ml) gestartet werden.
Eine ESA-Therapie ist nach Korrektur eines Eisenmangels ab einem Hämoglobinwert **zwischen 9 und 10 g/dl** indiziert. Eine Anhebung des Hb über 11,5 g/dl mittels ESA sollte nicht erfolgen, da danach das kardiovaskuläre Risiko wieder zunimmt.

Störung des Mineral- und Knochenstoffwechsels

Die Störung des Mineral- und Knochenstoffwechsels bei chronischer Nierenerkrankung wird im Englischen als **CKD-MBD** abgekürzt (*chronic kidney disease-mineral bone disease*). Die wichtigsten Veränderungen betreffen:

- Serumphosphat
- Serumkalzium
- Vitamin D (1,25-Dihydroxy-Vitamin D_3 bzw. Calcitriol)
- Parathormon (PTH)
- FGF 23

Wissenschaftliche Erkenntnisse der letzten Jahre haben v. a. die **eingeschränkte Phosphatausscheidung** bei niedriger GFR als frühzeitige und primäre Störung identifiziert. Über eine durch **FGF 23** (und PTH) vermittelte Gegenregulation kommt es dann im Weiteren zu einer Steigerung der Phosphaturie sowie Hemmung der Konversion von 25-Hydroxy-Vitamin-D_3 (Speicherform) in das bioaktive 1,25-Dihydroxy-Vitamin-D_3 (Calcitriol) in der Niere mit dadurch verminderter enteraler Phosphat- und Kalziumresorption (→ Abb. 15.1 und → Kap. 4). Beide Formen können im Labor bestimmt werden und sind neben der Bestimmung der PTH-Konzentration die entscheidenden Parameter in der Evaluation des Knochenstoffwechsels bei CKD.
Ein **Mangel** an **aktivem Vitamin D** begünstigt das Auftreten einer Hypokalzämie und

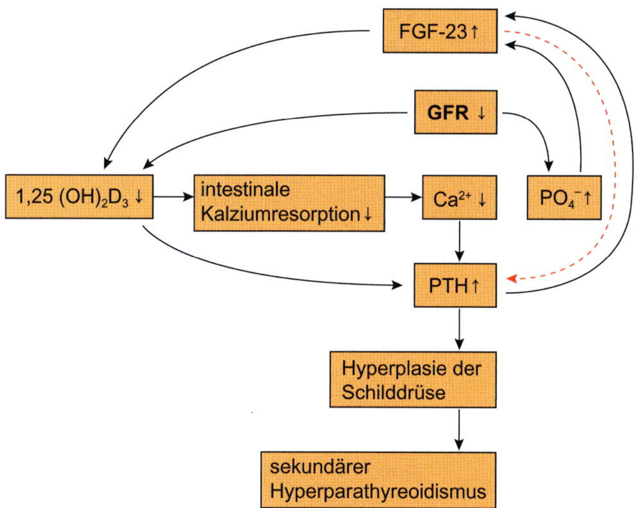

Abb. 15.1 Konzept der CKD-MBD mit sekundärem Hyperparathyreoidismus [L271]

trägt dadurch weiter zur Entwicklung des sekundären Hyperparathyreoidismus bei.
Die erhöhte **PTH-Sekretion** führt zu einer vermehrten Aktivierung von Osteoklasten und dadurch einer gesteigerten Kalziumfreisetzung aus dem Knochen (sekundärer Hyperparathyreoidismus).
Durch den gestörten Mineral- und Knochenstoffwechsel kommt es in weiterer Folge zum Auftreten der **renalen Osteodystrophie.** Diese umfasst die folgenden klinischen Entitäten:

- **Osteitis fibrosa:** Durch konstante Aktivierung der Osteoklasten und Osteoblasten kommt es zu einem hyperdynamen Knochenstoffwechsel.
- **Adyname Osteodystrophie:** Resistenz gegenüber der PTH-Wirkung bzw. übermäßige Senkung durch Vitamin-D-Substitution
- **Osteomalazie:** früher häufig durch Aluminium-haltige Phosphatbinder

> Darüber hinaus führt der sekundäre Hyperparathyreoidismus zu **einer akzelerierten vaskulären Kalzifizierung.** Diese betrifft im Gegensatz zur klassischen Atherosklerose als Erkrankung der Intima v. a. die Media und trägt in weiterer Folge zur hohen kardiovaskulären Begleitmorbidität der chronischen Nierenerkrankung bei.

Therapeutische Interventionen sind die Kontrolle der enteralen Phosphataufnahme durch **orale Phosphatbinder** und **phosphatarme Ernährung.** Zur Behandlung des sekundären Hyperparathyreoidismus ist bei erhöhten bzw. steigenden PTH-Werten eine Substitution des bioaktiven **1,25-Dihydroxy-Vitamin-D_3** indiziert (**Cave:** Hyperkalzämie, Hyperphosphatämie, adyname Osteopathie!). Sollte durch diese Interventionen keine adäquate Kontrolle des sekundären Hyperparathyreoidismus gelingen, besteht die Möglichkeit einer Therapie mit einem **Calcimimetikum** (z. B. Cinacalcet). Dieses führt zu einer Konformationsänderung der Tertiärstruktur des kalziumsensitiven Rezeptors und bewirkt dadurch eine erhöhte Empfindlichkeit dieses Rezeptors für Kalzium mit verminderter PTH-Sekretion.
Bei **medikamentös nicht kontrollierbarem** sekundärem Hyperparathyreoidismus bzw. Auftreten eines **tertiären Hyperparathyreoidismus** (noduläre Hyperplasie, Adenom) ist in schweren Fällen eine **Parathyreoidektomie** notwendig. Bei Patienten mit geplanter Nierentransplantation sollte eine Autotransplantation eines der Epithelkörperchen (z. B. in subkutanes Unterarmfettgewebe) erfolgen. Perioperativ muss auf einen sehr oft massiven Abfall des Serumkalziums mit adäquater Substitution geachtet werden. Postoperativ wird in der Regel eine dauerhafte Substitution von 1,25-Dihydroxy-Vitamin-D3 notwendig.

Erhöhtes kardiovaskuläres Risiko

Durch die chronische Nierenerkrankung ist das kardiovaskuläre Risiko im Vergleich zur Allgemeinbevölkerung deutlich erhöht. Sowohl die chronische Nierenerkrankung als auch eine Albuminurie sind unabhängige **Prädiktoren der kardiovaskulären Mortalität.**
Neben den traditionellen Risikofaktoren wie **Diabetes mellitus, arterielle Hypertonie** oder **Nikotinabusus** finden sich bei Patienten mit chronischer Niereninsuffizienz spezielle Risikofaktoren:

- Sympathikus- und RAAS-Aktivierung
- Hypervolämie
- Elektrolytstörungen
- CKD-MBD mit akzelerierter vaskulärer Kalzifizierung
- Urämietoxine
- Chronische Inflammation

> Im Rahmen eines akuten Koronarsyndroms bzw. Myokardinfarkts werden Patienten mit chronischer Nierenerkrankung **oft nicht leitliniengerecht therapiert** (asymptomatische Präsentation, nicht eindeutige Interpretation der Biomarker, vorbestehende EKG-Veränderungen, Zurückhaltung bzgl. koronarer Intervention).

Die häufigste Todesursache bei Patienten an der Dialyse sind Herzrhythmusstörungen bzw. der **plötzliche Herztod.** Es zeigt sich hier eine Häufung am Ende des langen Dialyseintervalls (Fr auf Mo; Sa auf Di). Risikofaktoren sind:

- Linksventrikuläre Hypertrophie/Kardiomyopathie
- Vorbestehende KHK
- Elektrolytschwankungen (v. a. Hyperkaliämie)
- Intradialytische Gewichtszunahme/chronische Hypervolämie

Neben **einer systolischen Dysfunktion** findet sich bei Patienten mit chronischer Nierenerkrankung und Linksventrikelhypertrophie v. a. auch eine **diastolische Herzinsuffizienz** (HFpEF = *heart failure with preserved ejection fraction*). Das **kardiorenale** Syndrom wird im → Kap. 26 behandelt.
Die wichtigsten Therapieziele sind eine **gute Blutdruckeinstellung** sowie **Meidung einer Hypervolämie.** Eine medikamentöse Herzinsuffizienztherapie beinhaltet:

- RAAS-Blockade (ACEi und ARB)
- Betablocker
- Diuretika (höhere Dosierung bei reduzierter GFR, ggf. sequenzielle Nephronblockade durch Kombinationstherapie, → Kap. 5)
- Aldosteronantagonisten (**Cave:** Hyperkaliämie!)

Statine zeigen eine **Reduktion der Mortalität bei Patienten mit Hypercholesterinämie bis zum CKD-Stadium 4.** Bei Patienten an der Dialyse konnte kein Benefit durch eine zusätzliche neu begonnene Lipidsenkung erzielt werden. Jedoch besteht bei vielen Patienten zum Zeitpunkt des Dialysebeginns bereits eine Statintherapie, die bei guter Verträglichkeit (**Cave:** CK-Anstieg und Muskelschmerzen!) auch an der chronischen Dialyse fortgeführt werden sollte.

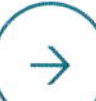

Neurologische Symptome

Unter der **urämischen Neuropathie** versteht man ein sehr breites Spektrum an neurologischen Symptomen, die von einer Konzentrationsschwäche und Abgeschlagenheit bis hin zu Koma und Krampfanfällen reichen.
Bei fortgeschrittener chronischer Nierenerkrankung finden sich auch häufig eine **Polyneuropathie** (PNP) sowie ein **Restless-Legs-Syndrom** (RLS). Eine mögliche medikamentöse Therapie umfasst: Antiepileptika wie Gabapentin und Carbamazepin für die PNP und Dopaminagonisten für das RLS.
Auch mit Beginn der Dialyse kann es zu neurologischen Komplikationen kommen: Das **Dysäquilibrium-Syndrom** kann im Rahmen einer „Andialyse" durch zu schnelle Elimination von erhöhten Osmolyten wie dem Harnstoff aus dem Plasma mit nur verzögerter Diffusion von osmotisch aktiven Substanzen aus dem ZNS über die Blut-Hirn-Schranke auftreten. Durch den dadurch entstandenen osmotischen Gradienten kann es zu einem **Flüssigkeitsshift** nach **intrazerebral** und der Entwicklung eines **Hirnödems** kommen. Bei erhöhtem BUN (> 100 mg/dl) erfolgt daher anfänglich eine tägliche Dialyse über 3 Tage mit geringer Intensität (kleine Kapillare, niedriger Fluss) und kurzer Dauer (bis max. 2 h).

Dermatologische Symptome

Im **CKD Stadium 5** leiden über 50 % der Patienten an einem urämischen **Pruritus.** Die Pathogenese ist bisher noch nicht vollständig geklärt. Eine Assoziation mit erhöhtem Parathormon oder Urämietoxinen wird diskutiert. Die Behandlung gestaltet sich schwierig; topische Therapien mit **fetthaltigen Cremes schaffen kaum Linderung, auch Antihistaminika** sind meist ineffektiv. Mögliche Therapieansätze beruhen auf der Gabe von **Gabapentin** oder **Opiatrezeptoragonisten (z. B. Difelikefalin).**
Bei der **Kalziphylaxie** handelt es sich um eine Verkalkung der subkutanen Arteriolen, die bei Patienten mit schwerer Nierenerkrankung auftreten kann (zumeist bei chronischen Dialysepatienten) und mit einer sehr hohen Mortalität assoziiert ist. Pathophysiologisch liegt ein erhöhtes Kalzium-Phosphat-Produkt bei sekundärem Hyperparathyreoidismus und hoch dosierter Vitamin-D-Therapie zugrunde. Weitere Risikofaktoren sind eine Therapie mit Marcumar®, die eine Kalziphylaxie auslösen können. Die Behandlung beruht auf einer intensivierten täglichen Dialyse, einer Senkung des Kalzium-Phosphat-Produkts sowie Therapie des sekundären Hyperparathyreoidismus mit Cinacalcet. Eine etwaige Therapie mit aktivem Vitamin D muss beendet werden. Als spezifische Therapiemöglichkeit besteht die postdialytische Gabe von **Natriumthiosulfat;** insgesamt gestaltet sich die Behandlung jedoch auch hier sehr schwierig.

Urämie

> Unter Urämie versteht man im Allgemeinen die „Vergiftung" des Bluts mit harnpflichtigen Substanzen.

Die Urämietoxine selbst sind schlecht charakterisiert. Es kommt aber u. a. zur Retention von z. B. Harnstoff und Kreatinin sowie Phosphat, Polyaminen, Homocystein, β_2-Mikroglobulin oder Parathormon. Ein signifikanter Anteil scheint aus dem intestinalen Mikrobiom zu stammen.

> Die Urämie stellt insgesamt einen Zustand **erhöhter systemischer Inflammation** und **Katabolie** dar, der zu Malnutrition sowie Verminderung der Aktivität und Leistungsfähigkeit führt.

Sie tritt üblicherweise erst bei präterminaler Nierenerkrankung im **CKD-Stadium 4–5** auf. Die Symptome sind oft sehr unspezifisch und umfassen:

- Übelkeit
- Inappetenz
- Müdigkeit
- Konzentrationsschwäche
- Verminderte Immunkompetenz mit Infektneigung
- Polyneuropathie
- Pruritus

Bei weiter fortgeschrittener Nierenerkrankung im CKD-Stadium 5 kann es zum Auftreten spezifischer Urämie-assoziierten Komplikationen kommen:

- Vermehrte Blutungsneigung („urämische Thrombozytopathie")
- Urämischer Perikarderguss
- Urämische Enzephalopathie bis hin zum Koma

Das Auftreten dieser Urämie-assoziierten Symptomatik stellt bei Patienten im CKD-Stadium 5 oft die Indikation zum Beginn einer chronischen Nierenersatztherapie dar (→ Kap. 29).

Verzögerung der Progression der CKD

Neben der Therapie der zugrunde liegenden Erkrankung kann durch **allgemeine Interventionen** die Progression der chronischen Nierenerkrankung verzögert werden.

Pathophysiologie der Progression der CKD

Das pathophysiologische Konzept der Progression einer chronischen Nierenerkrankung beruht auf:

- **Glomeruläre Hyperfiltration** mit **erhöhtem intraglomerulärem Druck** in den verbleibenden Nephronen
- Dadurch zunächst **Kompensation eines primären Nephronverlusts** mit Stabilisierung der GFR
- Im weiteren Verlauf **glomeruläre Sklerosierung** der noch funktionierenden Nephrone durch die konstante Überbelastung und weiterer Funktionsverlust

> Eine **Proteinurie** sowie eine (intrarenale) **RAAS-Aktivierung** stellen weitere Risikofaktoren für das Fortschreiten einer chronischen Nierenerkrankung dar.

Antihypertensive Therapie

Eine **optimale Blutdruckkontrolle** ist die wichtigste Maßnahme zur Hemmung der Progression einer chronischen Nierenerkrankung (→ Kap. 25).

RAAS-Blockade

> Vor allem **ACE-Hemmern (ACEi)** und **Angiotensin-Rezeptorblockern (ARB)** wird eine spezifische nephroprotektive Wirkung und eine Reduktion der Proteinurie zugesprochen.

Diese soll v. a. durch die **Reduktion des intraglomerulären Drucks** durch Erweiterung des Vas efferens erfolgen. Ob dadurch aber eine Verzögerung der Progression der Nierenerkrankung bzw. der Proteinurie erzielt werden kann, die über den Effekt der Blutdruckkontrolle hinausgeht, ist unklar. Eine **übermäßige Kochsalzzufuhr** kann die **Effektivität einer RAAS-Blockade aufheben,** wohingegen eine reduzierte Zufuhr synergistisch die Wirkung erhöht. Eine duale RAAS-Blockade durch Kombination eines ACEi und ARB wird aufgrund des deutlich erhöhten Nebenwirkungsprofils (Hyperkaliämie, weitere Verschlechterung der Nierenfunktion) nicht pauschal empfohlen, kann aber im Einzelfall z. B. im Rahmen eines schwer beherrschbaren nephrotischen Syndroms unter regelmäßigen Elektrolytkontrollen eingesetzt werden.

SGLT2-Hemmer

Große Aufmerksamkeit erlangte zuletzt auch der Einsatz von **SGLT2-Hemmern** (Dapagliflozin, Empagliflozin) bei der Therapie von CKD-Patienten mit und ohne Proteinurie unabhängig eines vorliegenden Diabetes mellitus. Der Wirkmechanismus basiert auf der Hemmung der Natrium-Glukose-Cotransporter (*sodium glucose dependent cotransporter 2*) im proximalen Tubulus und sorgt somit für eine verstärkte Natrium- und Glukoserückresorption (Kap. 5). Ursprünglich für die Therapie von Diabetes mellitus Typ 2 zugelassen, hatte sich nebenbei auch ein positiver **kardiorenaler Effekt** gezeigt. Kürzlich publizierte Studien (DAPA-CKD, EMPA-Kidney) ergaben eine signifikante Risikoreduktion der CKD-Progression von bis zu 50%. Ursächlich vermutet wird eine Prävention der Hyperfiltration durch Wiederherstellung des tubuloglomerulären Feedbacks und der Reduktion des erhöhten intraglomerulären Drucks. Zudem wird auch der Glukosurie-bedingten osmotischen Diurese und Natriurese mit der daraus resultierenden Reduktion des zirkulatorischen Gesamtvolumens ein gewisser Schutz zugeschrieben.
Ob dieser Erfolg jedoch auch im längerfristigen Follow-up bestehen bleibt und die Gabe unabhängig der Grunderkrankung (nicht eingeschlossen waren ADPKD und Lupusnephritis) erfolgen sollte, muss abgewartet werden. Aktuell zugelassen sind SGLT-2-Hemmer bis zu einer GFR von 20 ml/min; die Anwendung limitieren können gehäufte Pilzinfektionen durch Glukosurie oder hypotones Blutdruckverhalten.

Diätetische Maßnahmen

Tierexperimentelle Daten zeigten eine **Verzögerung der Progression des GFR-Verlusts** durch **Proteinrestriktion.** Die MDRD-Studie (Modification of Diet in Renal Disease Study) wies aber keinen Vorteil einer ausgeprägten Proteinrestriktion (0,28 g/kg/Tag) in Hinblick auf das Fortschreiten der Nierenerkrankung nach.

Basierend auf aktuellen Empfehlungen scheint eine moderate Eiweißrestriktion auf 0,8 g/kg/Tag sinnvoll. Vor allem aber sollte eine exzessive Proteinzufuhr von über 1,3 g/kg/Tag vermieden werden.

Meidung nephrotoxischer Substanzen

Bei Patienten mit chronischer Nierenerkrankung sollten bekannt nephrotoxische Substanzen (NSAR!) soweit möglich gemieden werden bzw. eine strenge Prüfung der Indikationsstellung sowie adäquate Dosisanpassung erfolgen. Wichtige Beispiele hierfür sind **antimikrobielle Substanzen** wie Aminoglykoside, Vancomycin, Aciclovir, Foscarnet und Amphotericin B. Das Gleiche gilt für die Anwendung von arteriellen **Röntgenkontrastmitteln** bzw. **MR-Kontrastmitteln.**

Bei vital gefährdetem Patienten sollte die potenzielle Nephrotoxizität von Medikamenten oder Kontrastmitteln bei mangelnden Alternativen in Kauf genommen werden!

Nephrotoxine und allgemeine Pathomechanismen der Nierenschädigung werden im → Kap. 27 behandelt.

Dosisanpassung bei eingeschränkter Nierenfunktion

Zur **optimalen Dosierung von Medikamenten** mit vorrangig renaler Elimination bei Patienten mit eingeschränkter Nierenfunktion wird auf Online-Ressourcen wie www.dosing.de verwiesen, die umfangreiche Informationen geben.

Die Abschätzung der Nierenfunktion gelingt am besten durch Berechnung der eGFR (→ Kap. 8). In Ausnahmesituationen, beispielsweise bei kachektischen Patienten, sollte auf die Cystatin C-abhängige GFR zurückgegriffen werden. In der klinischen Routine sind Dosisanpassungen v. a. bei **Antibiotika** bzw. **Virostatika** zu beachten. Auch zahlreiche neurologische und psychiatrische Medikamente (Antidepressiva, Antiepileptika) benötigen eine Dosisanapassung.
Ziel der Dosisanpassung ist die **Vermeidung einer Akkumulation** und dadurch bedingten **Toxizität.** Bei Patienten mit akutem Nierenversagen ist die Dosierung aufgrund des fehlenden Steady State aber oft schwierig. Auch bei Beginn einer Nierenersatztherapie ist auf eine adäquate Adaption der Dosierung sowie Unterschieden zwischen kontinuierlichen und intermittierenden Verfahren zu achten. Andererseits sollten jedoch bei kritisch kranken Patienten mit akutem Nierenversagen auf der Intensivstation (z. B. Sepsis) auch **Unterdosierungen** vermieden werden.
Bei einigen Medikamenten muss bei fortgeschrittener Nierenerkrankung auf systemische Nebenwirkungen geachtet werden:

- Metformin ist ab einer GFR von 30 ml/min wegen der Gefahr einer **Laktatazidose** kontraindiziert (→ Kap. 7).
- Sulfonylharnstoffe (außer Gliquidon) können zu einer **prolongierten Hypoglykämie** führen.

Zusammenfassung

- Eine adäquate Blutdruckkontrolle ist die wichtigste therapeutische Intervention zur Verzögerung der Progression der CKD.
- ACE-Hemmer und Angiotensin-Rezeptorblocker haben einen positiven Einfluss auf die Proteinurie. Zudem werden neuerdings auch SGLT2-Hemmern ein nephroprotektiver Effekt zugeschrieben.
- Nephrotoxische Substanzen sollten gemieden werden und bei einigen Medikamenten ist bei fortgeschrittenem CKD-Stadium eine Dosisanpassung notwendig.
- Patienten mit chronischer Nierenerkrankung haben ein deutlich erhöhtes kardiovaskuläres Risiko.
- Häufige Komorbiditäten der chronischen Nierenerkrankung umfassen eine arterielle Hypertonie, eine Hypervolämie, Elektrolytstörungen (Hyperkaliämie) und Störungen des Säure-Basen-Haushalts (metabolische Azidose), eine renale Anämie sowie neurologische als auch dermatologische Erkrankungen.
- Bezüglich der Dosisanpassung von Medikamenten bei Nierenerkrankung wird am besten auf Online-Datenbanken wie www.dosing.de zurückgegriffen.

→ 16 Systematik glomerulärer Erkrankungen

Anfänglich erscheint es oft schwierig, einen Überblick über die Vielzahl an Ursachen und Formen von glomerulären Erkrankungen zu gewinnen. Durch ein strukturiertes Herangehen und eine systematische Einteilung gelingt es aber rasch, die verschiedenen Kranheitsentitäten auseinanderzuhalten. Der Begriff **Glomerulopathie** bezeichnet eine glomeruläre Schädigung im Allgemeinen. Unter **Glomerulonephritis** versteht man eine durch immunologische Mechanismen bedingte Entzündung der Glomeruli. Es werden dabei isoliert die Nieren betreffende Formen von renalen Mitbeteiligungen im Rahmen systemischer Erkrankungen unterschieden.

Diagnostik

> Neben den initialen differenzialdiagnostischen Überlegungen, basierend auf Anamnese, klinischer Präsentation, Labor- und Harnbefunden ist zur Diagnosesicherung so gut wie immer eine **Nierenbiopsie** indiziert.

Richtungsweisend ist zumeist der **Harnbefund mit Proteinurie und Hämaturie.** Die initiale Aufarbeitung sollte daher folgende Untersuchungen umfassen (→ Kap. 9):

- Harnteststreifen zum semiquantitativen Nachweis von Erythrozyten, Leukozyten, Eiweiß, Glukose, Ketonen und Nitrit
- Protein-Kreatinin-Ratio im Harn zur Quantifizierung bzw. Albumin- und α_1-Mikroglobulin-Kreatinin-Ratio zur Differenzierung der renalen Eiweißausscheidung
- Harnsediment zum Nachweis einer glomerulären Hämaturie (dysmorphe Erythrozyten, Akanthozyten, Erythrozytenzylinder)

Darüber hinaus sind **serologische Untersuchungen** indiziert:

- Autoimmunologische Abklärung inkl. ANCA, Anti-GBM AK, ANA, Anti-ds-DNA, Komplementfaktoren (C3, C4), Kryoglobuline
- HBV-, HCV- und HIV-Serologie
- Immunglobuline, Elektrophorese mit Immunfixation, freie Leichtketten in Serum und Urin
- LDH, Fragmentozyten, Haptoglobin

Systematische Einteilung

> Traditionell basiert die Klassifikation der Glomerulopathien auf den **histologisch-beschreibenden Kriterien** in der Nierenbiopsie, die nun zunehmend um zugrunde liegende **pathophysiologische Mechanismen** erweitert werden.

Eine systematische Einteilung glomerulärer Schädigungen kann daher insgesamt nach mehreren Gesichtspunkten erfolgen:

- **Ätiologie:** primäre und sekundäre Glomerulopathien
- **Histologisches Schädigungsmuster**
- **Immunologische Pathomechanismen**
- **Klinische Symptomatik:** nephrotisches und nephritisches Syndrom

Ätiologie

Bei den glomerulären Erkrankungen werden nach der Ätiologie primäre und sekundäre Glomerulopathien unterschieden:

Primäre Glomerulopathien Es handelt sich um eigenständige und isoliert die Niere betreffende Erkrankungen. Die Schädigung betrifft vorrangig die glomerulären Kapillaren und ist durch **immunologische Prozesse** verursacht (s. primäre Glomerulonephritiden; → Kap. 18 und → Kap. 19).

Sekundäre Glomerulopathien Eine Vielzahl an systemischen Erkrankungen kann aber ebenso zu einer sekundären Schädigung der Glomerula führen. Wichtig sind hier v. a. die sekundären Glomerulonephritiden im Rahmen einer **systemischen Vaskulitis** (→ Kap. 20), bei **systemischem Lupus erythematodes** (→ Kap. 21) oder durch **virale Infekte** (z. B. Hepatitis C, HIV; → Kap. 28). Andere sekundäre Ursachen umfassen die **diabetische Nephropathie** (→ Kap. 24), eine renale Amyloidose (→ Kap. 22) sowie genetische Erkrankungen wie das **Alport-Syndrom** (→ Kap. 28).

Histologisches Schädigungsmuster

Histomorphologisch sinnvoll erscheint eine Einteilung der Glomerulonephritiden/Glomerulopathien nach **Lokalisation der glomerulären Schädigung** (→ Abb. 16.1):

- **Podozyten – viszerale Epithelzellen:**
  - Minimal-Change-Glomerulonephritis
  - Primäre fokal-segmentale Glomerulosklerose (pFSGS)
  - Fokal-segmentale Glomerulosklerose (FSGS)
  - Diabetische Nephropathie
- **Subepithelial:**
  - Membranöse Glomerulonephritis
  - Lupus-Nephritis Klasse V
- **Glomeruläre Basalmembran:**
  - Anti-GBM-Antikörper (Goodpasture-Syndrom)
  - Alport-Syndrom (Defekt der a5-Kette des Typ-IV-Kollagens)
- **Endothelial:**
  - Pauci-Immun-Glomerulonephritis (ANCA-Vaskulitidien)
- **Subendothelial:**
  - Membranoproliferative Glomerulonephritis (MPGN) Typ 1
  - Kryoglobulinämie
  - Lupus-Nephritis Klasse III und IV
  - Postinfektiöse Glomerulonephritis
- **Mesangial:**
  - Mesangioproliferative Glomerulonephritis (Purpura Schönlein-Henoch)
  - IgA-Nephritis
  - Lupus-Nephritis Klasse II
  - Diabetische Nephropathie

Basierend auf der lichtmikroskopischen Untersuchung werden **proliferative** (mit Zellvermehrung) und **nicht-proliferative** (ohne Zellvermehrung) Glomerulonephritiden unterschieden (→ Tab. 16.1). Sind über 50 % der Glomerula betroffen, spricht man von einem diffusen Ausbreitungsmuster, bei unter 50 % von fokalen Läsionen. Ebenso können innerhalb eines einzelnen Glomerulums alle Kapillaren (global) oder nur einige Kapillaren (segmental) betroffen sein (→ Abb. 16.2).

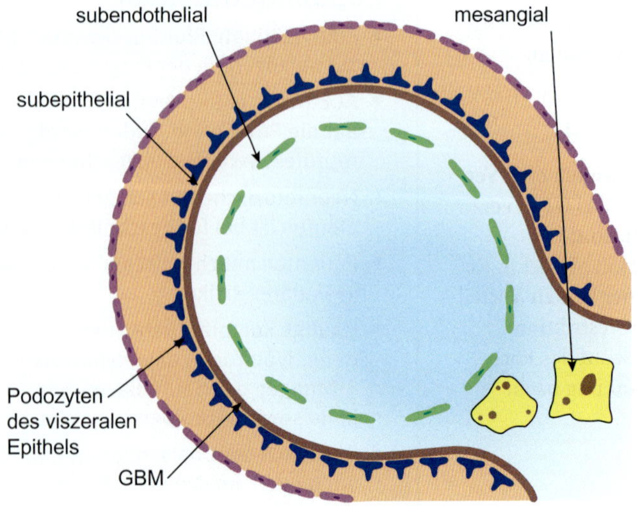

Abb. 16.1 Lokalisation der glomerulären Schädigung [L271]

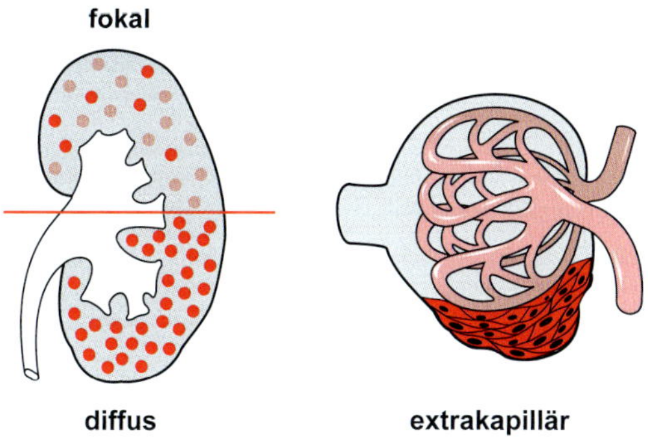

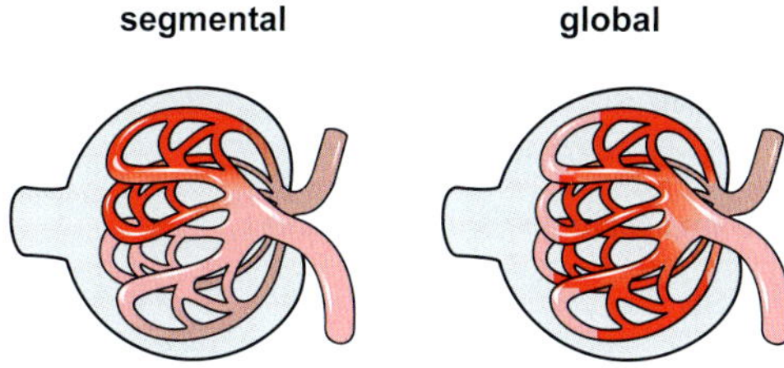

Abb. 16.2 Verteilungsmuster der Glomerulonephritis [L106]

Tab. 16.1 Histologische Klassifikation der Glomerulonephritis nach Proliferation

Histologische Klassifikation	Form der Glomerulonephritis
Nicht-proliferativ	• Minimal-Change-GN • FSGS • Membranöse GN
Proliferativ	• IgA/mesangioproliferative GN • Postinfektiöse GN • MPGN • RPGN mit Halbmondbildung

Immunologische Pathomechanismen

Eine **immunologische Schädigung** der glomerulären Kapillaren ist durch verschiedene Pathomechanismen möglich:

- **Ablagerung** von **zirkulierenden Immunkomplexen** oder **In-situ-Immunkomplexformation:** Die Immunkomplexablagerungen finden sich dabei **mesangial** bei IgA-Nephritis, Purpura Schönlein-Henoch oder Lupus-Nephritis (LN) Klasse II, **subendothelial** bei der postinfektiösen Glomerulonephritis, proliferativen LN Klasse III und IV, Kryoglobulinämie oder MPGN Typ 1, sowie **subepithelial** bei der membranösen Glomerulonephritis
- **Antikörper** gegen die **glomeruläre Basalmembran** (Goodpasture-Syndrom)
- **Pauci-Immun-Glomerulonephritis** ohne Nachweis von Immunkomplexablagerungen: Zu dieser Form zählen v. a. die Glomerulonephritiden im Rahmen von systemischen ANCA-assoziierten Vaskulitiden.

Klinische Symptomatik

Zwei typische klinische Verlaufsformen von glomerulären Erkrankungen werden unterschieden:

Nephritisches Syndrom

Das nephritische Syndrom ist durch ein **aktives Harnsediment** mit glomerulärer Hämaturie (dysmorphe Erythrozyten, Akanthozyten, Erythrozytenzylinder) und Proteinurie definiert.

Zusätzlich bestehen oft eine **Hypertonie** sowie **Lid- und Beinödeme** aufgrund einer Natrium- und Flüssigkeitsretention. Häufig tritt es bei Pathologien auf, die v. a. die glomeruläre Basalmembran oder das kapilläre Endothel betreffen.

Beim nephritischen Syndrom finden sich auch **akute Verläufe** mit rasch progredienter Verschlechterung der Nierenfunktion im Sinne eines akuten Nierenversagens (RPGN-Verlauf).

Nephrotisches Syndrom

Beim nephrotischen Syndrom findet sich vorrangig eine **große Proteinurie** (> 3 g/24 h bzw. 3000 mg/g Kreatinin) mit Hypalbuminämie und Ödemen ohne aktives **Harnsediment.**

Aufgrund des hohen Proteinverlusts kommt es zu folgenden Begleitphänomenen:

- Kompensatorische Entwicklung einer **Hyperlipoproteinämie**
- **Erhöhte Thromboseneigung** durch Verlust von koagulationshemmenden Gerinnungsfaktoren (Antithrombin III, Protein C und S); bei einem Serumalbumin < 20 g/l sollte eine orale Antikoagulation erwogen werden.
- Infektneigung durch Verlust von Immunglobulinen
- Hypothyreose durch Verlust von Thyroxin-bindendem Globulin

Nur **selten** kommt es auch im Rahmen eines nephrotischen Syndroms (v. a. bei stark ausgeprägter Hypalbuminämie) zu einem akuten Nierenversagen.

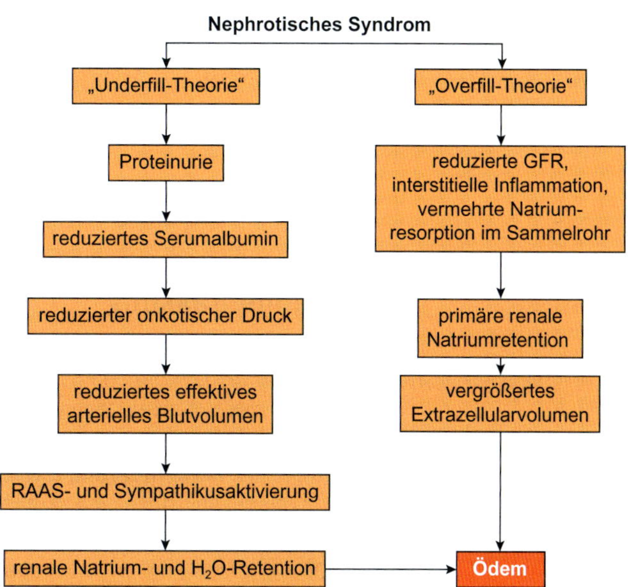

Abb. 16.3 Pathophysiologie des nephrotischen Syndroms [L271]

Tab. 16.2 Wichtige Ursachen eines nephrotischen bzw. nephritischen Syndroms

Ursachen eines nephrotischen Syndroms	Ursachen eines nephritischen Syndroms
Primäre GN	
• Minimal-Change-Glomerulonephritis • Membranöse Glomerulonephritis • FSGS • MPGN	• IgA-Nephritis • RPGN • MPGN
Autoimmun-/Systemerkrankungen	
• SLE • Amyloidose • Diabetes mellitus • Kryoglobulinämie	• Goodpasture-Syndrom • ANCA-Vaskulitiden • SLE
Infektassoziiert	
• Hepatitis B und C	• Postinfektiöse Glomerulonephritis

Tab. 16.3 Einteilung der Glomerulonephritis nach klinischem Bild

Glomerulonephritis	Klinisches Bild
Asymptomatischer pathologischer Urinbefund	Proteinurie (subnephrotische) ohne Nierenfunktionseinschränkung
Nephritisches Syndrom	„Aktives Urinsediment" mit Hämaturie und glomerulärer Proteinurie; Nierenfunktionseinschränkung; Salz- und Wasserretention
RPGN	Rasche Verschlechterung der Nierenfunktion über Tage/Wochen; nephritisches Syndrom; Histologie: zelluläre Halbmonde (extrakapilläre Proliferation)
Nephrotisches Syndrom	Proteinurie > 3,5 g/Tag; Hypalbuminämie, Hyperlipoproteinämie, Ödeme; **Cave:** Thrombose und Infekte!
Chronische Glomerulonephritis	Persistierende Proteinurie mit/ohne Hämaturie; langsam progrediente Nierenerkrankung

Klinisch im Vordergrund steht hier oft eine ausgeprägte Ödembildung mit extravasaler Flüssigkeitseinlagerung. → Abb. 16.3 zeigt die beiden pathophysiologischen Mechanismen die zur Ausbildung von Ödemen bei diesen Patienten führt. Patienten mit primärer Natriumretention **(Overfill)** zeigen ein gutes Ansprechen auf Diuretika, wohingegen Patienten mit reduziertem onkotischem Druck und RAAS-Aktivierung eine Volumenreduktion nur sehr schlecht tolerieren **(Underfill).** Beim nephrotischen Syndrom sind oft **hohe Dosen von Schleifendiuretika** notwendig. Eine **sequenzielle Nephronblockade** durch Kombination eines Schleifendiuretikums mit z. B. einem Thiaziddiuretikum kann bei **Diuretikaresistenz** helfen (Diuretikatherapie, → Kap. 5).

Bei allen Patienten mit ausgeprägter Proteinurie sollte eine Therapie mit **einem ACE-Hemmer** oder **Angiotensin-Rezeptorblocker** erfolgen.

→ Tab. 16.2 gibt einen Überblick über die **wichtigsten Ursachen für ein nephritisches bzw. nephrotisches Syndrom.** Manche Erkrankungen können aber sowohl einen nephritischen als auch nephrotischen Verlauf zeigen. Dazu gehören z. B. die membranoproliferative oder die mesangioproliferative Glomerulonephritis (SLE, IgA).

Der mögliche Verlauf einer Glomerulonephritis reicht von **oligosymptomatisch** mit nur im Harnsediment nachweisbarer Schädigung bis zu **fulminanten Verläufen mit akutem Nierenversagen** (→ Kap. 12). Bei der **rapid-progressiven Glomerulonephritis** (RPGN) handelt es sich um eine akute Verlaufsform, die sich häufig mit einem akuten Nierenversagen präsentiert, das sich über wenige Tage bis Wochen entwickelt. Histologisch zeigt sich eine proliferative Glomerulonephritis mit der Ausbildung von zellulären **Halbmonden** (→ Kap. 17). Daneben finden sich auch chronische Verläufe mit langsam progredienter chronischer Nierenerkrankung (→ Kap. 14).

→ Tab. 16.3 gibt einen Überblick der möglichen Verlaufsformen einer Glomerulonephritis.

In → Abb. 16.4 ist die relative Häufigkeit nephrotischer Erkrankungen mit Proteinurie > 3 g/Tag nach Altersdekade, basierend auf den Ergebnissen von Nierenbiopsien dargestellt. (Patienten mit klinischem Verdacht auf eine diabetische Nephropathie werden oft nicht biopsiert und sind in dieser Darstellung unterrepräsentiert).

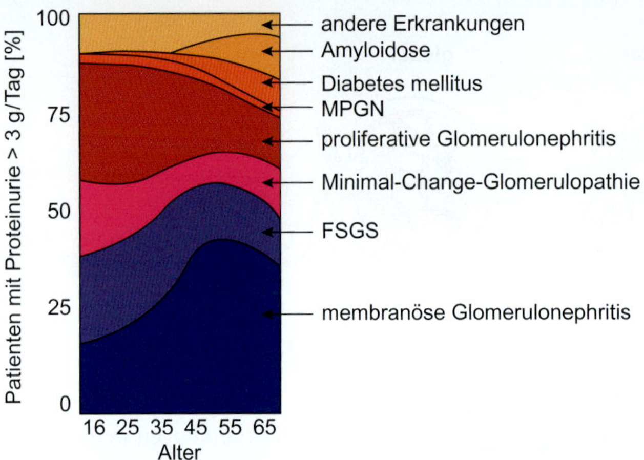

Abb. 16.4 Relative Altersverteilung nephrotischer Erkrankungen nach Biopsieergebnis [L271]

Zusammenfassung

- Die Einteilung glomerulärer Erkrankungen kann nach ätiologischen, histologischen, immunologischen und klinischen Parametern erfolgen.
- Klinisch unterscheidet man v. a. das nephritische und nephrotische Syndrom.
- Das nephritische Syndrom ist durch ein aktives Harnsediment mit dysmorphen Erythrozyten **(Akanthozyten, Erythrozytenzylindern)** und Albuminurie definiert. Häufig findet sich auch eine akute Verschlechterung der Nierenfunktion.
- Beim nephrotischen Syndrom steht eine höhergradige Proteinurie (über 3000 mg/g Kreatinin) und ausgeprägte periphere Ödeme im Vordergrund.

Rapid-progressive Glomerulonephritis

Definition

Bei der rapid-progressiven Glomerulonephritis **(RPGN)** handelt es sich um eine klinische Verlaufsform einer **akuten Glomerulonephritis** mit rasch voranschreitender Einschränkung der renalen Funktion über Tage bis Wochen.

Aufgrund der **spezifischen Therapieoptionen** und des zumeist progredienten Verlaufs bis zu einer terminalen Nierenerkrankung ist eine **frühzeitige und gezielte Diagnostik** entscheidend. Als histomorphologisches Korrelat finden sich **zelluläre Halbmonde** in den Glomerula (*crescentic GN*).

Klinik und Diagnostik

Die RPGN zeigt typischerweise einen **„nephritischen" Verlauf** und ist durch einen **raschen GFR-Verlust** und ein **aktives Harnsediment** gekennzeichnet.

Ein einfacher Urinteststreifen kann hier für die Diagnostik wegweisend sein. Eine **Nierenbiopsie** ist fast immer indiziert, um einerseits die Diagnose zu sichern und andererseits die Prognose besser abschätzen zu können.

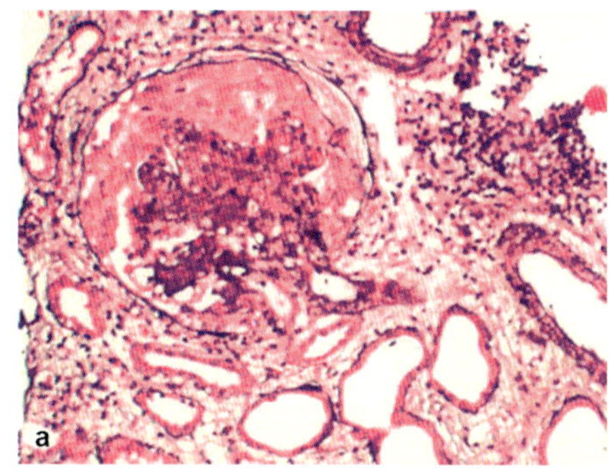

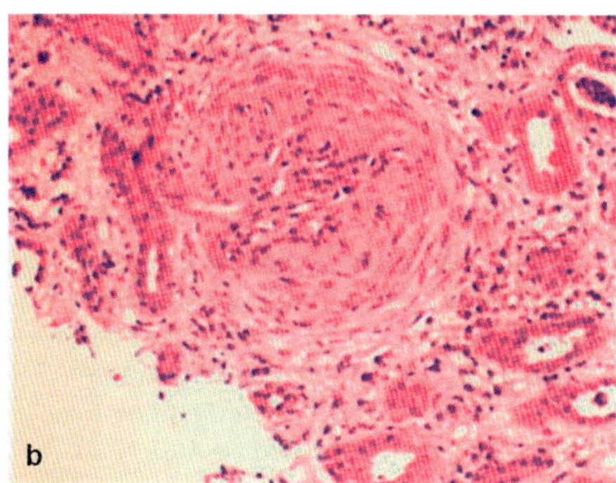

Abb. 17.2 Zellulärer (a) und fibrozellulärer Halbmond mit partieller Sklerosierung (b) [G067]

Bei der RPGN findet sich in der Histologie typischerweise eine als **Halbmonde** bezeichnete Morphologie, weshalb diese Entität auch als **„crescentic GN"** bezeichnet wird (→ Abb. 17.1).

Bei den Halbmonden handelt es sich **um organisierte Plasmaproteine (Fibrin) und Zellen im Bowman-Raum** (zelluläre Halbmonde, → Abb. 17.2a). Im späteren Stadium zeigen sie sich in Organisation als **fibrozelluläre Halbmonde** mit beginnender Sklerosierung (→ Abb. 17.2b).

Epidemiologie

Etwa **10 %** aller Glomerulonephritiden zeigen einen **akuten Verlauf.** Insgesamt ist die Inzidenz der RPGN niedrig und liegt bei unter 1/100 000/Jahr.

Therapie und Prognose

Grundlage der initialen Therapie der RPGN ist eine **Immunsuppression.** Die spezifische Therapie ist abhängig von den zugrunde liegenden Pathomechanismen: Üblicherweise erfolgt anfangs eine Induktionstherapie mit z. B. **Cyclophosphamid** oder **Rituximab** in Kombination mit **hochdosierten Kortikosteroiden.**

In der Erhaltungsphase finden zusätzlich **antiproliferative Medikamente** wie Azathioprin, Mycophenolat-Mofetil oder Methotrexat Anwendung.

Am besten lässt sich die **Prognose** anhand der morphologischen Schäden in der Nierenbiopsie abschätzen.

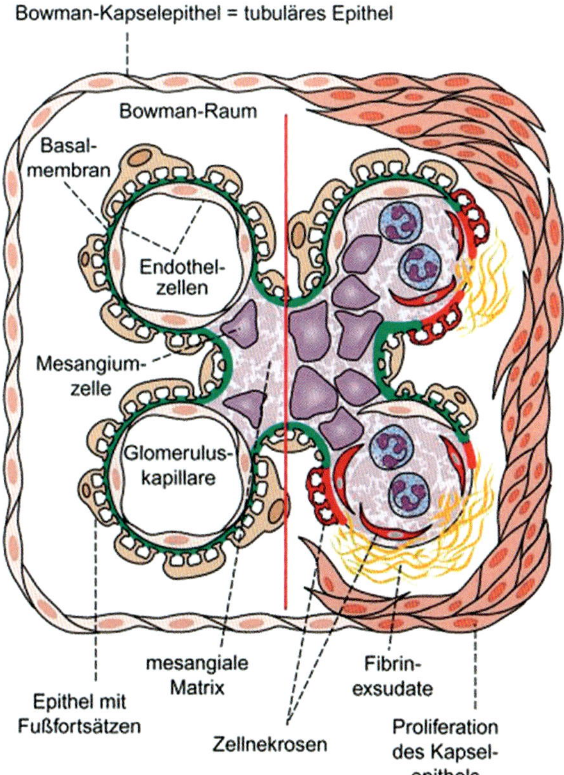

Abb. 17.1 Akute Glomerulonephritis bzw. RPGN (schematische Darstellung) [L106]

Tab. 17.1 Klassifikation der akuten Glomerulonephritis, basierend auf Komplementverbrauch und Pathophysiologie

	Primäre Nierenerkrankung	**Systemische Erkrankung mit Nierenbeteiligung**
Komplementsystem normal	• RPGN: – Idiopathisch – Typ I (Anti-GBM): (10 % aller Fälle): Antikörper gegen die glomeruläre Basalmembran – Typ II (Kollagenosen, Immunkomplex-Depots): (40 % aller Fälle): Immunkomplexablagerungen – Typ III (Pauci-Immun-Glomerulonephritis; 50 % der Fälle) • IgA-Nephropathie	• ANCA-Vaskulitiden (→ Kap. 20): – MPA – GPA – Churg-Strauss-Syndrom • Goodpasture-Syndrom
Komplementverbrauch	• Postinfektiöse Glomerulonephritis • MPGN: – Typ I – Typ II (DDD) – Typ III	• SLE (→ Kap. 21) • Kryoglobulinämie (→ Kap. 20) • Purpura Schönlein-Henoch (→ Kap. 20)

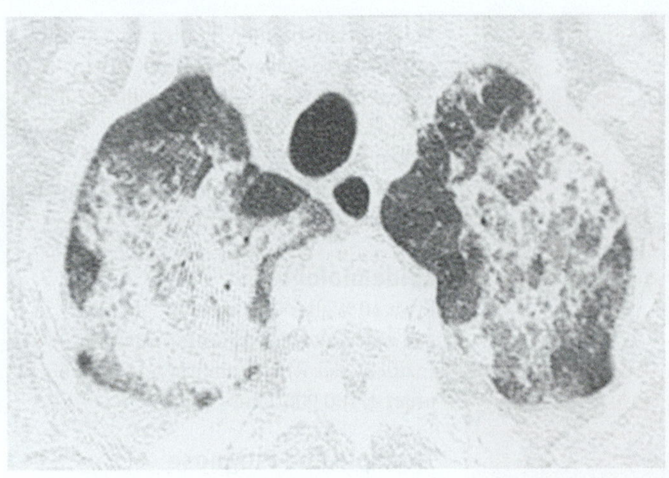

Abb. 17.3 Lungenbeteiligung beim Goodpasture-Syndrom (CT) mit akuten alveolären Einblutungen [G065]

Frische (zelluläre) Halbmonde sind potenziell reversibel und rechtfertigen eine nebenwirkungsreiche Therapie mit z. B. Cyclophosphamid/Rituximab oder hochdosierten Kortikosteroiden.
Bei histologischen Zeichen einer **Fibrosierung** bzw. überwiegend bereits bestehenden **glomerulären Schwielen** als Zeichen einer irreversiblen Schädigung ist die Prognose in Hinblick auf eine Besserung der renalen Funktion schlecht. In diesen Fällen bedarf die Entscheidung zur Therapie einer genauen Risiko-Nutzen-Abwägung.

Pathophysiologie

→ Tab. 17.1 gibt einen Überblick über die wichtigsten Ursachen einer akuten Glomerulonephritis. Die Einteilung erfolgt nach primären sowie sekundären Ursachen einer Glomerulonephritis sowie in Abhängigkeit des Komplementverbrauchs.

RPGN Typ I (Goodpasture-Syndrom)

Die glomeruläre Schädigung entsteht hier durch **Antikörper gegen die NC1-Domäne der α_3-Kette des Typ-IV-Kollagens** als integralem Bestandteil der glomerulären Basalmembran. Die systemische Verlaufsform wird als Goodpasture-Syndrom bezeichnet (ca. 60 % der Fälle).

Beim **Goodpasture-Syndrom** kommt es im Sinne eines **„renopulmonalen Syndroms"** zusätzlich zu einer Lungenbeteiligung mit Hämoptysen und Infiltraten sowie einer progredienten Dyspnoe bis hin zum Lungenversagen (→ Abb. 17.3).

Das Goodpasture-Syndrom ist insgesamt **sehr selten** und hat eine Inzidenz von unter 1/100 000/Jahr. Klinisch präsentieren sich diese Patienten meist mit deutlich **herabgesetztem Allgemeinzustand** im Sinne einer akuten schweren Erkrankung sowie einer raschen Verschlechterung der Organfunktion.
Die Diagnose beruht auf dem **Nachweis von Antikörpern** gegen die glomeruläre Basalmembran im Serum (Anti-GBM-AK) sowie der **Nierenbiopsie** (akute proliferative Glomerulonephritis mit Halbmonden und linearer IgG-Ablagerung entlang der Basalmembran, → Abb. 17.4).
Die **Therapie** beruht auf der **Entfernung der Antikörper** mittels Plasmapherese sowie einer Hemmung der der Nachproduktion mittels immunsuppressiver Therapie.

- **Plasmaaustausch** mit 3–4 l Austauschvolumen gegen Humanalbumin (und FFP bei Hämoptysen) über zumindest 14 Tage mit initial täglicher Behandlung
- **Cyclophosphamid** oral mit 2–3 mg/kg KG pro Tag über 3–4 Monate mit Dosisreduktion um 50 % bei einer GFR < 10 ml/min bzw. um 25 % bei Patienten > 60 J. Alternativ besteht die Möglichkeit einer intermittierenden i. v. Bolusgabe alle 2–4 Wochen oder einer Therapie mit Rituximab (→ Kap. 20 zur Therapie der ANCA-assoziierten Vaskulitiden).
- Hochdosierte **Kortikosteroide:** 500–1.000 mg (Methyl-)Prednisolon i. v. über 3 Tage, gefolgt von 1 mg/kg KG oralem Prednisolon bis zur Remission und anschließendem Tapering (= Ausschleichen)

Bis vor wenigen Jahren war die **Mortalität** dieser Erkrankung noch dramatisch hoch. Durch eine konsequente und frühzeitige Therapie zeigt sich heutzutage ein 5-Jahres-Überleben von 80 % und etwa 70 % der Patienten können vor der Dialysepflichtigkeit bewahrt werden.
Als weitere Ursachen eines renopulmonalen Syndroms kommen **ANCA-positive Vaskulitiden** infrage (→ Kap. 20). Differenzialdiagnostisch muss auch an eine **Lungenembolie** bei z. B. Antiphospholipidsyndrom oder nephrotischem Syndrom mit Hyperkoagulopathie gedacht werden.

RPGN Typ II

Histologisch finden sich hier **Immunkomplexablagerungen in den Glomerula.** Eine Reihe von Erkrankungen kommt als Antigenstimulus für die Immunkomplexbildung infrage:

- Streptokokkeninfektionen (postinfektiöse Glomerulonephritis)
- Systemische Kollagenosen (systemischer Lupus erythematodes) (→ Kap. 20)
- IgA-Nephropathie (→ Kap. 19)
- Purpura Schönlein-Henoch (→ Kap. 20)
- Kryoglobulinämie (z. B. im Rahmen einer Hepatitis-C-Virusinfektion) (→ Kap. 28)

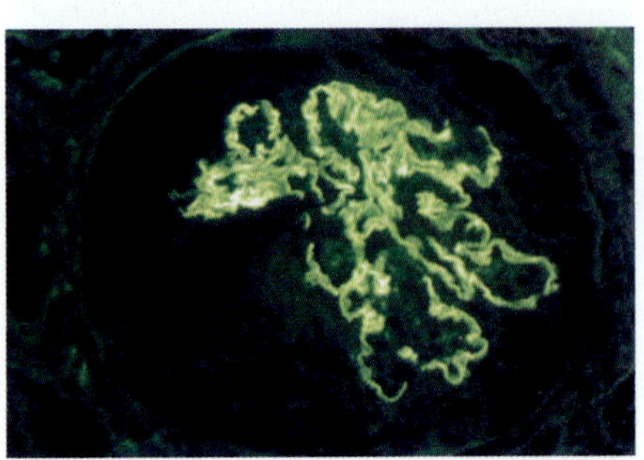

Abb. 17.4 Goodpasture-Syndrom: immunhistochemische Färbung mit IgG-Ablagerungen entlang der glomerulären Basalmembran [G531]

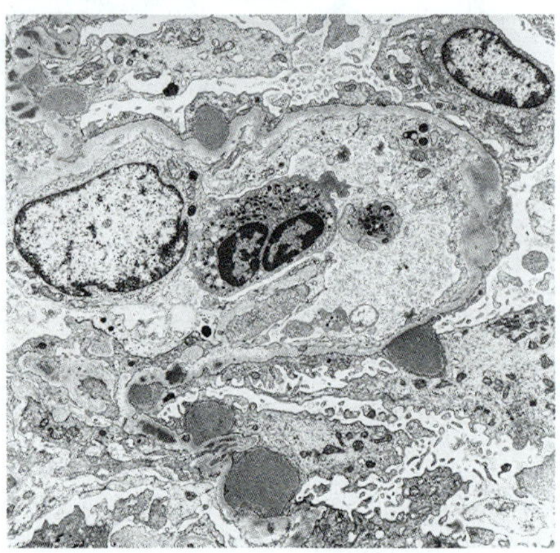

Abb. 17.5 Postinfektiöse Glomerulonephritis: typische „Humps" als Zeichen der Immunkomplexablagerungen [G583]

Eine **ätiologische Zuordnung** gelingt meist durch die immunhistochemische Färbung in der Biopsie (z. B. „Full house" Staining bei SLE mit IgG, IgA, IgM, C3- und C1q-Ablagerungen sowie IgA-Depots bei IgA-Nephropathie) oder durch serologische Tests (Hepatitis-C-Virus, Kryoglobulinämie, Autoantikörper für SLE).

Die **Therapie** beruht auf der Behandlung des antigenbildenden Prozesses mit systemischer Immunsuppression. Bei Kryoglobulinämie im Rahmen einer HCV-Infektion ist zusätzlich eine virostatische Therapie indiziert.

Postinfektiöse Glomerulonephritis

Es handelt sich um eine durch **Immunkomplexablagerungen** verursachte Glomerulonephritis. Sie tritt nach einer Latenzperiode von 1–6 Wochen in der Regel nach einem Infekt mit **β-hämolysierenden Streptokokken** auf (z. B. Angina tonsillaris, Impetigo, Otitis media).

Histologisch finden sich neben dem Bild einer diffus proliferativen Glomerulonephritis in der elektronenmikroskopischen Untersuchung typischerweise **subendotheliale Immunkomplexablagerungen** („Humps", → Abb. 17.5).

Eine **adäquate antibiotische Therapie** bei Streptokokkeninfektionen hat dazu geführt, dass dieses früher sehr häufige Krankheitsbild deutlich seltener geworden ist. Typische klinische Zeichen sind eine Makrohämaturie und Lidödeme.

Die **Diagnostik** beruht neben der Anamnese auf der Bestimmung **von Streptokokken-Antikörpern,** die aber nur bei knapp 75 % der Patienten mit abgelaufener Streptokokken-Pharyngitis vorliegen. Serologisch findet sich zusätzlich ein **Komplementverbrauch.** Eine Biopsie ist aufgrund des zumeist selbstlimitierenden Verlaufs nicht indiziert. Die Mehrzahl der Patienten erreicht eine vollständige Remission. Eine spezifische Therapie gibt es nicht. Bei schweren Verläufen ist die Gabe von (Methyl-)Prednisolon-Boli möglich. Eine Evidenz für die Wirksamkeit einer systemischen Immunsuppression gibt es nicht.

RPGN Typ III

Bei der RPGN Typ III findet sich eine **negative Immunfluoreszenz** in der Histologie ohne Hinweis auf Immunkomplexablagerungen, weshalb sie auch als **Pauci-Immun-Glomerulonephritis** bezeichnet wird. In den meisten Fällen besteht eine Assoziation mit **ANCA-positiven Vaskulitiden** (→ Kap. 20).

Neben der Immunsuppression ist bei schweren Verläufen mit dialysepflichtigem akutem Nierenversagen, renopulmonalem Syndrom oder bei gleichzeitig nachweisbaren Anti-GBM-Antikörper zusätzlich ein **Plasmaaustausch** indiziert. Zusätzlich sollte eine *Pneumocystis-jirovecii*-**Prophylaxe mit Cotrimoxazol** erfolgen.

Zusammenfassung

- Die RPGN ist eine akute Verlaufsform der Glomerulonephritis mit einer renalen Funktionsverschlechterung über Tage bis Wochen.
- Histomorphologisch findet sich typischerweise eine extrakapilläre Proliferation, die als „Halbmonde" bezeichnet werden.
- Frische Läsionen („zelluläre Halbmonde") rechtfertigen eine systemische immunsuppressive Therapie.
- Auf pathophysiologischer Ebene werden drei Formen unterschieden: RPGN Typ I mit Antikörpern gegen die glomeruläre Basalmembran, RPGN Typ II mit Immunkomplexablagerungen und RPGN Typ III als Pauci-Immun-Glomerulonephritis.
- Beim Goodpasture-Syndrom handelt es sich um eine systemische Verlaufsform der RPGN Typ I mit renopulmonalem Syndrom, die eine sofortige Therapie erfordert.
- Die postinfektiöse Glomerulonephritis (Immunkomplex-Glomerulonephritis) ist mittlerweile durch eine adäquate antibiotische Therapie sehr selten geworden.

Im Vergleich zu den sekundären Glomerulopathien als Folge von Systemerkrankungen wie dem Diabetes mellitus Typ 2 sind die **primären Glomerulopathien** mit einer Inzidenz von etwa 5–7/100 000/Jahr sehr selten. Die Inzidenz einer terminalen Niereninsuffizienz als Folge einer primären Glomerulonephritis liegt bei etwa 2/100 000/Jahr.

Erkrankungen der Podozyten (viszerale Epithelzellen) sind üblicherweise mit einer **ausgeprägten Proteinurie** und dem **klinischen Bild eines nephrotischen Syndroms** assoziiert.

Neben den hier behandelten primären Nephropathien können auch **sekundäre Ursachen** zu einer podozytären Schädigung führen (z. B. **diabetische Nephropathie,** → Kap. 24).

Minimal-Change-Glomerulonephritis (MCGN)

Definition und Diagnostik

Die Minimal-Change-Glomerulonephritis ist eine **idiopathische Erkrankung der Podozyten,** die klinisch mit einem nephrotischen Syndrom assoziiert ist.

Morphologisch findet sich ein **Abflachen** und **Abheben der Podozyten von der glomerulären Basalmembran** sowie eine Verschmelzung der Fußfortsätze (→ Abb. 18.1). Diese Veränderungen sind allerdings nur in der Elektronenmikroskopie zu sehen (→ Abb. 18.2a). Lichtmikroskopisch finden sich dagegen meist keine nachweisbaren Pathologien, was der Erkrankung auch den Namen gibt (→ Abb. 18.2b). Die Ursache der podozytären Schädigung ist noch nicht geklärt. Pathophysiologisch wird eine Störung der T-Zellen diskutiert.

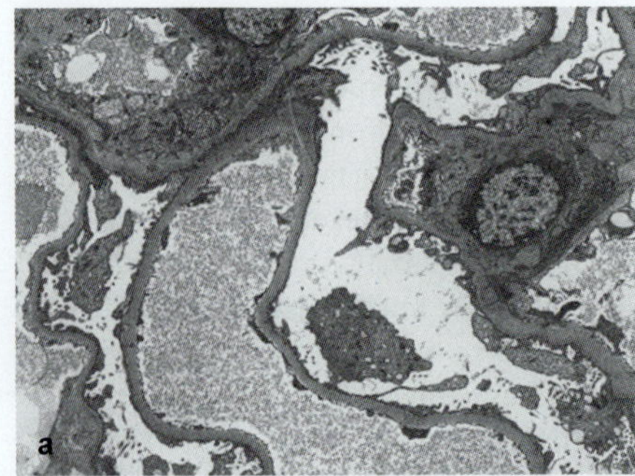

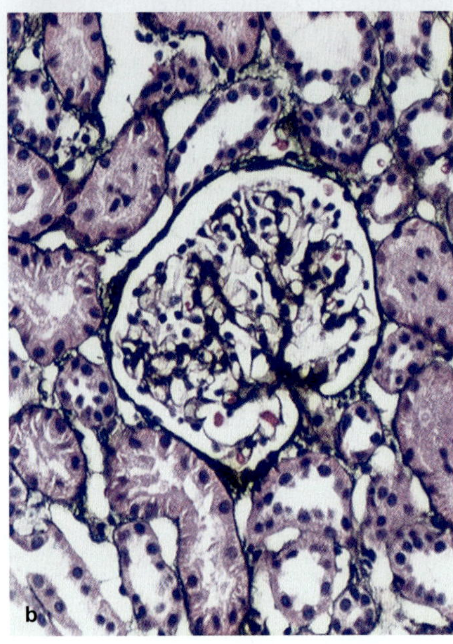

Abb. 18.2 Minimal-Change-Glomerulonephritis: a) Elektronenmikroskopie mit Abheben der Podozyten von der glomerulären Basalmembran; b) unauffälliges Glomerulum in der Lichtmikroskopie [G532]

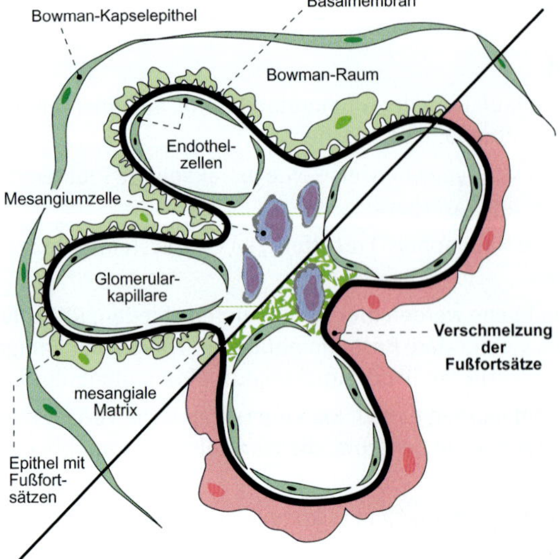

Abb. 18.1 Minimal-Change-Glomerulonephritis [L106]

Therapie und Prognose

Die Minimal-Change-Glomerulonephritis ist die **häufigste Ursache eines nephrotischen Syndroms im Kindesalter** (über 90 %).

Meist gelingt es, durch eine **mehrwöchige hoch dosierte Kortikosteroidgabe** eine komplette Remission zu erzielen. Nur bei Nichtansprechen auf die initiale Therapie ist bei Kindern eine Nierenbiopsie indiziert. Bei Erwachsenen beruht die **Diagnose** dementgegen ausschließlich auf dem **histologischen Befund.** Die initiale Therapie erfolgt ebenfalls mit einer mehrwöchigen Kortikosteroidtherapie (orales Prednisolon mit 1 mg/kg KG über 4–16 Wochen mit anschließendem Tapering). Die Ansprechrate auf die Therapie liegt bei knapp 90 % und zeigt sich durch eine Normalisierung der Protein-Kreatinin-Ratio im Harn. Sowohl bei Erwachsenen als auch Kindern ist aber ein Rezidiv nach der ersten Remission häufig (oft innerhalb der erst 3 Monate). Dieses spricht jedoch in den meisten Fällen ebenso gut auf eine **neuerliche Kortikosteroidtherapie** an.

Bei 10–25 % der Patienten kommt es zum häufigen Auftreten von Rezidiven (*frequent relapser*) bzw. zu einer Steroidresistenz (fehlendes Ansprechen auf eine Kortikosteroidgabe nach Therapie über 8–12 Wochen). Bei diesen Patienten kann eine Therapie mit Cyclophosphamid, Calcineurininhibitoren, Mycophenolat-Mofetil oder Azathioprin sowie Rituximab versucht werden.

Insgesamt haben Patienten mit einer Minimal-Change-Glomerulonephritis eine **sehr gute Prognose** und es kommt nur in seltenen Fällen zu einer progredienten Verschlechterung der Nierenfunktion.

Sekundäre Formen finden sich im Rahmen von **hämatoonkologischen Erkrankungen.** In diesem Fällen besteht die vorrangige Therapie in der Behandlung der Grunderkrankung.

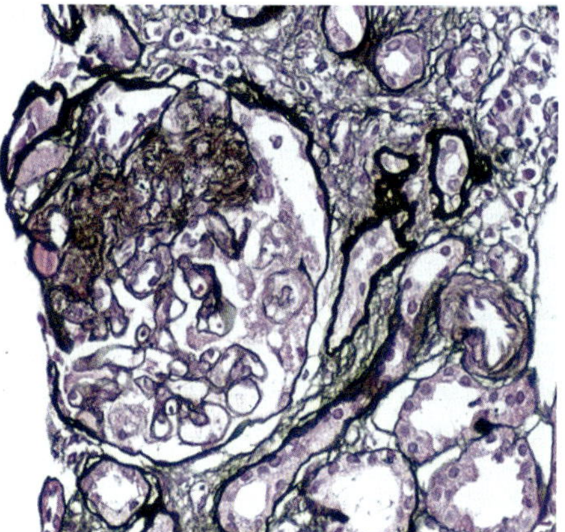

Abb. 18.3 FSGS mit typischer segmentaler Sklerose (Vermehrung der extrakapillären Matrix und Obliteration des kapillaren Lumens) [G532]

Tab. 18.1 Ursachen einer sekundären FSGS

Primäre FSGS		• Idiopathische FSGS
Sekundäre FSGS (als funktionelle Adaptation)	**Mit reduzierter Nephronzahl**	• Unilaterale Agenesie • Oligomeganephronie • Nierentransplantation • Refluxnephropathie • Großzügige Teilnephrektomie (Tumorenukleation) • Frühgeburten
	Mit initial normaler Nephronanzahl	• Diabetes mellitus • Maligne Adipositas • Hypertonie • Anabole Steroide • Sichelzellanämie
	Toxisch	• Heroin • Interferon • Lithium • Sirolimus
	Virus-assoziiert	• HIV • Parvovirus B19 • CMV
Genetische Defekte		

Fokal-segmentale Glomerulosklerose (FSGS)

Definition

Unter einer fokal-segmentalen Glomerulosklerose (FSGS) versteht man eine **charakteristische histopathologische Läsion,** die mit dem klinischen Verlauf eines nephrotischen Syndroms assoziiert ist.

Neben der **klassischen Variante** mit vorrangig fokaler und segmentaler glomerulärer Schädigung (Sklerose, Vermehrung der extrakapillären Matrix, → Abb. 18.3) finden sich weitere Varianten wie die Collapsing-FSGS (z. B. bei HIV-Infektionen, → Kap. 28).

Klassifikation und Therapie

Pathophysiologisch wird eine **primäre idiopathische Form (pFSGS)** von einer **sekundären Form** unterschieden.

Primäre FSGS In der Pathogenese der pFSGS werden zirkulierende Permeabilitätsfaktoren vermutet, beispielsweise konnte gezeigt werden, dass sich der *soluble urokinase plasminogen activator receptor* (suPAR) bei 55–75 % aller Patienten mit pFSGS nachweisen lässt. Ob es sich dabei aber tatsächlich um einen die Podozyten schädigenden Permeabilitätsfaktor handelt, wird derzeit noch diskutiert.

Klinisch präsentieren sich Patienten mit **pFSGS** mit einem **rasch aufgetretenen nephrotischen Syndrom.**

Bei Patienten **ohne nephrotisches Syndrom** (Proteinurie < 3 g/24 h) kann initial eine **symptomatische Therapie** mit ACE-Hemmer oder Angiotensin-Rezeptorblocker versucht werden.
Eine **Steroidtherapie** ist bei allen Patienten mit primärer FSGS und **nephrotischem Syndrom** indiziert (Prednisolon 1 mg/kg KG über max. 4 Monate). Hierdurch gelingt eine komplette Remission in knapp der Hälfte der Patienten.
Bei Patienten mit höhergradiger Proteinurie (> 3,5 g/24 h) oder bereits initial eingeschränkter Nierenfunktion sowie schlechtem Ansprechen auf eine initiale Therapie mit Kortikosteroiden zeigt sich häufig ein schlechter Langzeitverlauf mit progredienter Verschlechterung der Nierenfunktion bis zur Dialysepflichtigkeit (bis zu 70 % der Patienten nach 10 Jahren).
Bei **Steroidresistenz** bzw. dem Auftreten von **häufigen Rezidiven** kann eine Therapie mit einem Calcineurininhibitor oder eine Kombination von Kortikosteroiden mit Mycophenolat-Mofetil versucht werden. Bei schwerer therapierefraktärer Proteinurie kann zudem Rituximab und/oder Plasmapherese zur Elimination möglicher zirkulierender Faktoren eingesetzt werden, auch hier ist die Datenlage jedoch sehr dünn.

Bei **pFSGS-Nierentransplantation** ist ein Wiederauftreten der Erkrankung im Transplant häufig (*recurrence of disease*).

Sekundäre FSGS Im Gegensatz dazu findet sich eine sekundäre FSGS als **Endstadium bei verschiedensten Nierenerkrankungen** unterschiedlichster Ursache (→ Tab. 18.1).

Zusammenfassung

- Primäre Glomerulopathien sind im Vergleich zu sekundären Schädigungen im Rahmen von Systemerkrankungen (z. B. Diabetes mellitus) sehr selten.
- Die Minimal-Change-Glomerulonephritis ist die häufigste Ursache eines nephrotischen Syndroms im Kindesalter. In dem meisten Fällen gelingt durch mehrwöchige Kortikosteroidtherapie eine komplette Remission (**Cave:** Rezidive!).
- Bei der FSGS wird eine primäre (idiopathische) von einer sekundären Form unterschieden (als Endstrecke von unterschiedlichen renalen Erkrankungen). Klinisch findet sich typischerweise ein nephrotisches Syndrom.

Subepitheliale, subendotheliale und mesangiale Schädigung

Subepitheliale Schädigung

Membranöse Glomerulonephritis

Bei der membranösen Glomerulonephritis finden sich in der Lichtmikroskopie **Immunkomplexablagerungen entlang der Basalmembran** (→ Abb. 19.1, → Abb. 19.2).

> Mit knapp 50 % aller Fälle ist die membranöse Glomerulonephritis die **häufigste Ursache** eines **nephrotischen Syndroms** bei Erwachsenen.

In ca. 75 % der Fälle handelt es sich um eine **idiopathische Form** und, nur bei einem kleinen Teil tritt die membranöse Glomerulonephritis im Rahmen einer malignen Grunderkrankung oder einer systemischen Autoimmunerkrankung (z. B. SLE) auf. Bei der idiopathischen Form sind mittlerweile mehrere Antikörper gegen von Podozyten exprimierte Oberflächenantigene identifiziert worden, darunter der **Phospholipase-A2-Rezeptor Typ M (PLA$_2$R), Thrombospondin type-1 domain-containing 7A (THSD7A), NELL-1, Sema3B, PCDH7.**

Klinik und Therapie

Die Nierenfunktion ist beim Diagnosezeitpunkt meist normal. Die Patienten werden primär aufgrund von **Komplikationen des nephrotischen Syndroms** vorstellig. Nach 15 Jahren entwickelt weniger als ein Drittel der Patienten ein terminales Nierenversagen.

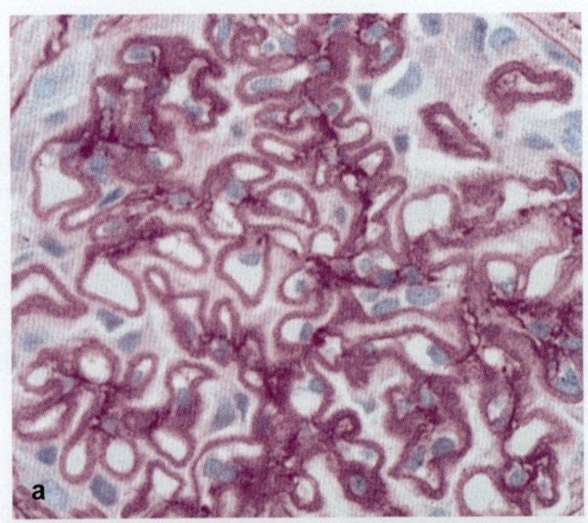

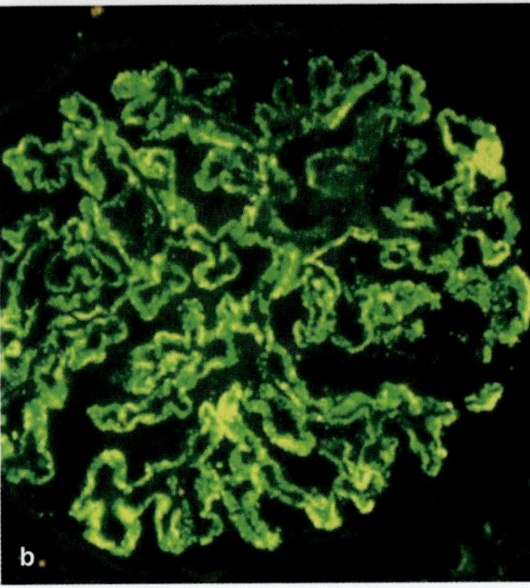

Abb. 19.2 Membranöse Glomerulonephritis: a) fortgeschrittene Erkrankung mit verdickter glomerulärer Basalmembran; b) Immunofluoreszenz mit diffusen, fein granulären Ablagerungen von IgG (Courtesy Charles E. Alpers) [G516]

> Etwa 30 % aller Patienten mit membranöser Glomerulonephritis zeigen eine Verlaufsform **mit spontaner Besserung** oder sogar Remission der Proteinurie. Aus diesem Grund ist initial für die ersten 3–6 Monate nur eine **rein supportive Therapie** mit ACE-Hemmern und **Angiotensin-Rezeptorblockern** indiziert.

Bei **persistierender Proteinurie** oder Verschlechterung der Nierenfunktion ist aufgrund des erhöhten Risikos auf eine weitere Progression nach diesem Beobachtungszeitraum eine immunsuppressive Therapie indiziert. Etablierte Therapieprotokolle beinhalten eine Kombination von Kortikosteroiden mit Cyclophosphamid (**„Ponticelli Schema“**) oder eine Therapie mit Calcineurininhibitoren. Heutzutage wird jedoch weitestgehend Rituximab eingesetzt, da aktuellere Daten Hinweise darauf geben, dass mit Rituximab eine effektivere Wirkung gegenüber Cyclophosphamid erzielt wird.

Subendotheliale Schädigung

Membranoproliferative Glomerulonephritis (MPGN)

Definition und Klassifikation

Bei der membranoproliferativen Glomerulonephritis handelt es sich ursprünglich um eine lichtmikroskopisch beschreibende Krankheitsentität mit v. a. **mesangialer Hyperzellularität** (→ Abb. 19.3), die aber seither durch elektronenmikroskopische Untersuchungen und zuletzt auch durch Erkenntnisse in der Pathophysiologie weiter differenziert werden konnte.

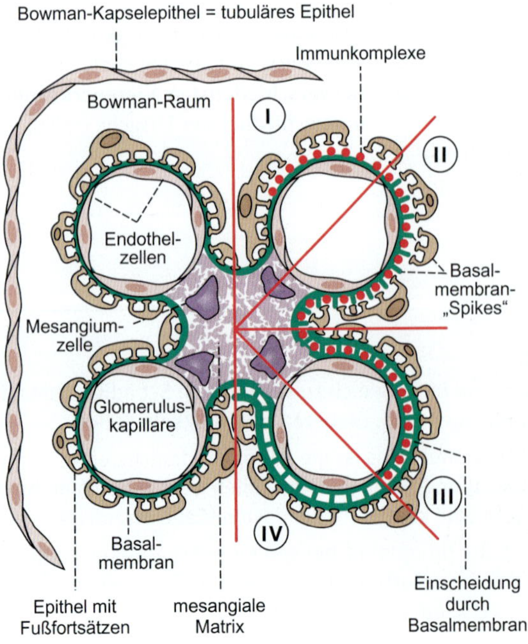

Abb. 19.1 Membranöse Glomerulonephritis:
I: Frühform mit subepithelial gelegenen granulären Ablagerungen
II: Bildung von „spikeartigen“ Basalmembranablagerungen zwischen den Immunkomplexen
III: komplette Umhüllung der Immunkomplexe durch Basalmembran mit erheblicher Verbreiterung der Basalmembran
IV: Reparationsstadium mit Auflösung der Immunkomplexe. Es ist noch eine herdförmige Verbreiterung der Basalmembran erkennbar. [L106]

Abb. 19.3 MPGN Typ 1 und Typ 2 [L106]

Basierend auf der **elektronenmikroskopischen Charakterisierung** wurden bisher drei histologische Typen unterschieden:

- **MPGN Typ 1:** subendotheliale und mesangiale Immunkomplexablagerungen (→ Abb. 19.4)
- **MPGN Typ 2:** direkte Immunkomplexablagerung in der Basalmembran (**DDD: Dense Deposit Disease,** → Abb. 19.5)
- **MPGN Typ 3:** Zusätzlich zu den subendothelialen und mesangialen Ablagerungen finden sich auch subepitheliale Depots.

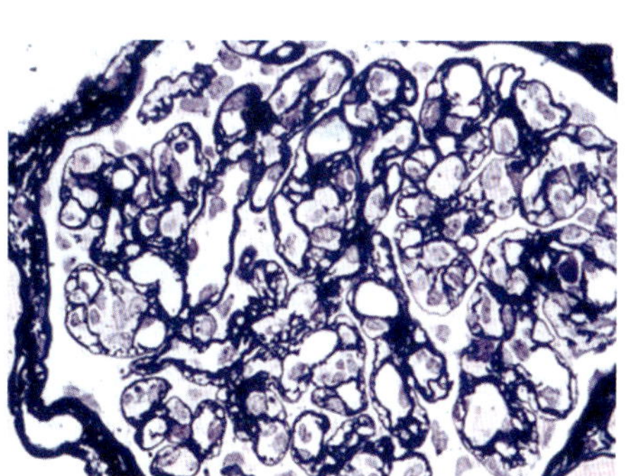

Abb. 19.4 MPGN Typ 1 mit Doppelkonturen der glomerulären Basalmembran [G516]

Die aktuell gebräuchlichste Klassifikation beruht aber auf der zugrunde liegenden **Pathophysiologie:**

- **Immunkomplex-mediierte** Form
- **Komplement-mediierte** Form

Gemeinsam ist allen Formen eine **Aktivierung des Komplementsystems** mit **Komplementverbrauch** (Hypokomplementämie). Eine normale C3-Konzentration im Blut schließt eine MPGN jedoch nicht aus. Neben akuten Verläufen im Sinne eines akuten Nierenversagens, finden sich auch Verläufe **mit isolierter Proteinurie** bis hin zur **langsam voranschreitenden chronischen Nierenerkrankung.**

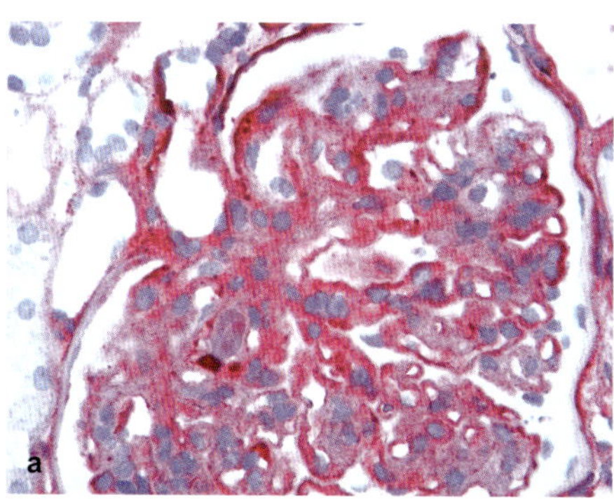

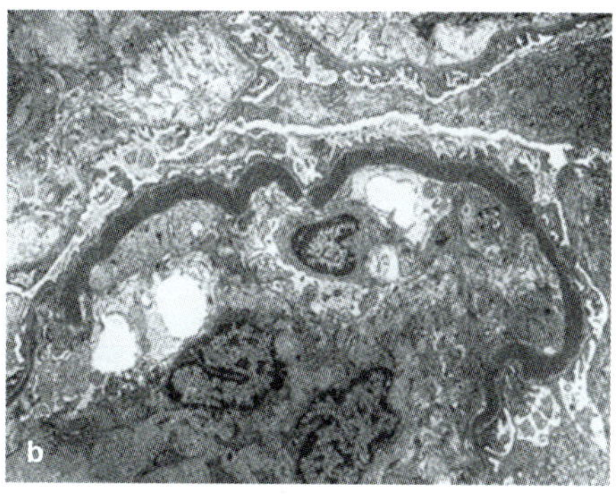

Abb. 19.5 MPGN Typ 2/DDD: a) bandförmige C3-Färbung der verdickten Basalmembran; b) bandförmige elektronendichte Ablagerungen in der Lamina densa der verdickten glomerulären Basalmembran [G067]

Immunkomplex-mediierte MPGN

> Bei der Immunkomplex-mediierten MPGN finden sich **zirkulierende Immunkomplexe** durch einen chronischen Antigenstimulus.

Folgende **Erkrankungen** sind mit einer Immunkomplex-mediierten MPGN assoziiert:

- Autoimmunerkrankungen (SLE, Sjögren-Sydrom oder rheumatoide Arthritis)
- Chronische Infekte (chronische Hepatitis C, chronische bakterielle Infekte, z. B. Endokarditis)
- Paraproteine (MGUS, Kryoglobuline)

Pathophysiologie Es zeigen sich vorrangig eine **mesangiale** bzw. **subendotheliale Ablagerung** dieser Immunkomplexe in den Glomerula, wo sie das **Komplementsystem (Classical Pathway) aktivieren** und es zu einer Proliferation dieser Zellen kommt. In der immunhistologischen Färbung finden sich typischerweise **IgG und C3.**

Therapie Bei der Immunkomplex-mediierten MPGN zielt die Therapie auf die **Behandlung der Grunderkrankung** ab (z. B. antivirale Therapie der HCV-assoziierten Typ-II-Kryoglobulinämie). Die Prognose der MPGN ist allgemein schlecht. Nach 10 Jahren sind etwa 50 % der Patienten mit Immunkomplex-mediierter MPGN terminal niereninsuffizient.

Komplement-mediierte MPGN

Bei der Komplement-mediierten MPGN handelt es sich um eine **seltene und pathophysiologisch** vollkommen **andere Erkrankung,** die nur aufgrund der **lichtmikroskopischen Erscheinung** als MPGN klassifiziert wurde. Ursächlich ist hier eine mangelhafte Regulation und Überaktivierung des alternativen Wegs.

Pathophysiologie Es können zwei Mechanismen zugrunde liegen:

- **Autoantikörper** gegen Komplementfaktoren („Nephritisfaktor"): Diese Antikörper haben eine geringe Spezifität und finden sich auch im Rahmen anderen autoimmunologischer Erkrankungen (z. B. SLE).
- **Mutationen** in Proteinen zur **Regulation des alternativen Wegs der Komplementaktivierung:** Einige dieser genetischen Mutationen sind auch mit dem atypischen hämolytisch-urämischen Syndrom assoziiert (→ Kap. 23).

Basierend auf der **elektronenmikroskopischen** Untersuchung können außerdem die **Dense Deposite Disease** (DDD, früher als MPGN Typ 2 bezeichnet) und die **C3-Glomerulonephritis** unterschieden werden. Elektronenmikroskopisch finden sich bei Patienten mit DDD die charakteristischen kontinuierlichen bandförmigen Ablagerungen von Komplementfaktoren innerhalb der Basalmembran.

Therapie Bei der **DDD bzw. der C3-Nephropathie** besteht therapeutisch neben einem Plasmaaustauch gegen FFP (Entfernung der Antikörper bzw. Substitution von Komplementfaktoren) auch die Möglichkeit einer Inhibition der terminalen Komplementkaskade durch Eculizumab, einem monoklonalen Antikörper gegen den Komplementfakor C5. Neuere Daten (ACCOLADE-Studie) zeigten zudem einen therapeutischen Nutzen des selektiven Komplement-5a-Rezeptor-Antagonisten Avacopan.

Patienten mit **Komplement-mediierter MPGN** zeigen fast alle einen **progredienten Verlauf** bis zur terminalen Nierenerkrankung. Nach einer Nierentransplantation kommt es in kurzer Zeit zu einer Rekurrenz der Erkrankung im Transplantat.

MPGN ohne Immunglobulin- oder Komplementablagerungen

Der **lichtmikroskopische Befund einer MPGN** ohne Nachweis von Immunglobulin- oder Komplementablagerungen findet sich aber auch bei anderen Erkrankungen: z. B. nach einer glomerulären Schädigung im Rahmen einer TMA, beim Antiphospholipidsyndrom, nach Knochenmarktransplantation oder im Rahmen einer Strahlennephritis.

Mesangiale Schädigung

IgA-Nephritis (Morbus Berger)

Bei der IgA-Nephritis handelt es sich um die **häufigste Form einer primären Glomerulonephritis** (höchste Prävalenz in China und Japan). Die Pathophysiologie ist nicht vollständig verstanden, es wird eine „Multi-Hit-Theorie" vermutet: Hypogalaktosylierte IgA1-Antikörper zirkulieren im Blut und triggern eine Antikörperbildung, die daraus resultierenden IgA-/IgG-Immunkomplexe lagern sich im renalen Mesangium ab, führen über eine Komplementaktivierung zur lokalen Inflammation und im weiteren Verlauf zur Fibrosebildung (→ Abb. 19.6).

Da eine physiologische Funktion von IgA die Abwehr inhalativ und oral aufgenommener Antigene ist, wird ursächlich zum Teil auch eine gestörte Mukosa-Barriere vermutet.

Das Auftreten ist meist idiopathisch, sekundäre Formen treten z. B. bei Leber-, rheumatischen, chronisch-entzündlichen Darmerkrankungen oder einer HIV-Infektion auf. In ca. 25 % der Fälle kommt es zum langsamen progredienten Nierenfunktionsverlust.

Klinik und Diagnostik

Klinisch werden die (meist jungen) Patienten typischerweise mit einer **rezidivierenden Makrohämaturie,** ggf. in zeitlichem Zusammenhang mit einem **Infekt des oberen Respirationstrakts,** vorstellig (40–50 % der Patienten). Weitere 30–40 % werden im Rahmen von Routineurinuntersuchungen aufgrund einer Mikrohämaturie und Proteinurie diagnostiziert. Nur eine Subgruppe von knapp 10 % der Patienten präsentiert sich mit einem akuten Verlauf im Sinne einer RPGN oder eines nephrotischen Syndroms.

Die IgA-Spiegel im Serum sind unspezifisch und nur in etwa der Hälfte der Fälle erhöht. Die Indikation zur **Nierenbiopsie** stellt sich bei Verläufen mit einer Proteinurie von über 1000 mg/g Kreatinin bzw. einem nephrotischen Syndrom sowie bei eingeschränkter Nierenfunktion.

Histologisch findet sich in der Immunfluoreszenzmikroskopie eine ausgeprägte Ablagerung von IgA im Mesangium sowie Proliferation der Mesangiumzellen und Vermehrung der Mesangiummatrix (mesangioproliferative Glomerulonephritis, → Abb. 19.7).

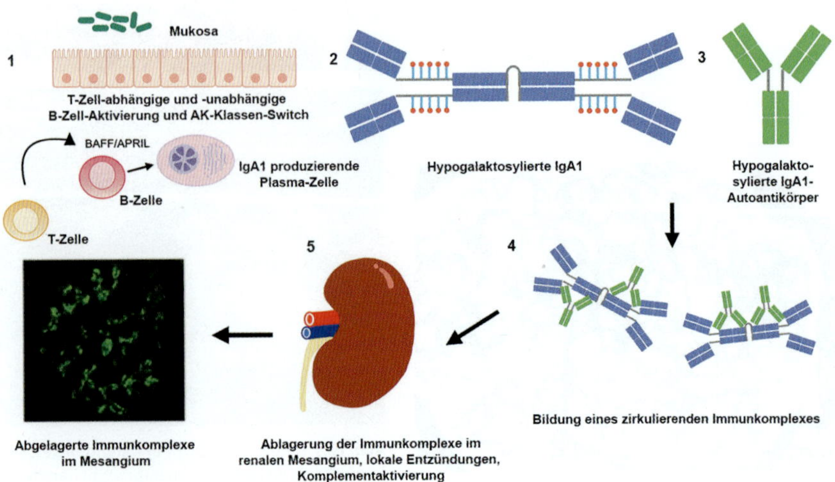

Abb. 19.6 Multi-Hit-Theorie der IgA-Nephritis [F909-003]

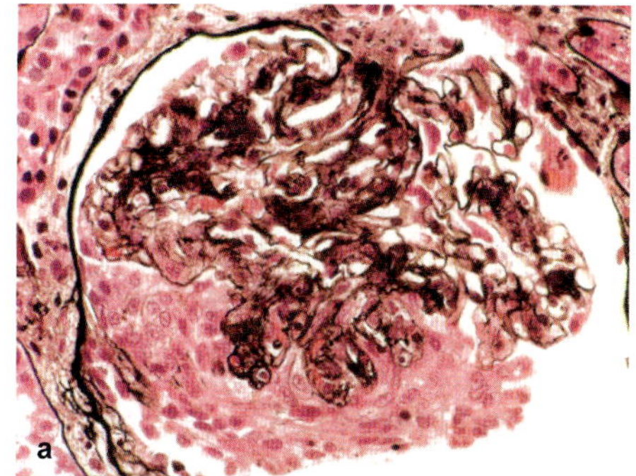

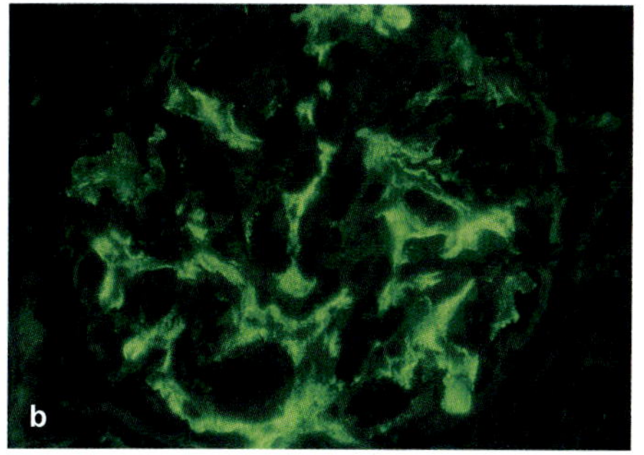

Abb. 19.7 IgA-Nephropathie: a) Crescentic-Glomerulonephritis mit mäßiger mesangialer Proliferation. b) In der Immunfluoreszenz findet sich eine vorrangig mesangiale Färbung von IgA. [G532]

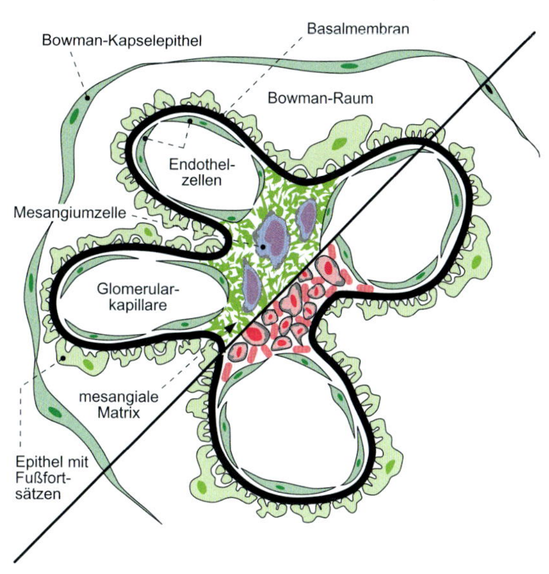

Abb. 19.8 Mesangioproliferative Glomerulonephritis [L106]

Therapie

Grundlage jeder Therapie ist eine RAAS-Blockade mit einem ACE-Hemmer oder Angiotensin-Rezeptorblocker. Therapieziel ist hier neben einer optimalen Blutdruckeinstellung eine Verzögerung der Progression durch Reduktion der Proteinurie.
Eine **immunsuppressive Therapie** mit Kortikosteroiden (z. B. 1 mg/kg KG über 2 Monate mit anschließendem Tapering über 4 Monate, **Pozzi-Schema**) ist erst sinnvoll, wenn die Proteinurie auch durch eine aggressive supportive Therapie nicht reduziert werden kann oder ein progredienter Nierenfunktionsverlust vorliegt. Bei Verläufen im Sinne einer RPGN kann auch eine Kombinationstherapie versucht werden (z. B. Cyclophosphamid mit Kortikosteroiden). Eine Therapie mit Azathioprin und Mycophenolat-Mofetil zeigt basierend auf den limitierten vorliegenden Daten keinen sicheren Effekt. Neuere Daten ergaben einen Benefit nach dem Einsatz von **Budesonid.** Bei einer GFR < 30 ml/min sollte keine immunsuppressive Therapie mehr erfolgen.

Mesangioproliferative Glomerulonephritis

Etwa 10 % aller Glomerulonephritiden weisen eine **diffuse** oder **fokale mesangiale Proliferation** auf (→ Abb. 19.8). Bei der mesangioproliferativen Glomerulonephritis handelt es sich aber **nicht** um eine **eigenständige Krankheitsentität.** Man findet sie vielmehr bei einer Vielzahl von unterschiedlichen glomerulären Schädigungen: Patienten mit diffuser Proliferation des Mesangiums haben meist eine **zugrunde liegende Systemerkrankung** (z. B. SLE, Purpura Schönlein-Henoch). Eine fokale Proliferation findet sich bei der zuvor erwähnten IgA-Nephritis, aber auch selten im Rahmen einer Minimal-Change-Glomerulonephritis.

Zusammenfassung

- Die membranöse Glomerulonephritis ist die häufigste Ursache eines nephrotischen Syndroms beim Erwachsenen. Bei der idiopathischen Form wurden mehrere Antikörper als Ursache identifiziert, u. a. gegen Phospholipase-A2-Rezeptor Typ M (PLA2R) als Ursache identifiziert. Die sekundäre Form tritt im Rahmen von malignen oder systemischen Autoimmunerkrankungen auf.
- Unter dem Begriff der MPGN werden pathophysiologisch vollkommen unterschiedliche Erkrankungen aufgrund eines einheitlichen lichtmikroskopischen Bilds zusammengefasst: eine Immunkomplex-mediierte Form im Rahmen einer chronischen antigenstimulierenden Erkrankung (z. B. HCV-Infektion, Autoimmunerkrankungen) sowie eine Komplement-mediierte Form, bei der es sich um eine Gruppe seltener Erkrankungen mit einer Dysregulation des alternativen Wegs der Komplementaktivierung (DDD, C3-Glomerulopathie) handelt.
- Die IgA-Nephropathie ist die häufigste Form einer Glomerulonephritis der westlichen Welt und typischerweise mit einer Makrohämaturie assoziiert.
- Unter einer mesangioproliferativen Glomerulonephritis versteht man eine histomorphologische Läsion, die bei einer Reihe von Glomerulonephritiden auftreten kann (z. B. IgA-Nephritis, Purpura Schönlein-Henoch, SLE).

→ 20 Glomerulonephritis bei Vaskulitiden

In diesem Kapitel werden vorrangig die **sekundären Glomerulonephritiden** im Rahmen einer **systemischen Vaskulitis** behandelt. Bezüglich der extrarenalen Manifestationen wird auf die jeweiligen Kapitel im rheumatologischen Teil des Buchs verwiesen.

Systematik

Grundsätzlich können alle systemischen Vaskulitiden der mittleren und kleineren Gefäße eine Nierenbeteiligung aufweisen (→ Abb. 20.1). Die 2012 revidierte Nomenklatur der internationalen Chapel-Hill-Konsensuskonferenz (CHCC) unterscheidet:

- Vaskulitiden der mittleren Gefäße (→ Kap. 39):
  - Polyarteriitis nodosa (PAN)
  - Kawasaki-Syndrom (KD)
- Vaskulitiden der kleinen Gefäße (→ Kap. 40):
  - ANCA-assoziierte Vaskulitiden
    - Granulomatose mit Polyangiitis (GPA, vormals Wegener-Granulomatose)
    - Eosinophile Granulomatose mit Polyangiitis (EGPA, vormals Churg-Strauss-Syndrom)
    - Mikroskopische Polyangiitis (MPA)
  - Nicht-ANCA-assoziierte Vaskulitiden
    - Purpura Schönlein-Henoch
    - Vaskulitiden bei Kryoglobulinämie

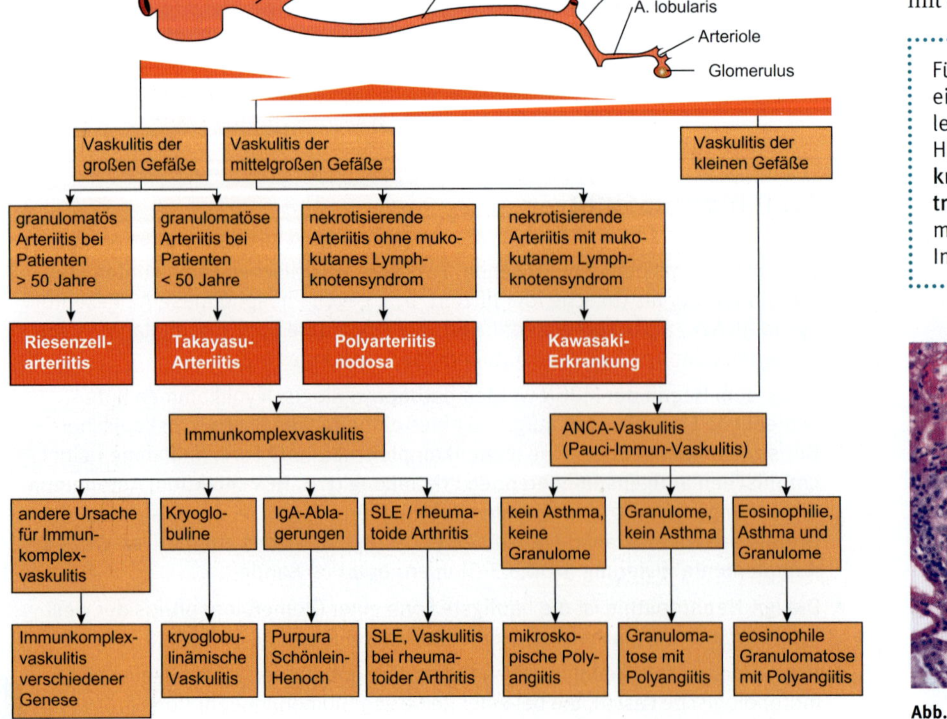

Abb. 20.1 Klassifikation der Vaskulitiden [L271]

Vor allem bei Vaskulitiden der kleinen Gefäße zeigt sich häufig eine **renale Mitbeteiligung** (sekundäre Glomerulonephritis).

Klinisch präsentieren sich die Patienten oft mit einem **akuten Nierenversagen** im Sinne einer rasch-progressiven Glomerulonephritis mit extrakapillärer Proliferation und zellulären Halbmonden (RPGN, → Kap. 17). In der **immunhistochemischen** Färbung der Nierenbiopsie sind die ANCA-assoziierten Vaskulitiden zumeist mit dem histologischen Bild einer pauci-immunen Glomerulonephritis assoziiert (RPGN Typ 3), wohingegen die nicht-ANCA-assoziierten Vaskulitiden typischerweise zu einer durch Immunkomplexablagerungen verursachten Glomerulonephritis führen (RPGN Typ 2).

Pauci-immune Glomerulonephritis bei ANCA-assoziierten Vaskulitiden

In jüngsten Publikationen wird zunehmend nicht mehr zwischen den einzelnen Formen der ANCA-assoziierten Vaskulitis unterschieden und v. a. die **GPA** und **MPA** zusammengefasst.

Auch sind **Abklärung** und **Therapie** bei **renaler Beteiligung** weitestgehend **identisch,** weshalb diese hier auch gemeinsam behandelt werden. Für eine genaue Differenzierung der extrarenalen Symptome der verschiedenen Formen der ANCA-assoziierten Vaskulitiden (GPA, MPA, EGPA) wird auf → Kap. 40 verwiesen.

Klinik und Diagnostik

Häufig werden Patienten mit einer ANCA-assoziierten Vaskulitis erstmalig im Rahmen eines akuten Nierenversagens mit nephritischem Syndrom vorstellig. Das Spektrum reicht von **isoliert die Nieren** betreffenden Formen bis hin zu schweren Verläufen mit pulmonaler Beteiligung im Sinne eines **pulmorenalen Syndroms** (v. a. bei der GPA). **Diagnostisch** wegweisend ist der Nachweis von **ANCA** (antineutrophile zytoplasmatische Antikörper) **in der serologischen Untersuchung.** ANCA sind Antikörper gegen Zielantigene in neutrophilen Granulozyten. Nach immunzytochemischem Muster können diese weiter unterteilt werden in:

- **cANCA** mit zytoplasmatischer Fluoreszenz, gerichtet gegen Proteinase-3 (PR-3)
- **pANCA** mit perinukleärer Fluoreszenz, gerichtet gegen Myeloperoxidase (MPO)

cANCA sind spezifisch für eine **GPA,** pANCA sind unspezifisch und können neben der **MPA** und der **EGPA** auch bei anderen Autoimmunerkrankungen nachgewiesen werden. Bei Patienten mit **aktiver Erkrankung** sind ANCA in über 80 % der Fälle positiv und der Titer zeigt eine Korrelation mit der Krankheitsaktivität.

Für eine sichere Diagnose ist vor Beginn einer immunsuppressiven Therapie in allen Fällen eine **Nierenbiopsie** indiziert. Hier findet sich typischerweise eine **nekrotisierende Glomerulonephritis mit extrakapillärer Proliferation** (zelluläre Halbmonde) mit begleitendem interstitiellem Infiltrat (→ Abb. 20.2).

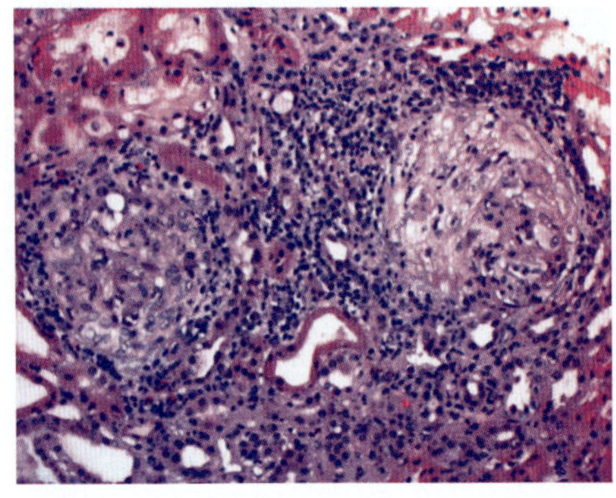

Abb. 20.2 Granulomatose mit Polyangiitis: glomeruläre Nekrose mit Halbmonden sowie dichtes interstitielles Infiltrat [G532]

In der Immunfluoreszenz zeigt sich ein negativer Befund ohne Hinweis auf Immunkomplexablagerungen, weshalb die Erkrankung auch als **Pauci-Immun-Glomerulonephritis** bezeichnet wird.

Therapie und Verlauf

Unbehandelt war die Prognose der ANCA-assoziierten Vaskulitiden (GPA und MPA) in historischen Kohorten mit einem mittleren Überleben von 5 Monaten katastrophal. Durch eine effektive **immunsuppressive Therapie** konnte aber eine deutliche Verbesserung des Überlebens erzielt werden (90 % nach 5 Jahren). Trotz adäquater Therapie entwickeln dennoch ca. 20 % der Patienten nach 20 Jahren eine **dialysepflichtige Niereninsuffizienz.**

Die Therapie besteht aus einer **Induktionstherapie** mit:

- **Cyclophosphamid** oral mit 2–3 mg/kg KG pro Tag für 3–6 Monate bzw. i. v. mit 500–750 mg/m² alle 2–4 Wochen für 3–6 Monate

oder

- **Rituximab** i. v. mit 375 mg/m² pro Woche für 4 Wochen
- **In Kombination mit:** hochdosierten **Kortikosteroiden** (500–1000 mg [Methyl-] Prednisolon i. v. über 3 Tage, gefolgt von 1 mg/kg KG oralem Prednisolon für eine Woche und anschließendem Tapering)
- **Neuere Daten aus der PEXIVAS-Studie** zeigen, dass die Steroidtherapie deutlich schneller reduziert werden darf als bisher angenommen.

Bei intravenöser Anwendung von **Cyclophosphamid** sollte zudem zur **Prophylaxe einer Zystitis Mesna** (2-Mercaptoethansulfonat-Natrium) zum Einsatz kommen.

> Vor allem aufgrund von Infektkomplikationen infolge der systemischen Immunsuppression kommt es anfangs zu einer Erhöhung der therapieassoziierten Mortalität.

In der **RAVE-Studie** zeigte sich kein Unterschied im Nebenwirkungsprofil von Cyclophosphamid und Rituximab.

Bei Therapie mit Cyclophosphamid wird **eine Dosisreduktion bei Nierenerkrankung** und **Patientenalter über 70 Jahre** empfohlen (um 50 % bei dialysepflichtigen Patienten). Nach der initialen Gabe erfolgt die weitere Dosierung nach der Schwere einer auftretenden Leukopenie.

Neu zugelassen ist zudem der orale **C5a-Rezeptor-Antagonist Avacopan** in Verbindung mit Rituximab oder Cyclophosphamid und Prednisolon. Vorteilhaft daran ist, dass die Steroidtherapie hier deutlich schneller reduziert werden kann.

In der **Erhaltungstherapie** bei nicht-organbedrohenden Zuständen kommen **Azathioprin** oder **Methotrexat** in Kombination mit Kortikosteroiden zur Anwendung, anderenfalls wird Rituximab bzw. Cyclophosphamid fortgesetzt.

Bis vor Kurzem wurde zudem bei Erstdiagnose ein Plasmaaustausch durchgeführt. Ergebnisse aus der **PEXIVAS-Studie** ergaben diesbezüglich jedoch keinen Vorteil, sodass nun nur noch in Einzelfällen eine Plasmapherese diskutiert werden sollte.

Bei gleichzeitig nachweisbaren Anti-GBM-Antikörpern besteht jedoch nach wie vor die Indikation zum **Plasmaaustausch** (RPGN Typ 1; → Kap. 17).

Alle Patienten sollten darüber hinaus eine **Pneumocystis jirovecii (PCP)-Prophylaxe** mit **Cotrimoxazol** erhalten.

Im Gegensatz zur GPA und MPA zeigt die seltene **EGPA** einen **gutartigeren Verlauf** und eine mehrwöchentliche Therapie mit systemischen **Kortikosteroiden** ist meist ausreichend.

Immunkomplex-Glomerulonephritis bei ANCA-negativen Vaskulitiden

Von den ANCA-assoziierten Vaskulitiden werden die **Immunkomplex-bedingten Vaskulitiden** abgegrenzt. Hier finden sich neben **primären Formen** (Purpura Schönlein-Henoch, essenzielle Kryoglobulinämie) auch **sekundäre Formen** im Rahmen von **Autoimmunerkrankungen** (systemischer Lupus erythematodes) oder Infekten.

Purpura Schönlein-Henoch

Epidemiologie

Bei der Purpura Schönlein-Henoch handelt es sich um die **häufigste Vaskulitis im Kindesalter,** die aber auch bei Erwachsenen auftreten kann. Die Inzidenz liegt bei ca. 1–2/100 000/Jahr.

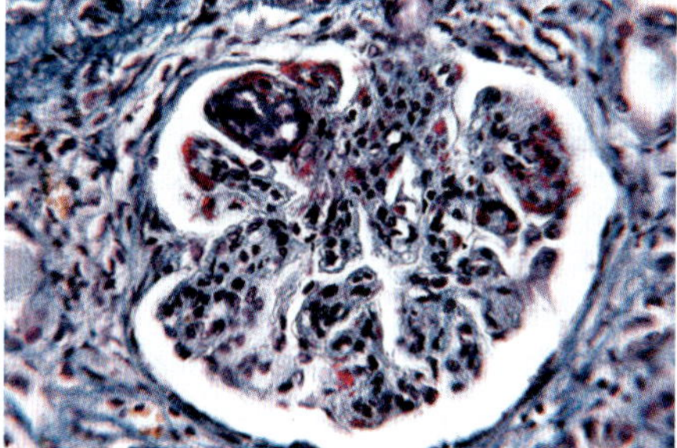

Abb. 20.3 Purpura Schönlein-Henoch: segmentale Nekrose und allgemeine mesangiale Hyperzellularität [G532]

Pathophysiologie

Die **Ursache** der Erkrankung ist **noch unbekannt. Histologisch** finden sich hauptsächlich **IgA-enthaltende Immunkomplexablagerungen** in den Gefäßen verschiedener Organe. Serologisch finden sich in etwa 50 % der Patienten **erhöhte IgA-Spiegel.** Die **Symptomatik** umfasst:

- Palpable Purpura in der Haut
- Arthralgien
- Abdominelle Schmerzen und gastrointestinale Blutungen
- Immunkomplex-Glomerulonephritis

Klinik und Diagnostik

Im Rahmen der Nierenbeteiligung findet sich meist eine **Mikro- bzw. Makrohämaturie.** Nur selten kommt es zu Verläufen im Sinne einer RPGN oder eines nephrotischen Syndroms.

In der **Nierenbiopsie** zeigt sich das Bild einer **mesangioproliferativen Glomerulonephritis** mit ausgeprägter Ablagerung von IgA im Mesangium (→ Abb. 20.3). Eine Abgrenzung zur IgA-Nephritis gelingt durch die extrarenale Symptomatik. Manche Autoren sehen die Purpura-Schönlein-Henoch als systemische Form der IgA-Nephritis.

Therapie und Verlauf

Die **Prognose** ist im Allgemeinen sehr gut mit einem oft selbstlimitierenden Verlauf. Bei schwerem nephrotischem Syndrom oder ausgeprägter extrarenaler Symptomatik (abdominelle Schmerzen, Arthralgien) ist eine kurzfristige **Therapie** mit **Kortikosteroiden** angezeigt.

Tab. 20.1 Kryoglobulinämie

	Typ 1	Typ 2	Typ 3
Relative Häufigkeit	15 %	60 %	25 %
Art der Immunkomplexe	Monoklonale IgM › IgG, IgA, Leichtketten	Monoklonale IgM oder IgG und polyklonale IgG als Antigen	2 polyklonale Immunglobuline
	Monoklonale Kryoglobuline	Gemischte Kryoglobuline	
Erkrankungen	• Morbus Waldenström • Multiples Myelom/MGUS • Idiopathisch	• **HCV** • Endokarditis • Kollagenosen (SLE, Sjögren-Syndrom) • Idiopathisch	

Vaskulitis bei Kryoglobulinämie

Kryoglobuline sind Immunglobuline bzw. Immunkomplexe, die bei einer Abkühlung des Plasmas oder Serums präzipitieren und bei Erwärmung wieder in Lösung gehen. Die **Symptomatik** der Kryoglobulinämie entsteht durch **Ablagerung dieser Immunkomplexe in den kleinen Gefäßen.**
Man unterscheidet drei Typen (→ Tab. 20.1).

Ätiologie

Neben der **essenziellen Kryoglobulinämie** werden sekundäre Formen unterschieden:

- Lymphoproliferative Erkrankungen (multiples Myelom, Morbus Waldenström)
- Kollagenosen (SLE)
- Infektionen (v. a. Hepatitis B/C und Endokarditis)

> Die wichtigste Ursache einer Typ-2-Kryoglobulinämie ist eine **Hepatitis-C-Infektion.**

Klinik und Diagnostik

Die **Symptomatik** ist vielfältig:

- Hautbeteiligungen durch leukozytoklastische Vaskulitis
- Arthralgien und Myalgien
- Fieber
- Periphere Neuropathie
- Lymphadenopathie
- Hepatosplenomegalie
- Hypertonie
- Immunkomplex-Glomerulonephritis

In der **Nierenbiopsie** findet sich typischerweise das Bild einer membranoproliferativen Glomerulonephritis (→ Kap. 19). Die meisten Patienten zeigen einen **asymptomatischen Verlauf** mit Mikrohämaturie und subnephrotischer Proteinurie. Bei ca. 20 % der Patienten kommt es zum Auftreten eines **nephrotischen Syndroms,** knapp 10 % zeigen einen Verlauf mit akutem Nierenversagen.

> Die **Diagnostik** beruht auf dem **Nachweis von Kryoglobulinen im Serum.**

Zudem findet sich ein **Komplementverbrauch** (erniedrigtes C3 und C4). Für die differenzialdiagnostische Abklärung ist v. a. eine **Hepatitis-C-Serologie** wichtig. Zusätzlich sollte eine Abklärung bzgl. **monoklonaler Gammopathien** erfolgen (Elektrophorese, Immunfixation, freie Leichtketten). Bei Purpura ist eine Diagnosestellung durch eine Hautbiopsie einfach **(leukozytoklastische Vaskulitis).**

Therapie

Bei der **HCV**-assoziierten gemischten Kryoglobulinämie sollte eine **antivirale Therapie** erfolgen. Bei schweren Verlaufsformen einer Kryoglobulinämie anderer Genese kann eine Therapie mit **Plasmaaustausch** oder eine **immunsuppressive Therapie** mit Kortikosteroiden bzw. Rituximab versucht werden.

Zusammenfassung

- Grundsätzlich können alle systemischen Vaskulitiden der mittleren und kleineren Gefäße eine Nierenbeteiligung aufweisen.
- Bei den Vaskulitiden der kleinen Gefäße werden ANCA-assoziierte und nicht-ANCA assoziierte Vaskulitiden unterschieden.
- Der klinische Verlauf bei den ANCA-assoziierten Vaskulitiden (GPA, MPA) reicht von einer isoliert die Niere betreffenden akuten Glomerulonephritis bis zu schweren systemischen Verläufen im Sinne eines pulmorenalen Syndroms.
- Bei GPA/MPA ist eine aggressive immunsuppressive Therapie mit Cyclophosphamid bzw. Rituximab indiziert. Initial zeigt sich darunter aber eine deutliche Erhöhung der therapieassoziierten Mortalität.
- Das EGPA zeigt einen deutlich gutartigeren Verlauf und eine Therapie mit Kortikosteroiden ist meist ausreichend.
- Die Purpura Schönlein-Henoch ist die häufigste Vaskulitis im Kindesalter. Histologisch findet sich v. a eine mesangiale IgA-Ablagerung.
- Bei der Kryoglobulinämie-assoziierten Vaskulitis sind v. a. sekundäre Formen bei Hepatitis-C-Infektion bzw. lymphoproliferative Erkrankungen wichtig.

21 Lupus-Nephritis

Diese Kapitel behandelt ausschließlich die Lupus-Nephritis. Eine allgemeine Darstellung zu Diagnostik und Symptomatik des systemischen Lupus erythematodes (SLE) findet sich in → Kap. 35.

Epidemiologie und Klinik

Fast alle Patienten mit SLE zeigen **histologisch nachweisbare Veränderungen der Nieren.**

Bei 40–60 % der Patienten kommt es häufig als Erstmanifestation bzw. in den ersten 5–10 Jahren der Erkrankung zu **einer Nierenbeteiligung,** wobei das klinische Spektrum von einer **asymptomatischen Proteinurie** bis zum akuten Nierenversagen reicht **(RPGN Typ 2).** Bei etwa der Hälfte der Patienten besteht eine hochgradige Proteinurie im nephrotischen Bereich und bei mehr als 20 % findet sich zum Diagnosezeitpunkt bereits eine Einschränkung der Nierenfunktion. Eine ausschließlich renale Manifestation des SLE ist äußerst selten.

Diagnostik

Zur diagnostischen Aufarbeitung eines Patienten mit SLE gehört eine zumindest halbjährliche Kontrolle der Nierenfunktionsparameter sowie eine Quantifizierung der Eiweißausscheidung mittels Bestimmung der Albumin-Kreatinin- bzw. Protein-Kreatinin-Ratio sowie eine Analyse des Harnsediments (dysmorphe Erythrozyten, Erythrozytenzylinder). Durch diese Untersuchungen können das Ausmaß einer renalen Beteiligung sowie deren Aktivität abgeschätzt werden. Zusätzlich kann zum Abschätzen der systemischen Krankheitsaktivität eine Bestimmung der **Komplementfaktoren** (C3, C4), sowie der **Autoantikörper-Titer** (v. a. Anti-dsDNA-Antikörper) sinnvoll sein.

Bei **Verdacht auf eine Nierenbeteiligung** (eingeschränkte GFR, Proteinurie, aktives Harnsediment) stellt sich die **Indikation zur Nierenbiopsie,** da nur durch die Histologie die glomeruläre Schädigung quantifiziert und kategorisiert werden kann.

Histopathologisch handelt es sich bei der Lupus-Nephritis um eine **Glomerulonephritis durch Immunkomplexablagerungen.** Das histologische Bild reicht von minimalen mesangialen Veränderungen bis zu einer akut proliferativen Erkrankung. In der Immunfluoreszenz findet sich dann typischerweise ein **„Full-house"-Staining** mit positivem Nachweis von IgM, IgG, IgA, C3- und C1q-Ablagerungen. Die histologische Einteilung der Lupus-Nephritis erfolgt nach der ISN-Klassifikation von 2003 in **sechs Klassen** (→ Tab. 21.1).

Tab. 21.1 Klassifikation der Lupus-Nephritis

Lupus-Nephritis (LN) Klasse	Morphologie
I	Minimale mesangiale LN
II	Mesangioproliferative LN
III	Fokal-proliferative LN (< 50 % der Glomerula)
IV	Diffus proliferative LN (> 50 % der Glomerula)
V	Membranöse LN
VI	Fortgeschrittene sklerosierende LN (> 90 % der Glomerula sklerosiert)

Neben den glomerulären Schäden finden sich aber auch Fälle mit tubulointerstitieller Nephritis, vaskulären Läsionen durch Immunkomplexablagerungen oder mikrovaskuläre Thromben (s. u. „Antiphospholipidantikörper").

Therapie

Die Therapie der Lupus-Nephritis ist komplex. In einigen Fällen sind **sequenzielle Biopsien** notwendig, um die Therapie zu adaptieren. Nicht selten kommt es im Verlauf der Erkrankung bzw. auch unter Therapie zu einem Klassenwechsel. Die Indikationsstellung zur Therapie wird wesentlich von der **ISN-Klassifikation** bestimmt. Zusätzlich ist eine Abschätzung der Krankheitsaktivität bzw. einer bereits bestehenden chronischen Schädigung mittels eines histologischen Scorings mit Angabe eines Aktivitäts- sowie Chronizitätsindex sinnvoll. Bei allen Klassen der Lupus-Nephritis ist eine **optimale Blutdruckeinstellung** sowie eine **RAAS-Blockade** mit ACE-Hemmern und Angiotensin-Rezeptorblockern zur „Nierenprotektion" wichtig. Zusätzlich sollte eine bestehende **Basistherapie** des SLE mit Hydroxychloroquin fortgeführt werden.

Lupus-Nephritis Klasse I/II

Bei **Lupus-Nephritis Klasse I** (mesangiale Immunkomplexablagerung) und **Klasse II** und einer Proteinurie < 1 g/d (mesangiale Proliferation und Immunkomplexablagerungen, → Abb. 21.1) ist aufgrund der guten Prognose keine spezifische immunsuppressive Therapie indiziert.

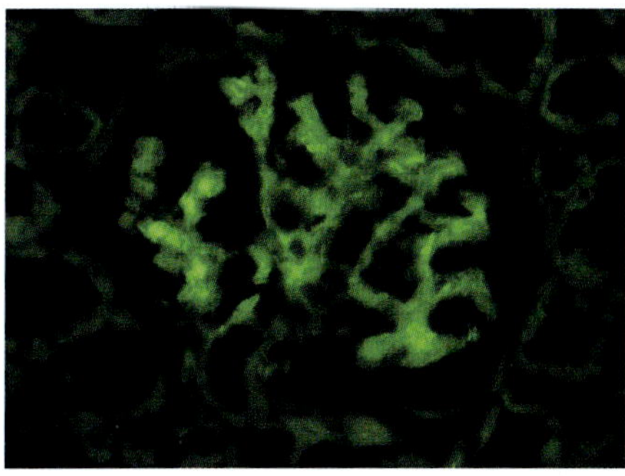

Abb. 21.1 Lupus-Nephritis Klasse II: Die Immunfluoreszenz zeigt eine mesangiale Immunkomplexablagerung. [G532]

Klinisch präsentieren sich die Patienten häufig mit einer **Mikrohämaturie** sowie **Proteinurie** unterschiedlichen Ausmaßes. Besteht eine Proteinurie > 1 g/d, wird eine orale Steroidtherapie empfohlen. Bei zusätzlich vorliegendem nephritischen Sediment sollte die Therapie um Azathioprin oder Mycophenolat Mofetil (MMF) erweitert werden.

Lupus-Nephritis Klasse III/IV

Die Lupus-Nephritis Klasse III und Klasse IV werden auch als **proliferative Lupus-Nephritiden** zusammengefasst:

- **LN Klasse III: fokaler Befall** von < 50 % der Glomerula (→ Abb. 21.2)
- **LN Klasse IV: diffuser Befall** von > 50 % der Glomerula

Die Läsionen werden in **aktiv** (endo- und extrakapillär proliferative Glomerulonephritis, Nekrose), **aktiv und chronisch (proliferativ und skerosierend,** → Abb. 21.3) sowie **chronisch** (sklerosierend, glomeruläre Schwielen) unterteilt. Auf **pathophysiologischer Ebene** finden sich v. a. **subendotheliale Immunkomplexablagerungen** (mit oder ohne mesangialer Beteiligung, → Abb. 21.4).

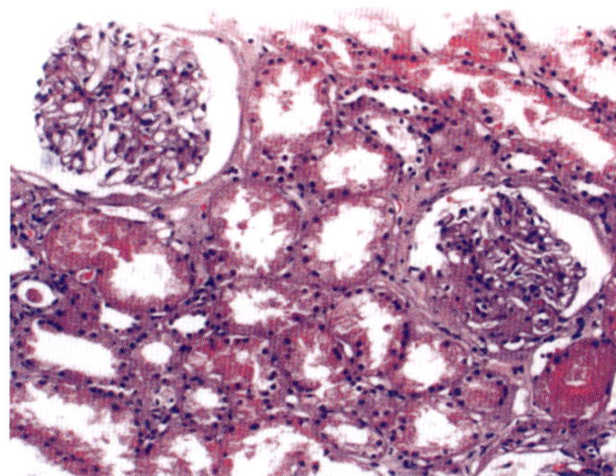

Abb. 21.2 Lupus-Nephritis Klasse III: fokaler Befall mit segmentaler Nekrose des rechten Glomerulums, während das linke Glomerulum vollkommen unauffällig zur Darstellung kommt. [G532]

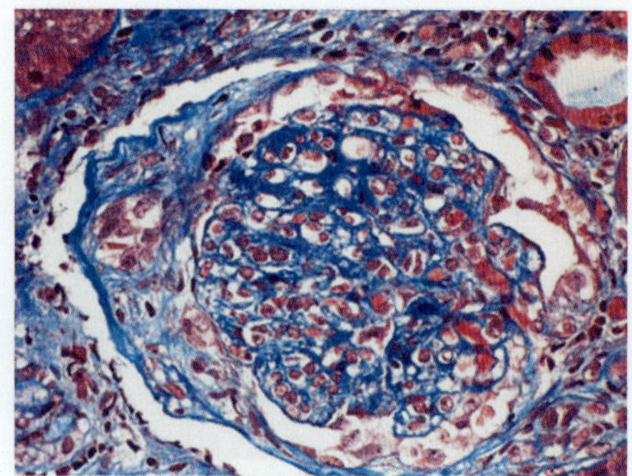

Abb. 21.3 Lupus-Nephritis Klasse IV: proliferative Läsion mit Sklerose [G532]

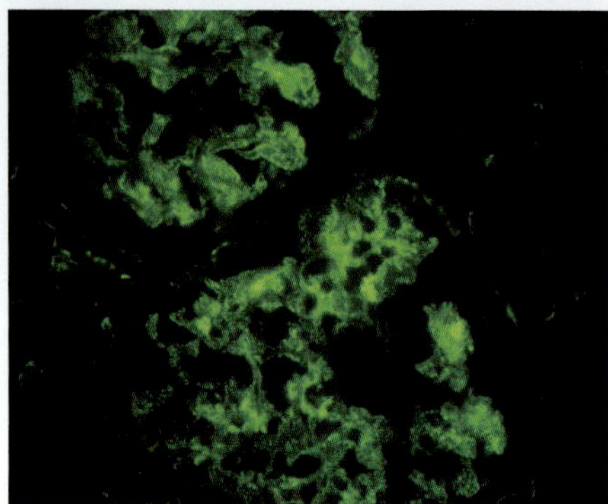

Abb. 21.4 Lupus-Nephritis Klasse III und IV: In der Immunfluoreszenz finden sich die Immunkomplexablagerung vor allem subendothelial. [G532]

Klinisch präsentieren sich die Patienten häufig mit einem **nephritischen Syndrom.** Die Therapie basiert auf einer **Induktionstherapie** mit dem Ziel einer zumindest partiellen oder kompletten Remission sowie einer anschließenden **Erhaltungstherapie** zur Prävention von Rezidiven.

Bei den **proliferativen Lupus-Nephritiden** ist eine immunsuppressive Therapie indiziert. Für die **Induktionstherapie** stehen Cyclophosphamid oder Mycophenolat Mofetil in Kombination mit Kortikosteroiden zur Verfügung.

Bei schweren Verläufen ist **eine hoch dosierte Therapie** mit **Cyclophosphamid** (z. B. i. v. mit 500–1000 mg/m^2 monatlich für 3–6 Monate) in Kombination **Kortikosteroiden** (500–1000 mg (Methyl-)Prednisolon i. v. über 3 Tage, gefolgt von 1 mg/kg KG oralem Prednisolon für 4 Wochen mit anschließendem schrittweisen Tapering) sinnvoll und führt in bis zu 85 % der Fälle zu einer Remission (klassisches „NIH-Protokoll").
Aufgrund der **hohen kumulativen Dosen** von Cyclophosphamid und der dadurch bedingten **Toxizität** wurden Therapieregime in niedrigerer Dosis getestet (z. B. „Euro-Lupus-Schema": 500 mg i. v. alle 2 Wochen für 3 Monate), die eine identische Remissionsrate gezeigt haben.
Als Alternative besteht die Möglichkeit, **Mycophenolat-Mofetil** bereits als **Induktionstherapie** zu verwenden (2–3 g/Tag über 6 Monate). Die Daten zeigen eine vergleichbare Effektivität bei reduzierter Toxizität. Zusammenfassend sollte eine hoch dosierte Cyclophosphamid-Therapie **nur bei schweren Verläufen mit RPGN** und akuten Nierenversagen erfolgen. Bei mildem Verlauf ist eine initiale Therapie mit Mycophenolat Mofetil gerechtfertigt.
Als **Erhaltungstherapie** stehen Azathioprin (1–2 mg/kg KG/Tag) und Mycophenolat Mofetil (1–2 g/Tag) zur Verfügung.

Lupus-Nephritis Klasse V

Bei der **membranösen Lupus-Nephritis** (→ Abb. 21.5) hat initial eine **symptomatische Therapie** mit RAAS-Blockade Vorrang gegenüber einer Immunsuppression. Klinisch präsentieren sich die Patienten ähnlich der idiopathischen membranösen Glomerulonephritis häufig mit einer **hochgradigen Proteinurie.** Bei nephrotischem Syndrom bzw. eingeschränkter Nierenfunktion sollte dennoch eine **immunsuppressive Therapie** begonnen werden. Die Therapiemöglichkeiten umfassen Cyclophosphamid, MMF oder Calcineurininhibitoren (Cyclosporin, Tacrolimus) in Kombination mit Kortikosteroiden.
Zudem sollte bei den Klassen II–V eine additive Therapie mit Belimumab, einem monoklonalen Antikörper gegen den B-Lymphozytenstimulator BLyS, oder mit dem Calcineurininhibitor Voclosporin (in Kombination mit MMF) im Sinne einer Multitarget-Therapie in Erwägung gezogen werden. Bei therapierefraktärem Verlauf besteht zusätzlich die Möglichkeit, Rituximab oder Obinutuzumab einzusetzen. Weitere Therapieoptionen werden derzeit in Phase-II- und III-Studien geprüft.
Oberstes Ziel ist es letztlich, durch eine Kombinationstherapie ein langfristiges Ansprechen unter einer niedrigstmöglichsten Steroiddosis zu erwirken.

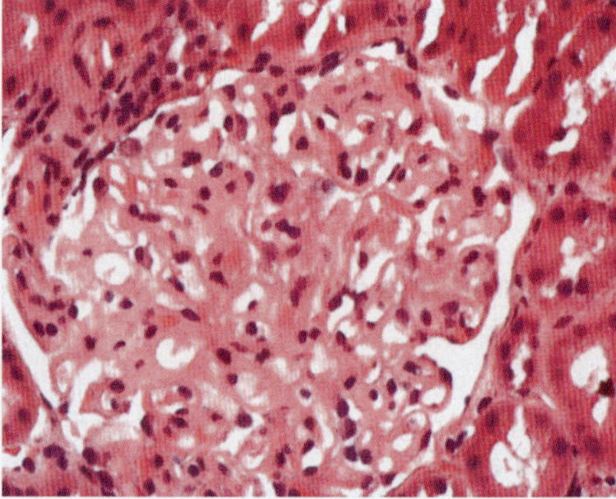

Abb. 21.5 Lupus-Nephritis Klasse V: diffuse Verdickung der Kapillarschlingen durch subepitheliale Depots [G532]

Lupus-Nephritis Klasse VI

Hier besteht aufgrund der **fortgeschrittenen Sklerose** bereits häufig eine Funktionseinschränkung der Nieren. Aufgrund des schlechten Risiko-Nutzen-Profils ist hier keine systemische immunsuppressive Therapie mehr indiziert.

Verlauf

Das **Ausmaß der Nierenbeteiligung** stellt einen wesentlichen **Prädiktor für die Prognose** bei diesen Patienten dar.

Der individuelle Verlauf hängt vom Ansprechen auf die immunsuppressive Therapie ab. Etwa 5–20 % der Patienten mit aktiver Lupus-Nephritis entwickeln trotz Therapie nach 10 Jahren eine terminale Nierenerkrankung.

Antiphospholipid-Syndrom

Bei knapp der Hälfte der Patienten mit SLE besteht ein **sekundäres Antiphospholipid-Syndrom (APS)** mit Hyperkoagulabilität. Die Diagnose beruht auf der typischen Klinik sowie dem Nachweis von **spezifischen Autoantikörpern** (Anti-Cardiolipin-Antikörper, Anti-β_2-Glykoprotein-Antikörper; → Kap. 10). Häufige Komplikationen des APS sind:

- Thrombosen und Lungenembolien
- Spätaborte
- Erhöhtes Risiko für kardiovaskuläre Ereignisse
- Neurologische Symptomatik
- Thrombopenie

Im Rahmen eine APS kann es auch **direkt zu Schädigungen der Nieren** mit Thromben im gesamten renalen Gefäßbett kommen:

- Nierenarterienstenose
- Niereninfarkt
- Mikrovaskuläre Läsionen im Sinne einer thrombotischen Mikroangiopathie (→ Abb. 21.6)
- Nierenvenenthrombose

In seltenen Fällen kommt es zu einer hyperakuten Erkrankung mit **Multiorganversagen** durch multiple Gefäßverschlüsse (**Catastrophic Antiphospholipid Syndrom** = CAPS). Die wichtigste **Therapie** des APS ist eine **systemische Antikoagulation.** Bei CAPS erfolgen zusätzlich eine immunsuppressive Therapie mit Glukokortikoiden sowie ein Plasmaaustausch zur Reduktion der Autoantikörper.

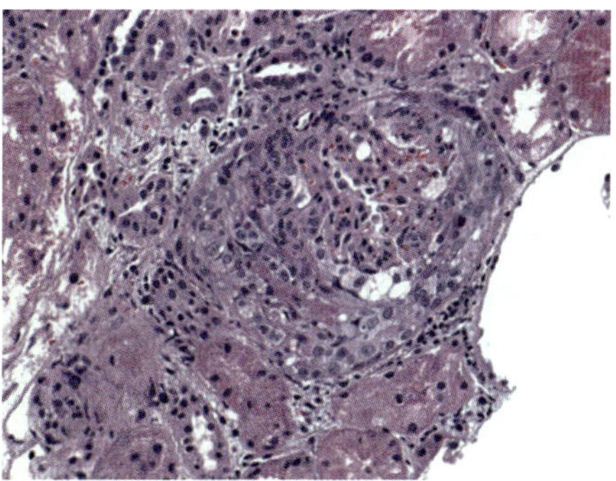

Abb. 21.6 Antiphospholipid-Syndrom: glomeruläre Schädigung mit Thrombose und Nekrose als Komplikation eines SLE [G532]

Zusammenfassung

- Die meisten Patienten mit SLE zeigen eine renale Beteiligung.
- Das klinische Spektrum reicht von asymptomatischer Proteinurie bis zu einer RPGN oder einem nephrotischen Syndrom.
- Histologisch handelt es sich bei der Lupus-Nephritis um eine Immunkomplex-Glomerulonephritis.
- Bei Patienten mit SLE sind regelmäßige Kontrollen der Nierenfunktion und der Eiweißausscheidung (Albumin/Kreatinin – Ratio) indiziert.
- Bei Verdacht auf eine Nierenbeteiligung sollte eine Nierenbiopsie erfolgen. In manchen Fällen sind sequenzielle Biopsien notwendig, um die Therapie zu adaptieren und die Prognose abschätzen zu können.
- Die Therapie basiert auf der Klassifikation der Lupus-Nephritis in der Nierenbiopsie.
- Bei Lupus-Nephritis Klasse I und II ist bei Proteinurie < 1g/d keine spezifische Therapie indiziert.
- Bei Lupus-Nephritis Klasse III und IV sollte dagegen eine immunsuppressive Therapie begonnen werden (Cyclophosphamid, Mycophenolat Mofetil).
- Die Klinik der Lupus-Nephritis Klasse V ist ähnlich der idiopathischen membranösen Glomerulonephritis. Bei Proteinurie sollte eine RAAS-Blockade erfolgen.
- Ein Antiphospholipid-Antikörper-Syndrom kann sekundär bei SLE auftreten.

→ 22 Weitere Erkrankungen mit Nierenbeteiligung

Die im Folgenden abgehandelten Krankheitsbilder sind sowohl bzgl. der Ätiologie als auch des renalen Schädigungsmusters äußerst heterogen.

Systemische Sklerose

Eine renale Beteiligung bei systemischer Sklerose findet sich in ca. der Hälfte der Patienten und entsteht durch obliterierende Verschlüsse der kleinen Gefäße (→ Abb. 22.1).

Durch eine **RAAS-Aktivierung** entwickelt sich oft eine ausgeprägte **und schwer einstellbare arterielle Hypertonie** sowie **Proteinurie.**

Bei 10 % der Patienten kommt es zu einer malignen Hypertonie mit akuter Nierenschädigung, was als renale Krise **(scleroderma renal crisis)** bezeichnet wird. In der Nierenbiopsie finden sich dann Veränderungen im Sinne einer **thrombotischen Mikroangiopathie** (→ Kap. 23) sowie dem typischem **Zwiebelschalenmuster** in den präglomerulären Gefäßen.
Die wichtigste **Therapie** ist eine konsequente **Blockade des RAAS** durch ACE-Hemmer oder Angiotensin-Rezeptorblocker. Wichtiger auslösender Faktor ist oftmals paradoxerweise eine Steroidstoßtherapie (meist für eine Lungenbeteilung der systemischen Sklerose), sodass in diesen Fällen eine engmaschige Kontrolle der Nierenfunktion obligat ist.

Sjögren-Syndrom

Bei ca. 20–30 % der Patienten mit Sjögren-Syndrom findet sich auch eine renale Beteiligung durch eine **chronische interstitielle Nephritis** mit **tubulären Funktionsstörungen,** z. B. renale tubuläre Azidose, nephrogener Diabetes insipidus oder selten einem Fanconi-Syndrom (→ Kap. 2).

Rheumatoide Arthritis

Auch im Rahmen einer rheumatoiden Arthritis kann es zu Schädigungen an den Nieren kommen. Wichtig ist hier zum einen eine **Amyloidose** durch die chronisch bestehende Entzündung (s. u.) sowie ein akutes Nierenversagen durch die Anwendung von NSAR (→ Kap. 27). In seltenen Fällen kann es bei schweren Verläufen einer rheumatoiden Arthritis auch zu einer **sekundären Vaskulitis** mit Nierenbeteiligung kommen.

Sarkoidose

Bei der Sarkoidose handelt es sich um eine systemische Erkrankung mit noch ungeklärter Ursache, bei der es zur Ausbildung **nicht-verkäsender Granulome** in verschiedenen Organen kommt (v. a. in der Lunge). Als wichtigste renale Pathologie findet sich aber auch eine **interstitielle Nephritis** in bis zu 30 % der Patienten mit Sarkoidose (→ Abb. 22.2). Es zeigt sich i. d. R. ein **gutes Ansprechen auf eine Kortikosteroidgabe.** Daneben kann es aufgrund einer **extrarenalen Vitamin-D-Produktion** (1,25-OH, Calcitriol) in den Granulomen zu Störungen des Kalziumstoffwechsels mit Hyperkalzurie und Nephrolithiasis kommen.

Amyloidose

Definition und Ätiologie

Unter **Amyloid** versteht man eine **extrazelluläre Ablagerung** von **unlöslichen fibrillären Proteinen,** die sich in verschiedenen Organen finden kann: Herz, Niere, Leber, Milz, Nebenniere und in Neuronen.

Man unterscheidet:

- **Primäre Amyloidose** (AL-Amyloidose): Sie tritt **idiopathisch** oder im Rahmen einer **Plasmazellerkrankung** (z. B. multiples Myelom) auf und ist durch eine Ablagerung von Leichtketten und Fibrillenbildung charakterisiert.
- **Sekundäre Amyloidose** (AA-Amyloidose): Es kommt es zu einer Ablagerung des **Akutphaseproteins Serumamyloid-A** (SAA), das im Rahmen von **chronischen Entzündungsreaktionen** erhöht ist: rheumatoide Arthritis, familiäres Mittelmeerfieber oder chronisch-entzündliche Darmerkrankungen.

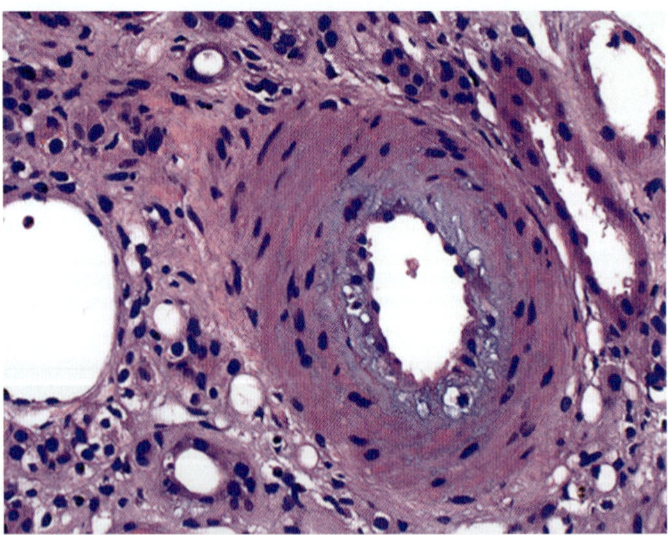

Abb. 22.1 Systemische Sklerose: konzentrische Hyperplasie der Media einer präglomerulären Arteriole [G532]

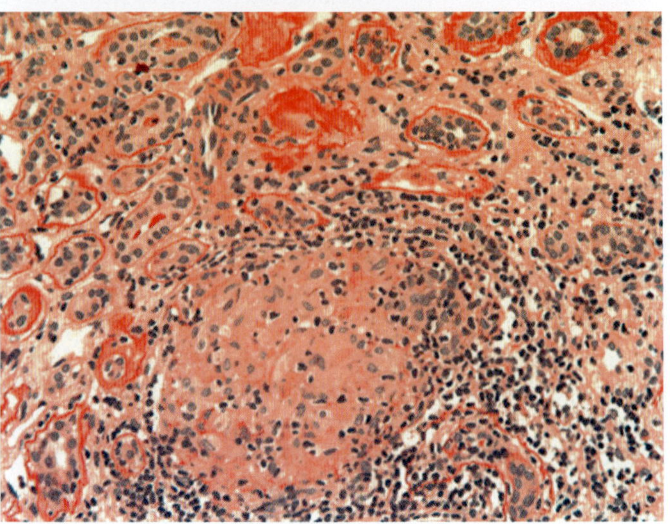

Abb. 22.2 Sarkoidose: nicht-nekrotisierendes Granulom mit interstitiellem Infiltrat, Tubulitis und tubulärer Atrophie [F924-001]

Klinik und Diagnostik

Eine renale Beteiligung findet sich in ca. 80 % der Fälle. Die klinische Symptomatik ist abhängig von der prädominanten Lokalisation der Amyloidablagerungen:

- **Glomeruläre Ablagerungen:** Proteinurie und nephrotisches Syndrom (→ Abb. 22.3)
- Ablagerung in den **präglomerulären Gefäßen:** gestörte glomeruläre Perfusion und Nierenfunktionseinschränkung
- **Interstitielle Ablagerungen** (selten): tubuläre Störungen

> Die weitere Klinik wird vom **extrarenalen Organbefall** bestimmt und umfasst eine Herzinsuffizienz bei hypertropher Kardiomyopathie, eine Hepatosplenomegalie mit erhöhten Transaminasen, eine gastrointestinale Malabsorption oder eine periphere Polyneuropathie.

Bei klinischem Verdacht gelingt die Diagnose einer Amyloidose durch Nachweis der Amyloidfibrillen mittels **Kongorot-Färbung** in der Biopsie eines befallenen Organs (z. B. subkutanes Fettgewebe, rektale Schleimhaut oder Niere; → Abb. 22.4).

Therapie und Verlauf

Die wichtigste **Prävention** der sekundären Amyloidose ist eine frühzeitige Behandlung der zugrunde liegenden Ursache (z. B. Colchicin beim familiären Mittelmeerfieber oder immunsuppressive Therapie bei rheumatoider Arthritis oder chronisch-entzündlichen Darmerkrankung).
Ziel der Behandlung der AL-Amyloidose ist eine **Elimination der die Leichtketten produzierenden Plasmazellen** (s. u.).

Nierenbeteiligungen bei multiplem Myelom

Definition und Epidemiologie

Beim **multiplen Myelom** handelt es sich um eine **maligne Erkrankung** der **Plasmazellen** mit klonaler Expansion und Sekretion monoklonaler Immunglobuline oder Immunglobulinfragmenten (Leichtketten).

> Fast die **Hälfte der Patienten** mit multiplem Myelom entwickelt im Verlauf der Erkrankung eine renale Beteiligung mit chronisch progredienter Nierenerkrankung oder nephrotischem Syndrom.

Bei etwa 10 % kommt es aber zu einem akuten Nierenversagen. Auch die **CRAB-Kriterien** zur Definition eines symptomatischen und damit therapiebedürftigen multiplen Myeloms schließen eine renale Beteiligung ein (wenn auch unzureichend definiert als Kreatinin > 2 mg/dl):

- **C:** Hyperkalzämie (Ca^{2+} > 2,75 mmol/l)
- **R:** renale Beteiligung (Kreatinin > 2 mg/dl)
- **A:** Anämie (Hb < 10 g/dl)
- **B:** *bone disease* mit Osteolysen oder maligner Fraktur

> Vor allem **bei Patienten über 50 Jahre** sollte daher ein multiples Myelom in der Differenzialdiagnostik einer Proteinurie bzw. einer Nierenerkrankung **immer** ausgeschlossen werden.

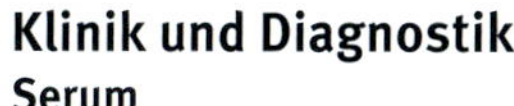

Klinik und Diagnostik

Serum

- **Elektrophorese:** M-Gradient („fingerartige" Erhöhung der Gamma-Globulinfraktion)
- **Immunfixation:** Nachweis eines monoklonalen Paraproteins
- Bestimmung der **freien Leichtketten (Kappa** und **Lambda):** Anstieg bzw. Abfall der Kappa-Lambda-Ratio (Normalwerte: 0,26–1,65 bzw. 0,37–3,1 bei CKD)

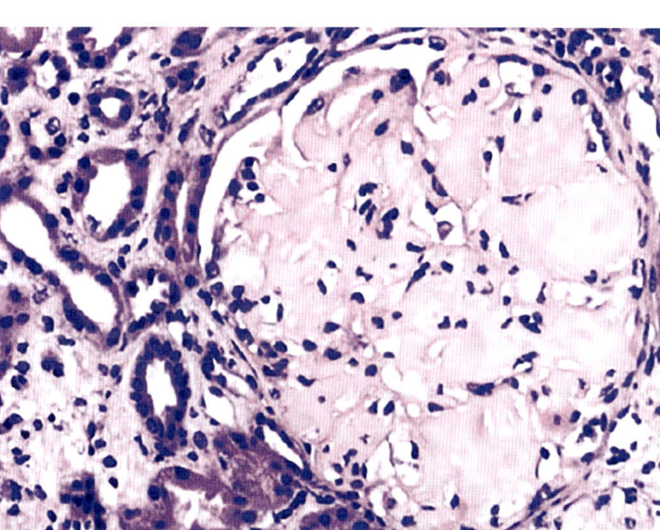

Abb. 22.3 Amyloidose der Niere. HE-Färbung mit typisch nur ganz schwach eosinophilen Ablagerungen in der mesangialen Matrix. [H362-001]

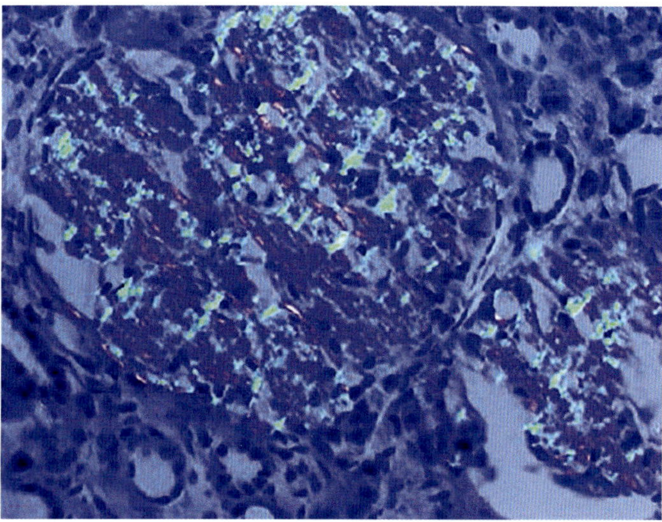

Abb. 22.4 Kongorot-Färbung unter polarisiertem Licht. Typisch flaschengrünes Erscheinen des Amyloids durch Doppelbrechung. [H362-001]

Harn

- **Bence-Jones-Proteinurie:** Ausscheidung von monoklonalen Leichtketten im Sinne einer „Überlaufproteinurie". Typischerweise findet sich eine deutlich erhöhte Protein-Kreatinin-Ratio bei nur gering erhöhter Albumin-Kreatinin-Ratio. **Cave:** Die freien Leichtketten werden vom Streifentest meist nicht erkannt! Weil oft zusätzlich die Albuminurie nur schwach ausgeprägt ist, kann eine Bence-Jones-Proteinurie von mehreren Gramm Eiweiß/l Urin im Stix übersehen werden!

Die **Nierenbeteiligung** im Rahmen eines multiplen Myeloms ist multifaktoriell. Die wichtigsten Entitäten sind aber:

- **Cast-Nephropathie** („Myelomniere")
- **AL-Amyloidose** (s. o.)
- **Light-chain-deposition disease:** Ablagerung von monoklonalen Leichtketten ohne Bildung von Fibrillen, Klink ist ähnlich der AL-Amyloidose, (→ Abb. 22.5)

Daneben kann es durch die **Hyperimmunglobulinämie** auch zu einem Hyperviskositätssyndrom mit Multiorganbeteiligung und reduzierter renaler Durchblutung kommen.

Cast-Nephropathie

Monoklonale Leichtketten werden mit einem Molekulargewicht von 22 kDa glomerulär frei filtriert. Aufgrund des pathologisch gesteigerten Angebots werden die tubulären Rückresorptionsmechanismen überfordert. Durch die tubuläre Flüssigkeitsresorption kommt es dann zu einer intratubulären Präzipitation der freien Leichtketten mit Tamm-Horsfall Protein und einer daraus resultierenden **tubulären Obstruktion.** Eine Exsikkose bzw. die Gabe von Schleifendiuretika können die Päzipitation begünstigen. Zusätzlich haben die freien Leichtketten einen **direkten tubulotoxischen Effekt** auf die Tubuluszellen. Für eine sichere Diagnose ist eine Nierenbiopsie notwendig (→ Abb. 22.6). Bei Auftreten eines akuten Nierenversagens durch eine Cast-Nephropathie ist eine umgehende Therapie indiziert.

Therapie und Verlauf

Neben einer **initialen Volumensubstitution** des Patienten zur Aufrechterhaltung einer adäquaten Diurese und Verhinderung der intratubulären Präzipitation (**Cave:** Hypervolämie bei Herzinsuffizienz!) beruht die Therapie vor allem auf einer konsequenten hämatoonkologischen Systemtherapie des multiplen Myeloms als Grunderkrankung. So kann mit modernen Therapiemodalitäten dadurch die Neubildung von freien Leichtketten innerhalb weniger Tage weitestgehend gestoppt werden. Therapien, die beim multiplen Myelom zur Verfügung stehen, sind:

- Protease-Inhibitoren (z. B. **Bortezomib, Ixazomib, Carfilzomib**)
- Immunmodulatoren (Thalidomid/Lenalidomid)
- Antikörper (z. B. Daratumumab)
- Klassische Chemotherapie (z. B. Dexamethason, Cyclophosphamid)
- Stammzelltransplantation (meist autolog)

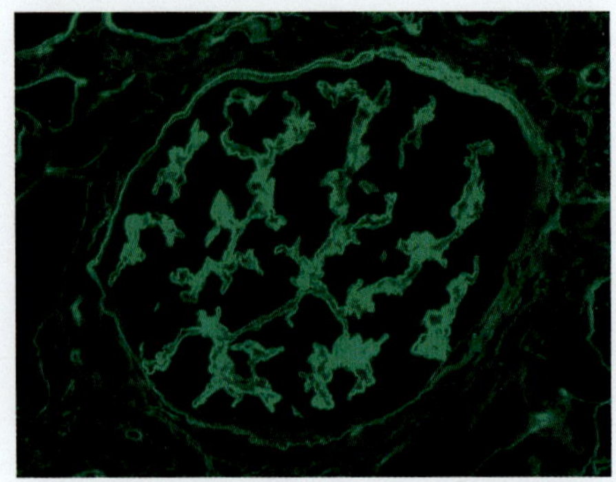

Abb. 22.5 Light-chain-deposition disease: Immunfluoreszenzfärbung für kappa-Leichtketten zeigt deutliche Ablagerungen entlang der glomerulären und tubulären Basalmembranen. [E355-027]

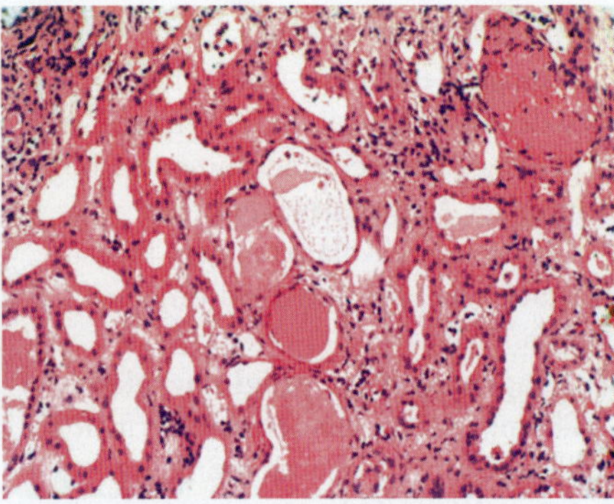

Abb. 22.6 Cast-Nephropathie: Tubuli sind erweitert und mit präzipitierten Protein-Casts komplett okkludiert. [G532]

Das Vorhandensein einer akuten Nierenschädigung durch das multiple Myelom hat direkte Auswirkung auf die Auswahl der initialen Therapie (meist dann Induktion mit Bortezomib/Cyclophosphamid/Dexamethason) und kann teilweise auch der entscheidende Faktor zum Therapiebeginn sein (monoklonale Gammopathie unklarer Signifikanz [MGUS] → **keine** Therapie, monoklonale Gammopathie mit renaler Signifikant [MGRS] → Therapiebeginn). Die Elimination von Leichtketten aus der Zirkulation durch extrakorporale Verfahren (Plasmaaustausch oder Dialyse mit spezieller High-cut-off-Membran) ist aufgrund der hohen Effektivität der onkologischen Systemtherapien heute weitestgehend obsolet geworden.

Zusammenfassung

- Eine renale Beteiligung findet sich bei einer Vielzahl an systemischen Erkrankungen.
- Im Rahmen einer systemischen Sklerose kommt es in ca. 50 % der Fälle durch obliterierende Verschlüsse der kleinen Gefäße zu einer Nierenschädigung. Durch RAAS-Aktivierung besteht oft eine ausgeprägte Hypertonie (Therapie: RAAS-Blockade).
- Beim Sjögren-Syndrom kann es zu einer interstitiellen Nephritis mit tubulärer Partialfunktionsstörung kommen.
- Eine rheumatoide Arthritis führt selten zu einer direkten Schädigung der Nieren (sekundäre Vaskulitis). Die Schädigung entsteht durch den chronischen Entzündungsprozess (Amyloidose) oder ist therapieassoziiert (akutes Nierenversagen durch NSAR).
- Bei Sarkoidose kommt es in 30 % aller Patienten zu einer interstitiellen Nephritis mit nicht-verkäsenden Granulomen.
- Bei der Amyloidose wird eine primäre AL-Amyloidose (z. B. im Rahmen eines multiplen Myeloms) von einer sekundären AA-Amyloidose (bei chronischen Entzündungsprozessen) unterschieden.
- Bei der Amyloidose findet sich eine extrazelluläre Ablagerung eines unlöslichen fibrillären Proteins in verschiedenen Organen (Herz, Niere, Leber, Milz, Nebenniere und in Neuronen).
- Eine renale Beteiligung findet sich bei fast der Hälfte aller Patienten mit multiplem Myelom.
- Neben der Cast-Nephropathie (tubuläre Obstruktion) findet sich beim multiplen Myelom auch eine *light chain depostion disease* bzw. eine Amyloidose.

Thrombotische Mikroangiopathie

Systematik

Bei der thrombotischen Mikroangiopathie (TMA) handelt es sich um eine histopathologische Diagnose, die durch **Thromben in der Mikrozirkulation** von verschiedenen Organsystemen definiert ist. Durch die Mikrothromben kommt es in weiterer Folge durch mechanische Hämolyse der Erythrozyten zu einer **mikroangiopathischen hämolytischen Anämie (MAHA)** sowie **Thrombozytopenie.**
Die wichtigsten Organmanifestationen einer TMA betreffen die Nieren und das Gehirn. Traditionell werden **zwei klinische Krankheitsbilder** unterschieden:

- **Thrombotisch-thrombozytopenische Purpura** (TTP) mit vorrangig neurologischer Symptomatik und Hauteinblutungen (Petechien bei Thrombopenie)
- **Hämolytisch-urämisches Syndrom** (HUS) mit akutem Nierenversagen

Es zeigen sich Übergänge zwischen den einzelnen Krankheitsbildern und eine Differenzierung, basierend auf der klinischen Symptomatik alleine, ist nicht sicher möglich.

> Inzwischen konnten die zugrunde liegenden pathophysiologischen Mechanismen weitestgehend aufgeklärt werden und die **Einteilung der primären TMAs** basiert heute auf einer pathophysiologischen Grundlage (→ Tab. 23.1).

Pathophysiologie

Thrombotisch-thrombozytopenische Purpura (TTP)

Der TTP liegt ein **funktioneller Mangel der Metalloproteinase ADAMTS 13** zugrunde, die für den Abbau von **Multimeren des Von-Willebrand-Faktors** verantwortlich ist, der von Endothelzellen synthetisiert wird. Aufgrund eines **angeborenen** oder **erworbenen (durch Antikörper-mediierten) ADAMTS-13-Mangels** kommt es in weiterer Folge zu einer unzureichenden Spaltung und Akkumulation dieser Multimere an den Endothelzellen mit konsekutiver Thrombozytenaggregation.

Atypisch hämolytisch-urämisches Syndrom

Beim **atypischen HUS (aHUS)** handelt es sich um eine komplementassoziierte Erkrankung. In den letzten Jahren konnten einige genetische Mutationen in Regulationsproteinen des alternativen Wegs der Komplementaktivierung identifiziert werden, die mit familiären und sporadischen Formen einer TMA assoziiert sind.
→ Abb. 23.1 zeigt eine schematische Darstellung der **Komplementaktivierung.** Der **klassische Weg** wird durch Immunglobuline bzw. Immunkomplexe aktiviert. Beim **Lektin-Weg** werden Oberflächenstrukturen auf Pathogenen erkannt. Der erste Schritt der Komplementkaskade über diese beiden Wege ist dann die Bildung der **C3-Konvertase** (C4bC2a), die C3 in C3b spaltet.

> Über den **alternativen Weg** kommt es dagegen durch eine spontane Hydrolyse von C3 zu C3b zu einer **stetigen Aktivierung der Komplementkaskade** („*always on*").

Zusätzlich gibt es eine Amplifikationsschleife über die alternative C3-Konverstase (bestehend aus C3b und **Faktor B**). Durch spezielle Regulationsproteine (z. B. **Faktor H, I, MCP**) wird eine überschießende Reaktion an körpereigenen Zellen verhindert. Am Ende der Komplementkaskade steht die Bildung des **Membranangriffskomplexes.**

Medikamenten-assoziierte TMA (DITMA)

Bei der medikamentenassoziierten TMA werden eine **immunologisch** bedingte von einer **dosisabhängigen** Schädigung unterschieden. Typische mit einer DITMA assoziierte Medikamente sind in → Tab. 23.1 gelistet.

Sekundäre TMA

Von den primären TMA-Syndromen müssen differenzialdiagnostisch andere **syste-**

Tab. 23.1 Einteilung der primären TMA, basierend auf der Pathophysiologie

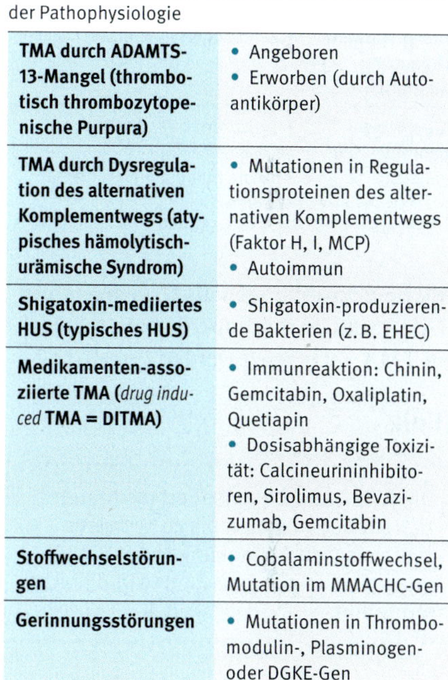

TMA durch ADAMTS-13-Mangel (thrombotisch thrombozytopenische Purpura)	• Angeboren • Erworben (durch Autoantikörper)
TMA durch Dysregulation des alternativen Komplementwegs (atypisches hämolytisch-urämische Syndrom)	• Mutationen in Regulationsproteinen des alternativen Komplementwegs (Faktor H, I, MCP) • Autoimmun
Shigatoxin-mediiertes HUS (typisches HUS)	• Shigatoxin-produzierende Bakterien (z. B. EHEC)
Medikamenten-assoziierte TMA (*drug induced* TMA = DITMA)	• Immunreaktion: Chinin, Gemcitabin, Oxaliplatin, Quetiapin • Dosisabhängige Toxizität: Calcineurininhibitoren, Sirolimus, Bevazizumab, Gemcitabin
Stoffwechselstörungen	• Cobalaminstoffwechsel, Mutation im MMACHC-Gen
Gerinnungsstörungen	• Mutationen in Thrombomodulin-, Plasminogen- oder DGKE-Gen

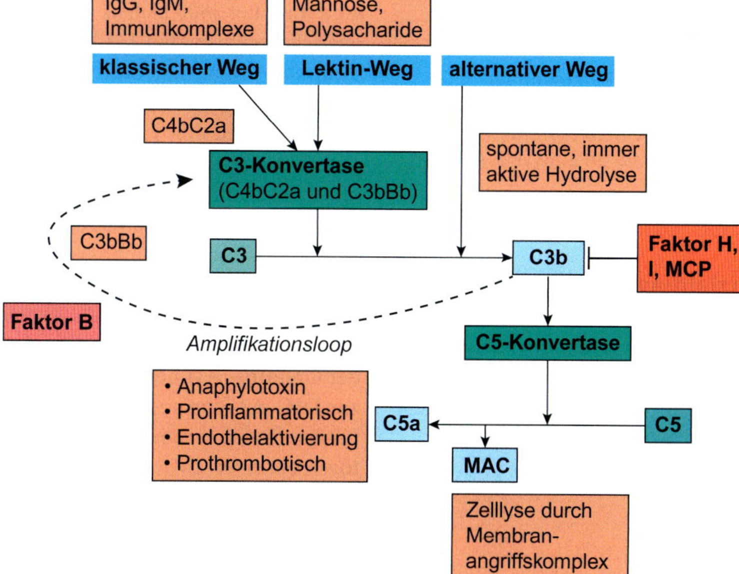

Abb. 23.1 Schematische Darstellung der Komplementkaskade [L271]

Tab. 23.2 Systemische Ursachen einer MAHA und Thrombopenie bzw. sekundären TMA

Infekt-assoziiert	• Pneumokokken • Systemische virale, bakterielle, fungale oder parasitäre Infektionen (z. B. CMV, HIV, Sepsis, Malaria)
Rheumatologische Erkrankungen	• SLE • Antiphospholipid-Syndrom • Systemische Sklerose
Schwere Hypertonie	• Maligne Hypertonie
Schwangerschaft	• Präeklampsie • HELLP
Systemische maligne Erkrankungen	• Mikrovaskuläre Metastasen • DIC • Chemotherapie-assoziiert
Disseminierte intravasale Gerinnung (DIC)	• Schock, Trauma, Sepsis • Maligne Erkrankung
Stammzelltransplantation Organtransplantation	• Calcineurininhibitoren • Infektionen (z. B. CMV)
Nierentransplantation (zusätzlich)	• Rekurrenz oder **de novo** „aHUS" • Akute humorale Transplantabstoßung

mische Erkrankungen als Ursachen einer MAHA und Thrombopenie bzw. sekundären TMA abgegrenzt werden (→ Tab. 23.2).

Klinik

> Die Klinik reicht von isoliert die Nieren betreffenden Formen bis zu schweren systemischen Erkrankungen mit Beteiligung mehrerer Organsysteme und hoher Mortalität.

Dem **Nierenversagen** liegt eine Störung der Mikrozirkulation in den präglomerulären Arteriolen bzw. den glomerulären Kapillaren zugrunde (→ Abb. 23.2).

Die **neurologische Symptomatik** wird durch eine zerebrale Minderperfusion verursacht und umfasst Kopfschmerzen, fokale neurologische Defizite wie bei einem Schlaganfall, aber auch neuropsychiatrische Veränderungen (Halluzinationen, Psychose) und kann bis zu einer Bewusstseinsstörung und Koma führen.

Andere Organmanifestation betreffen das Herz, die Leber sowie den gastrointestinalen Trakt und werden durch eine Ischämie in Folge der Mikrothromben verursacht. Zusätzlich kann es bei den Patienten auch zu **Fieber** kommen.

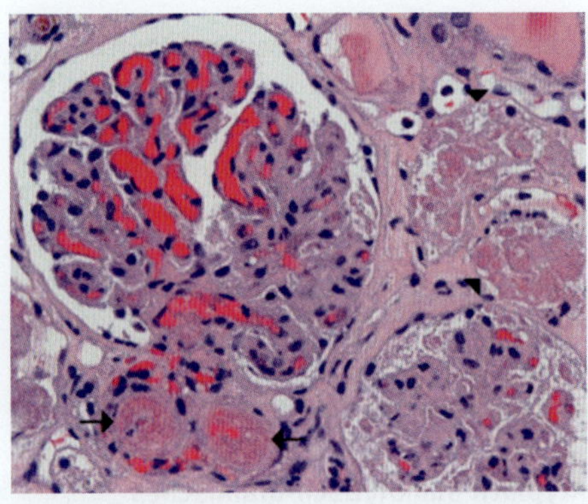

Abb. 23.2 Thrombotische Mikroangiopathie: Thromben verschließen das Lumen einer präglomerulären Arteriole (Pfeile). Angrenzend findet sich eine tubuläre Nekrose mit Ablösen der Zellen von der tubulären Basalmembran. [F925–001]

Diagnostik

Laborchemisch ist die TMA definiert durch:

- Thrombopenie
- Zeichen der mikroangiopathischen hämolytischen Anämie:
  - LDH-Erhöhung
  - Nachweis von Fragmentozyten im mikroskopischen Differenzialblutbild (→ Abb. 23.3)
  - Haptoglobin unter der Nachweisgrenze
  - Negativer Coombs-Test
- Bei hochgradigem Verdacht erfolgt dann auch spezifische TTP-Diagnostik (deren Ergebnis aber für den Therapiebeginn meist nicht abgewartet wird!):
  - ADAMTS-13-Aktivität (immer reduziert bei jeder TTP)
  - ADAMTS-13-Antigen (nicht vorhanden oder deutlich vermindert bei genetisch verursachter TTP)
  - ADAMTS-13-Inhibitor (indirekter Nachweis inaktivierender, zirkulierender Auto-Antikörper gegen ADAMTS-13)

> Bei Vorliegen einer **Thrombopenie** und **LDH-Erhöhung** in Zusammenhang mit einem akuten Nierenversagen (oder neurologischen Symptomen) muss differenzialdiagnostisch immer an eine **TMA** gedacht werden.

Differenzialdiagnostik

Patienten mit **TTP** präsentieren sich häufig mit einer primär neurologischen Symptomatik, aber auch **Fälle mit Nierenversagen und Multiorganbeteiligung** sind möglich. Die Diagnosestellung erfolgt durch ADAMTS-13-Diagnostik.

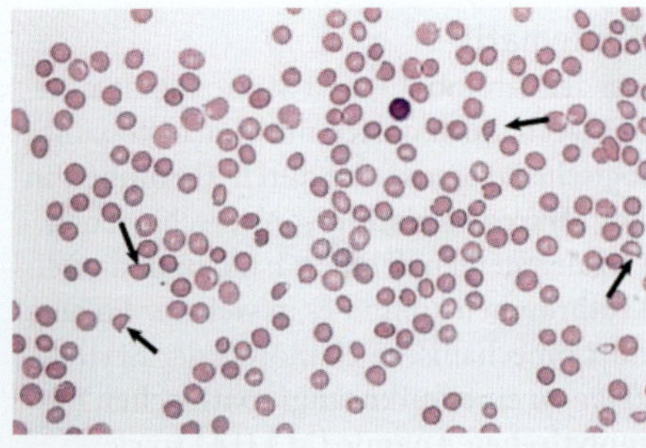

Abb. 23.3 Fragmentozyten im Blutausstrich (Pfeile) [G516]

Beim **aHUS** steht die Nierenfunktionseinschränkung im Vordergrund. In der serologischen Untersuchung findet sich ein **Komplementverbrauch** (C3 und C4 erniedrigt). Die Diagnosesicherung eines aHUS gelingt durch Nachweis von Mutationen in den Komplementfaktoren durch genetische Analysen.

Histologische Veränderungen in der Nierenbiopsie im Sinne einer TMA finden sich aber auch bei anderen Erkrankungen, so z. B. dem **Antiphospholipidsyndrom,** einem **systemischen Lupus erythematodes** (→ Kap. 21) der **Sklerodermie** (→ Kap. 22) oder einer malignen Hypertonie.

Die Ursachen für eine **TMA nach Nierentransplantation** sind vielfältig und umfassen: eine Rekurrenz der Grunderkrankung, eine **De-novo**-Manifestation einer primären TMA, eine humorale Transplantatabstoßung (→ Kap. 32) oder eine DITMA durch Calcineurininhibitoren.

Das **typisches HUS** wird durch eine Infektion mit einem **Shigatoxin** produzierende *E.-coli*-Stamm (z. B. **EHEC**) verursacht. In der Regel sind v. a. Kinder betroffen. Für die Diagnose richtungweisend ist eine hämorrhagische Diarrhö. Im Jahr 2011 kam es durch eine EHEC-Variante (Serotyp O104:H4) zu einem Ausbruch in Deutschland mit über 3800 Fällen.

Die seltenen primären TMAs durch **Gerinnungsstörungen** bzw. **Stoffwechselerkrankungen** manifestieren sich zumeist schon im Kindesalter. Eine Diagnose gelingt durch genetische Tests bzw. Bestimmung der Homocystein- und Methylmalonsäurespiegel.

Daneben gibt es noch andere Ursachen für eine MAHA und Thrombopenie, die differenzialdiagnostisch ausgeschlossen werden müssen: Bei den TMAs ist als Abgrenzung zur **autoimmun-hämolytischen Anämie** der **Coombs-Test negativ.** Im Gegensatz zur **DIC** mit Fibrinogenverbrauch und erhöhtem D-Dimer sind die **Gerinnungsfaktoren** bei einer TMA meist im Normbe-

reich. Auch bei schweren **generalisierten Infekten** (z. B. CMV, Sepsis) kann es zu einer ausgeprägten Anämie und Thrombopenie kommen. Eine andere Ursache einer MAHA sind **künstliche Herzklappen.** Letztendlich kann auch ein schwerer **Vitamin-B_{12}-Mangel** zu einer hämolytischen Anämie und Thrombopenie führen.
Selten kann auch eine Hantavirus-Infektion in einem Nierenversagen und Thrombopenie resultieren.

Therapie

Die akute Therapie sowohl der **TTP** als auch des **aHUS** beruht auf einem initial täglichen **Plasmaaustausch** gegen FFP (Fresh Frozen Plasma), um die fehlenden Faktoren (ADAMTS-13 bzw. Komplementfaktoren) zu ersetzen und etwaige Antikörper zu entfernen. Zusätzlich erfolgt meist eine **Kortikosteroidgabe.** Bei Vorliegen einer reduzierten ADAMTS-13-Aktivität wird dann mit Caplazizumab begonnen. Caplazizumab ist ein bivalenter Nanobody, der durch Bindung an den Von-Willebrand-Faktor spezifisch dessen Bindung an seinen Rezeptor auf der Thrombozytenoberfläche (GP Ib-IX-V-Komplex, CD42) verhindert. So wird hochspezifisch die pathophysiologisch für die TTP zentrale Aktivierung von Thrombozyten verhindert. Die Kombination von Plasmaaustausch und Caplazizumab führt innerhalb weniger Tage zur Normalisierung der Thrombozytenzahlen. Der Plasmaaustausch wird nur bis zur Besserung der Laborparameter (v. a. Anstieg der Thrombozyten) fortgeführt. Die Therapie wird dann durch eine B-Zell-Depletion (z. B. mit Rituximab) zur dauerhaften Reduktion der Autoantikörper vervollständigt.

Bei **klinischen Verdacht** muss **umgehend mit der Therapie begonnen werden** und soll nicht durch Abwarten auf Befunde (z. B. ADAMTS-13-Aktivität) verzögert werden.

Obwohl klinisch relevante **Blutungskomplikationen** bei TTP zur hohen Mortalität beitragen, ist eine prophylaktische Substitution von Thrombozyten nicht indiziert und kann den Krankheitsprozess (aufgrund der Thrombozytenaktivierung) auch negativ beeinflussen.
Beim **aHUS** besteht seit einigen Jahren zusätzlich die Möglichkeit einer **Inhibition der terminalen Komplementkaskade** (**Eculizumab oder Ravulizumab,** monoklonale Antikörper gegen den Komplementfaktor C5). Diese Therapie ist hocheffektiv, aber muss dauerhaft in kurzen Abständen (2–8 Wochen) intravenös verabreicht werden und ist aktuell noch sehr teuer (Jahrestherapiekosten ca. 400.00 €). Perspektivisch werden wahrscheinlich orale Komplementsystem-Inhibitoren (z. B. Iptacoban) die Therapieoptionen weiter verbessern.

Tab. 23.3 Genetische Mutationen bei aHUS und Rekurrenz nach Transplantation

Gen	Häufigkeit	Rekurrenz nach NTX
Faktor H	15 %	80–90 %
MCP	12 %	15–20 %
Faktor I	3 %	70–80 %
Faktor B	3 %	Nicht bekannt
C3	5 %	Nicht bekannt
Thrombomodulin	4 %	Nicht bekannt
Unbekannt	30–40 %	Nicht bekannt

Verlauf

Unbehandelt liegt die Mortalität der **TTP** bei über 90 %. Durch die Therapie mit Plasmaaustauch konnte diese aber auf unter 30 % gesenkt werden. Bei Patienten mit **aHUS** kommt es unbehandelt i. d. R. zum Fortschreiten der Erkrankung bis zur terminalen Niereninsuffizienz Nach Nierentransplantation findet sich häufig einer Rekurrenz der Erkrankung im Transplantat (→ Tab. 23.3).

Zusammenfassung

- Bei der thrombotischen Mikroangiopathie finden sich histologisch Thromben in der Mikrozirkulation verschiedener Organe.
- Traditionell werden nach der Klinik die thrombotisch-thrombozytopenische Purpura (TTP) mit vorrangig neurologischer Symptomatik und das hämolytisch-urämische Syndrom (HUS) mit akutem Nierenversagen unterschieden.
- Gemeinsam sind allen Erkrankungen eine mikroangiopathische hämolytische Anämie mit Fragmentozyten, LDH-Erhöhung und Haptoglobin unter der Nachweisgrenze sowie eine Thrombopenie.
- Heute basiert die Einteilung auf vorrangig pathophysiologischen Gesichtspunkten.
- Bei der TTP ist die ADAMTS-13-Aktivität reduziert (dadurch keine Spaltung der Von-Willebrand-Faktor-Polymere).
- Das typische HUS tritt infolge einer Infektion mit Shigatoxin produzierenden *E-coli*-Stämmen auf (EHEC).
- Das atypische HUS ist Folge einer zumeist angeborenen Dysregulation der alternativen Aktivierung des Komplementsystems.
- Neben den primären TMAs gibt es auch sekundäre Formen in Rahmen von systemischen Erkrankungen (Infekt, maligne Hypertonie, DIC, nach Knochenmark- oder Organtransplantation).

→ 24 Diabetische Nephropathie

Epidemiologie

Die weltweite Prävalenz des Diabetes mellitus wird auf mittlerweile 8 % geschätzt und wird über die nächsten Jahrzehnte noch weiter zunehmen. Die diabetische Nephropathie stellt die häufigste Ursache einer **chronischen Nierenerkrankung** dar.

Etwa 30 % der Diabetiker entwickeln im Verlauf von 10–30 Jahren eine diabetische Nephropathie. Nur ein geringer Teil dieser Patienten erreicht in weiterer Folge das Stadium einer terminalen Nierenerkrankung, da die meisten zuvor aufgrund der hohen kardiovaskulären Mortalität versterben. Die **Inzidenz** einer **terminalen Nierenerkrankung** infolge einer diabetischen Nephropathie liegt bei etwa 7/100 000/Jahr und stellt somit die häufigste Ursache einer Dialysepflichtigkeit in Europa und den USA dar.
Trotz der viel geringeren Prävalenz des **Diabetes mellitus Typ 1** waren bis vor etwa 20 Jahren noch mehr als die Hälfte aller diabetischen Dialysepatienten Typ-1-Diabetiker. Durch eine optimale Blutzuckereinstellung, basierend auf einer **funktionellen Insulintherapie** konnten sowohl Inzidenz als auch weitere Progression einer diabetischen Nephropathie bei Typ-1-Diabetikern seither deutlich reduziert werden.
Mittlerweile stellen somit die **Typ-2-Diabetiker** den größten Anteil der diabetischen Dialysepopulation. Dieser demografische Wandel beruht sowohl auf einer Verbesserung der **kardiovaskulären Versorgung** dieser oft multimorbiden und deutlich älteren Patienten als auch auf einem insgesamt **liberaleren Zugang zur chronischen Nierenersatztherapie.** Typ-2-Diabetiker kommen überdies aufgrund ihrer oft bestehenden Multimorbidität (generalisierte Arteriosklerose, Retinopathie, Polyneuropathie) häufig **nicht** für eine **Nierentransplantation** infrage.

Diagnostik

Die **Diagnose** einer diabetischen Nephropathie beruht auf einer **progredienten Albuminurie** von über 30 mg/g Kreatinin bei anfangs oft noch normaler (> 90 ml/min) und im weiteren Verlauf eingeschränkter GFR.

→ Tab. 24.1 zeigt die aktuelle **Stadieneinteilung** der diabetischen Nephropathie in Abhängigkeit der Albuminurie sowie der exkretorischen Nierenfunktion. Das Spektrum der Albuminurie kann abhängig vom Stadium der Erkrankung von einer **Mikroalbuminurie** bis hin zu **einer hochgradigen Proteinurie** im Sinne eines nephrotischen Syndroms reichen. Zu beachten ist jedoch, dass ein immer größer werdender Teil an Patienten keine Albuminurie, sondern nur einen progredienten GFR-Verlust aufweisen. Ein Grund dafür ist mit Sicherheit der häufige Einsatz von ACE-Hemmern.

Tab. 24.1 Stadien der diabetischen Nephropathie [F871-002]

Stadium	GFR [ml/min]	Albuminurie
Struktureller Schaden bei normaler exkretorischer Funktion		
Ia	> 90	30–200 mg/24 h
Ib	> 90	> 200 mg/24 h
Struktureller Schaden bei progredient eingeschränkter Nierenfunktion		
II	60–89	> 200 mg/24 h
III	30–59	
IV	15–29	
V	< 15	

Makroskopisch finden sich in der Bildgebung im Vergleich zu anderen chronischen Nierenerkrankungen **meist normal große Nieren.**

Rund ein Drittel aller Patienten mit Diabetes mellitus Typ 2 entwickelt im Verlauf ihrer Erkrankung eine **Albuminurie.** Da eine Albuminurie im subnephrotischen Bereich i. d. R. asymptomatisch verläuft, wird bei Diabetikern **ein halbjährliches Screening** zur Detektion einer Mikroalbuminurie empfohlen.

Die Bestimmung der **Protein-Kreatinin-Ratio** aus dem Spontanurin hat eine deutlich höhere Sensitivität als ein semiquantitativer Harnteststreifen (→ Kap. 9).
→ Tab. 24.2 zeigt die Definitionen der Mikro- bzw. Makroalbuminurie basierend auf einer 24-Stunden-Urinmessung sowie der Albumin-Kreatinin-Ratio.
Als histomorphologisches Korrelat der diabetischen Nephropathie wurde bereits 1936 die **noduläre Glomerulosklerose** postuliert (→ Abb. 24.1). Bei vielen Patienten mit v. a. Diabetes mellitus Typ 2 finden sich aber auch andere kardiovaskuläre Risikofaktoren wie eine generalisierte Arteriosklerose oder eine arterielle Hypertonie, die durch eine chronische Nierenerkrankung weiter verstärkt werden und andererseits auch wiederum selbst die Nierengefäße betreffen können. Dies spiegelt sich auch in den Nierenbiopsien dieser Patienten wider, die neben der klassischen Morphologie einer diabetischen Nephropathie auch **oft Veränderungen im Sinne einer vaskulären Nephropathie** aufweisen.

Tab. 24.2 Mikroalbuminurie

	24-Stunden-Urin	Albumin-Kreatinin-Ratio
Normalwert	< 30 mg/24 h	< 30 mg/g
Mikroalbuminurie	30–200 mg/24 h	30–200 mg/g
Makroalbuminurie	> 200 mg/24 h	> 200 mg/g

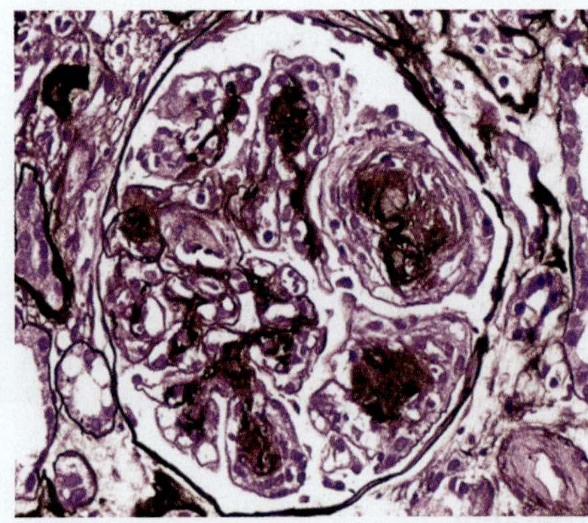

Abb. 24.1 Diabetische Nephropathie: noduläre Glomerulosklerose [G532]

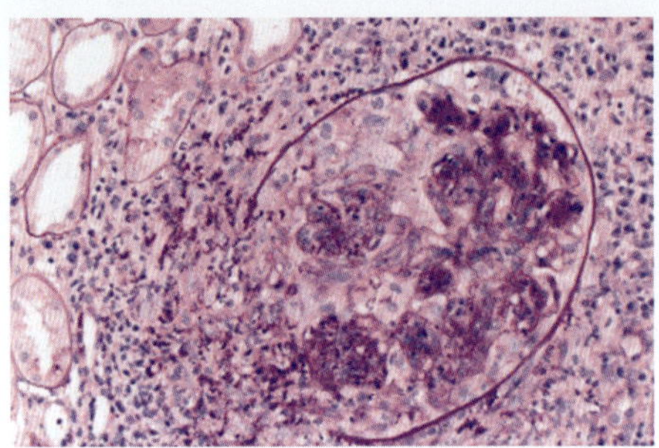

Abb. 24.2 Diabetische Nephropathie: proliferative Glomerulonephritis mit Halbmondbildung in einem Glomerulum mit vorbestehender nodulärer Glomerulosklerose [G516]

Darüber hinaus zeigen Biopsiestudien von Patienten mit klinischem Verdacht auf eine diabetische Nephropathie, dass bei einem signifikanten Teil auch **andere renale Pathologien** vorliegen können, die alleine oder in Kombination mit diabetischen Schäden für die Nierenerkrankung verantwortlich sind. → Abb. 24.2 zeigt eine sekundäre Glomerulonephritis bei einem Patienten mit vorbestehender diabetischer Nephropathie.

Diabetes mellitus Typ 1

Therapie

Die essenzielle Therapiesäule bei Patienten mit Diabetes mellitus Typ 1 (DM Typ 1) ist eine optimale Blutzuckerkontrolle, um sowohl Auftreten als auch Progression einer diabetischen Nephropathie zu verhindern.

Zusätzlich ist die Effektivität einer Therapie mit einem **ACE-Hemmer oder Angioten-**

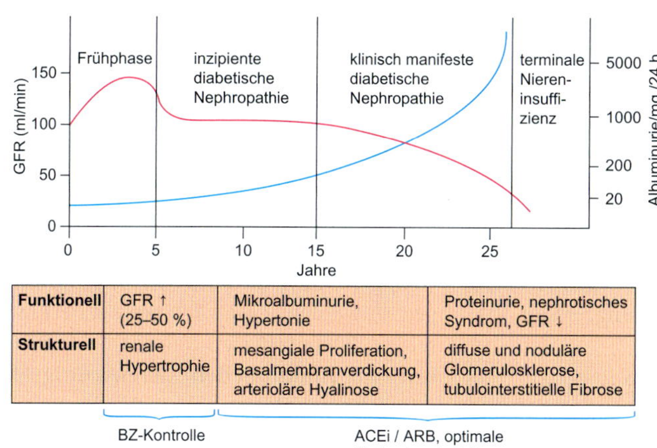

Abb. 24.3 Klassischer Verlauf der diabetischen Nephropathie [L271]

sin-Rezeptorblocker ab dem Stadium der Mikroalbuminurie klar belegt. Selbst bei Patienten mit fortgeschrittener diabetischer Nephropathie kann durch optimale Blutdruckkontrolle ein Rückgang der Proteinurie erzielt werden.

Bei Erreichen einer terminalen Nierenerkrankung besteht bei Patienten mit Diabetes mellitus Typ 1 die Möglichkeit einer **simultanen Nieren-Pankreas-Transplantation.**

Verlauf

Nach dem traditionellen pathophysiologischen Konzept der diabetischen Nephropathie kommt es bei Patienten mit Diabetes mellitus Typ 1 initial zu einer Steigerung der GFR, was als **Hyperfiltration** bezeichnet wird. Im weiteren Verlauf findet sich über Jahre eine normale GFR mit intermittierend auftretenden **Episoden von Mikroalbuminurie.** Erst nach etwa 10–15 Jahren steigert sich das Ausmaß der Proteinurie und es kommt zu einem progredienten **GFR-Verlust von etwa 5–8 ml/min/Jahr.** Ein erstes Mikroalbuminurie-Screening wird in der Regel 5 Jahre nach Diagnosestellung des Diabetes empfohlen. Im Median dauert es in etwa 20 Jahre vom Beginn der Insulinpflichtigkeit bis zur terminalen Nierenerkrankung (→ Abb. 24.3).

Diabetes mellitus Typ 2

Therapie

Das vorrangige Therapieziel bei Typ-2-Diabetikern (DM Typ 2) ist die **Behandlung der begleitenden Risikofaktoren** zur Senkung der kardiovaskulären Mortalität. Im Gegensatz zum Typ 1 ist beim Diabetes mellitus Typ 2 eine **optimale Blutzuckereinstellung** speziell in einem fortgeschrittenen Stadium der diabetischen Nephropathie mit einer GFR von unter 45 ml/min deutlich weniger effektiv als eine adäquate Blutdruckeinstellung.

Auch hier gilt, dass alle Patienten mit diabetischer Nephropathie mit einem **ACE-Hemmer** oder einem **Angiotensin-Rezeptorblocker** behandelt werden sollten, da diese neben einer effektiven Senkung des Blutdrucks auch einen positiven Einfluss auf die Proteinurie und die Gesamtmortalität zeigten. Ein realistisches Therapieziel scheint hier eine Senkung des Blutdrucks auf Werte von < 130/80 mmHg. Bei einem Großteil dieser Patienten ist hierfür aber eine **Kombinationstherapie** notwendig, die klassischerweise aus einem der erwähnten RAAS-aktiven Medikamente in Kombination mit einem Thiaziddiuretikum sowie einem Kalziumantagonisten oder Betablocker besteht (→ Kap. 25). In den letzten Jahren haben zudem die SGLT2-Hemmer mit den ACE-Hemmern in Bezug auf den protektiven Nutzen für Herz und Niere gleichgezogen und sind mittlerweile ebenfalls Teil des Therapiestandards. Aufgrund der **hohen kardiovaskulären Mortalität** ist bei Typ-2-Diabetikern zusätzlich eine Therapie mit einem **Statin** zur Senkung des LDL-Cholesterins sinnvoll. Bei fortgeschrittener Arteriosklerose (KHK, pAVK, cAVK) sollte zusätzlich eine Therapie mit einem **Thrombozyten-Aggregationshemmer** (z. B. 100 mg Acetylsalicylsäure) erfolgen. **Lifestyle-Modifikationen** mit Gewichtsreduktion, körperlicher Aktivität, Raucherentwöhnung sowie gesunder Ernährung können ebenso die Progression der diabetischen Nephropathie verzögern.

Verlauf

Nicht selten wird eine diabetische Stoffwechsellage erst im Rahmen einer **Routinekontrolle** auffällig, oft besteht schon zum Zeitpunkt der Diagnose eine Mikro- oder Makroalbuminurie. Deshalb ist beim Typ-2-Diabetes ein Albuminurie-Screening bei Diagnosestellung obligat, denn die **Albuminurie** ist nicht nur Ausdruck einer glomerulären Schädigung, sondern stellt auch einen unabhängigen Risikofaktor für kardiovaskuläre Ereignisse als auch für die Gesamtmortalität dar.

Aufgrund der oft bestehenden **zusätzlichen kardiovaskulären Risikofaktoren** ist die Prognose von Typ-2-Diabetikern mit fortgeschrittener Nierenerkrankung sehr schlecht. An der Hämodialyse beträgt die 5-Jahres-Überlebensrate von Patienten mit Diabetes mellitus Typ 2 in etwa 25 %.

Zusammenfassung

- Die weltweite Prävalenz des Diabetes mellitus Typ 2 wird auf 8 % geschätzt und nimmt weiter zu.
- Die diabetische Nephropathie ist mittlerweile die häufigste Ursache einer dialysepflichtigen Nierenerkrankung.
- Die Diagnose der diabetischen Nephropathie beruht auf einer progredienten Albuminurie, die von einer Mikroalbuminurie bis zum nephrotischen Syndrom reichen kann.
- Ein halbjährliches Screening für Albuminurie (Albumin-Kreatinin-Ratio aus dem Spontanurin) sollte daher erfolgen.
- Die funktionelle Insulintherapie hat die Therapie und die Prognose von Typ-1-Diabetikern deutlich verbessert.
- Bei Patienten mit Diabetes mellitus Typ 2 und bereits fortgeschrittener Nierenerkrankung ist eine strenge Blutzuckerkontrolle weniger effektiv.
- Patienten mit Diabetes mellitus Typ 2 profitieren v. a. von einer guten Blutdruckkontrolle (Ziel < 130/80 mmHg).
- Vor allem ACE-Hemmer, Angiotensin-Rezeptorblocker und SGLT2-Hemmer zeigen einen protektiven Effekt auf die Progression der Proteinurie und Nierenschädigung.
- Patienten mit Diabetes Typ 2 haben in der Regel ein deutlich erhöhtes kardiovaskuläres Risikoprofil.

Vaskuläre Nephropathie

> Aufgrund des typischen **histopathologischen Befunds** mit Glomerulosklerose, Tubulusatrophie und interstitieller Fibrose spricht man auch von einer **Nephrosklerose.**

Epidemiologie

Die Prävalenz der arteriellen Hypertonie **steigt mit zunehmenden Alter** und ist mit einer **deutlichen Zunahme der kardiovaskulären Morbidität und Mortalität** assoziiert. Etwa die Hälfte aller über 50-Jährigen leidet an einer Hypertonie (90 % essenzielle oder primäre Hypertonie).

> Neben der diabetischen Nephropathie stellt die vaskuläre Nephropathie mittlerweile die **zweithäufigste Ursache für eine Dialysepflichtigkeit** dar.

Diagnostik

In den meisten Fällen verläuft eine primäre Hypertonie **vollkommen asymptomatisch** und wird oft erst aufgrund der sekundären kardiovaskulären Komplikationen auffällig. Die vaskuläre Nephropathie entsteht durch einen langjährigen unbehandelten Hypertonus und ist meist durch langsam steigende Retentionsparameter gekennzeichnet. Zusätzlich finden sich auch **oft andere Endorganschäden:**

- Hypertensive Augenhintergrundveränderungen **(Fundus hypertonicus)**
- Linksventrikuläre Hypertrophie

Im Harnbefund ist **das Fehlen einer höhergradigen Albuminurie** (< 1 mg/g Kreatinin) auffällig und meist findet sich ein unauffälliges Harnsediment. Bildgebend imponieren im Ultraschall zumeist deutlich verkleinerte Organe, die als „Schrumpfnieren" bezeichnet werden. Eine Nierenbiopsie ist so gut wie nie indiziert.

Eine wichtige **Komorbidität** stellt der Diabetes mellitus dar und es kann gleichzeitig auch zu Veränderungen im Sinne einer diabetischen Nephropathie kommen.

Beim seltenen Bild der **malignen Hypertonie** kommt es durch Versagen der renalen Autoregulation zum Auftreten von fibrinoiden Nekrosen bis hin zum histomorphologischen Bild einer thrombotischen Mikroangiopathie (→ Kap. 23).

Therapie

Vorrangiges Ziel ist eine **adäquate Blutdruckkontrolle** zur Verzögerung der weiteren Progression. Ob ACE-Hemmer oder Angiotensin-Rezeptorblocker einen zusätzlichen Vorteil haben, ist noch nicht restlos geklärt.

Renale Hypertonie

Renoparenchymatöse Erkrankung

Etwa **5 % aller Hypertonien** sind Folge einer renalen Erkrankung (Management der chronischen Nierenerkrankung, → Kap. 15).

> Die **renoparenchymatöse Hypertonie** stellt die **häufigste Ursache einer sekundären Hypertonie** dar.

Renovaskuläre Erkrankung

Beim renovaskulärem Hypertonus handelt es sich um eine sekundäre Hypertonie, die als Folge einer **Nierenarterienstenose (NAST)** mit dadurch bedingter Aktivierung **des Renin-Angiotensin-Aldosteron-Systems (RAAS)** verursacht wird (→ Abb. 25.1). Die wichtigsten Ursachen sind arteriosklerotische Gefäßveränderung (ca. 90 %) sowie eine fibromuskuläre Dysplasie.

Diagnostik

Folgende Befunde lassen an das Vorliegen einer NAST als Ursache der Hypertonie denken:

- Hypertonie vor dem 30. Lebensjahr (→ fibromuskuläre Dysplasie)
- Plötzlicher Beginn einer schweren Hypertonie nach dem 55. Lebensjahr
- Therapierefraktäre Hypertonie
- Akuter Blutdruckanstieg bei ansonsten stabiler Hypertonie
- Maligne Hypertonie (Endorganschaden: Herz, Augen, Nieren, Gehirn, Gefäße)
- Rezidivierende Episoden von akutem Lungenödem
- Akutes Nierenversagen nach ACE-Hemmer- oder ARB-Therapie
- Unterschiedlich große Nieren (Längendifferenz > 1,5 cm)
- Abdominelles Strömungsgeräusch in der Auskultation

Die Diagnose kann dann durch **Ultraschall (Doppler)** oder **CT** bzw. **MR-Angiografie** gestellt werden. Zusätzlich besteht bei einseitiger Nierenarterienstenose die Möglichkeit einer **funktionellen Nierenszintigrafie** mit Gabe von Captopril zum Nachweis einer hämodynamisch relevanten Stenose: Auf der Seite der stenotischen Nierenarterie besteht zur Kompensation eine maximale RAAS-Aktivierung mit Engstellung des Vas efferens. Nach Gabe des ACE-Hemmers kommt es aufgrund der Vasodilatation im Vas efferens dann zu einer deutlichen Abnahme der GFR der stenotischen Niere.

Therapie

Bei der **fibromuskulären Dysplasie** gelingt durch Dilatation der Stenose mittels **perkutanter transluminaler Angioplastie (PTA)** eine signifikante Besserung der Hypertonie.

> Bei Patienten mit **atherosklerotischer NAST** zeigte die **PTA** (ggf. mit zusätzlicher Stent-Implantation) in großen randomisierten Studien aber keinen Erfolg in Hinblick auf eine gebesserte Blutdruckeinstellung und Verzögerung der Progression einer Nierenerkrankung im Vergleich zu Patienten mit optimierter medikamentöser Blutdrucktherapie.

Mögliche Erklärungen für die Ineffektivität der PTA bei atherosklerotischer NAST sind, dass eine radiologisch gesicherte Nierenarterienstenose häufig nicht die alleinige Ursache der Hypertonie ist und ein Großteil der Patienten zusätzlich an einer hoch prävalenten **essenziellen Hypertonie** leidet.

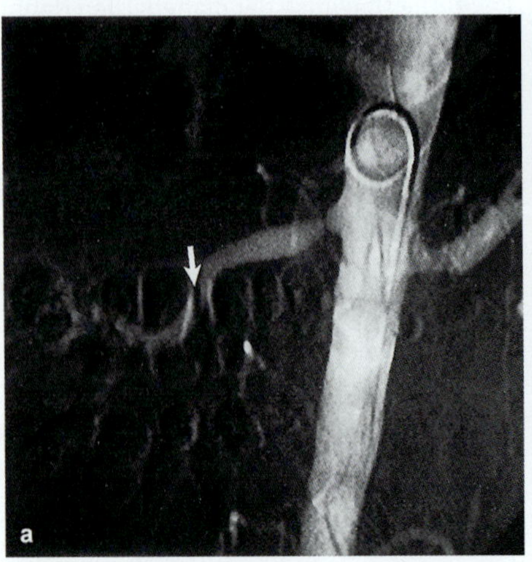

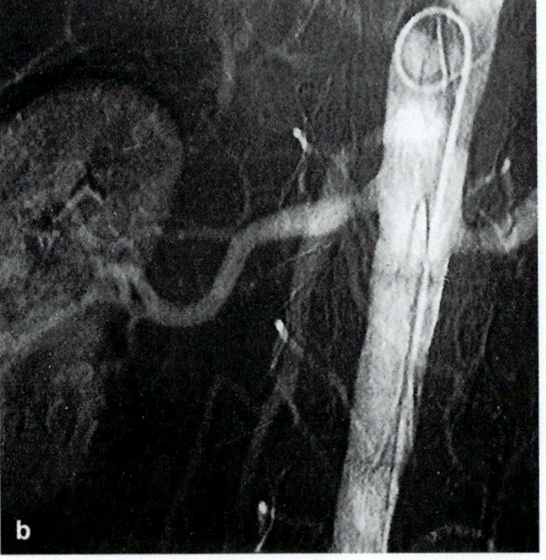

Abb. 25.1 Angiografie einer Nierenarterienstenose: a) atherosklerotisch bedingte NAST; b) Zustand nach erfolgreicher Dilatation [R236]

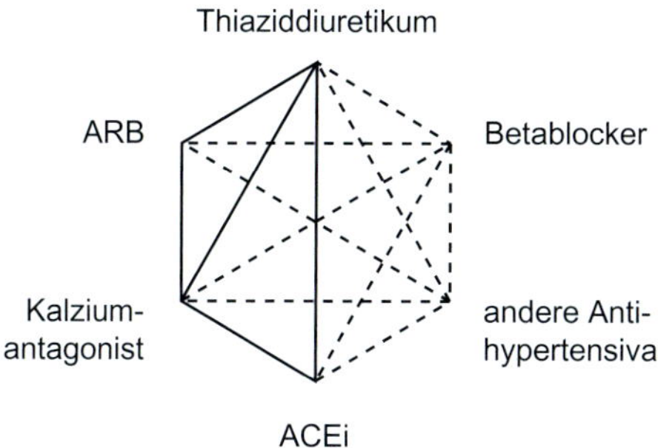

Abb. 25.2 Rationale Kombinationstherapie von antihypertensiven Medikamenten [L271]

Zusätzlich finden sich bei Patienten mit signifikanten Stenosen in der Histologie auch oft bereits **irreversible segmentale und globale Sklerosen** in den glomerulären Kapillarschlingen. Eine Indikation zur PTA ist bei Patienten mit arteriosklerotischer NAST daher nur in Einzelfällen gegeben.

Antihypertensive Therapie

Substanzklassen

Vor allem bei Patienten mit chronischer Nierenerkrankung ist auf eine optimale Blutdruckeinstellung zu achten (Zielblutdruck < 140/90 mmHg). Bei diesen Patienten ist dafür i. d. R. eine mehrfache Kombinationstherapie notwendig. → Abb. 25.2 gibt einen Überblick über rationale Kombinationsmöglichkeiten.
Bei Patienten mit Diabetes mellitus und Proteinurie stellen v. a. **ACE-Hemmer (ACEi)** und **Angiotensin-Rezeptor Blocker (ARB)** die zentrale Therapie dar. Der direkte Renin-Inhibitor Aliskiren spielt aufgrund der schlechten Studiendaten in der antihypertensiven Therapie aber keine Rolle mehr. Bezüglich des genauen Wirkorts der einzelnen RAAS-aktiven Medikamente → Abb. 1.2. Eine duale RAAS-Blockade durch eine Kombination aus ACEi und ARB sollte aufgrund der erhöhten Inzidenz von akutem Nierenversagen und Hyperkaliämie nicht erfolgen.
→ Tab. 25.1 und → Tab. 25.2 geben einen Überblick über Indikationen, Nebenwirkungen sowie Kontraindikationen einzelner Substanzklassen. Eine **Kombinationstherapie** sollte grundsätzlich immer ein **Diuretikum** beinhalten. Die erste Wahl stellen hier **Thiaziddiuretika** dar. Bei Patienten mit fortgeschrittener Nierenerkrankung bzw. bei deutlicher Hypervolämie (z. B. Herzinsuffizienz) sind **Schleifendiuretika** aber deutlich wirksamer. Betablocker werden nach einigen renzenten Empfehlungen (z. B. britische NICE Guidelines) nicht mehr als Erstlinienpräparat zur reinen Blutdrucksenkung empfohlen, stellen aber bei der Herzinsuffizienztherapie bzw. nach Myokardinfarkt immer noch eine zentrale Säule der Therapie dar.
Die **renale Sympatikusdenervierung** als interventionelles Therapieverfahren ist weiterhin eine Reserve-Maßnahme. Die Studienlage ist sehr heterogen, wobei es einen großen Effekt der zur Anwendung kommenden Devices zur Denervierung gibt. Für den Erfolg der Intervention ist vor allem eine möglichst vollständige Denervation (zirkulär um beide Nierenarterien) ausschlaggebend. Während weiterhin klinische Studien laufen, kann diese Maßnahme auch im Einzelfall bei therapierefraktärer Hypertonie versucht werden.

Hypertensive Krise

In den meisten Fällen verläuft eine arterielle Hypertonie asymptomatisch. Bei deutlich erhöhten **Blutdruckwerten über 180/120 mmHg** kann es aber zum Auftreten von **Symptomen** wie Cephalea, Epistaxis, Dyspnoe, thorakalen Schmerzen, Sehstörungen oder allgemeiner psychomotorischer Agitation kommen. Ziel der Therapie ist eine Vermeidung von Endorganschäden (hypertensive Enzephalopathie, intrazerebrale Blutungen, ischämischer Insult, Myokardinfarkt, Lungenödem, dissezierendes Aortenaneurysma oder ischämische Schädigung der Retina).
Bei **asymptomatischen** bzw. **oligosymptomatischen Patienten** mit erhöhten Blutdruckwerten über 180/120 mmHg und nur

Tab. 25.1 Antihypertensiva

Wirkstoffgruppe		Nebenwirkungen	Kontraindikationen
Betablocker	β_1-selektiv: • Atenolol • Bisoprolol • Nebivolol	Müdigkeit, Potenzstörung, Albträume, Raynaud-Phänomen, Verschlechterung der Claudicatio bei pAVK, Hypoglykämie bei Diabetes	Asthma bronchiale, AV-Blockaden, Sick-Sinus-Syndrom, Bradykardie
	α- + β-Blockade • Carvedilol		
Kalziumantagonist	Dihydropyridin-Typ: • Amlodipin • Nifedipin • Lercanipidin	Tachykardie, Flush, periphere Ödeme, schwere Hypotension bei Kalziumantagonisten mit schnellem Wirkungseintritt (z. B. nicht-retardiertes Nifedipin)	
	• Diltiazem • Verapamil		AV-Blockierung Sick-Sinus-Syndrom
ACEi	• Captopril • Enalapril • Fosinopril • Ramipril	Chronischer Reizhusten, Exanthem, angineurotisches Ödem, Hyperkaliämie, schwere Hypotension bei Hypovolämie	Beidseitige Nierenarterienstenose, hämodynamisch relevante Mitral- oder Aortenstenose, hypertrophe Kardiomyopathie, Schwangerschaft
ARB	• Candesartan • Irbesartan • Losartan • Olmesartan • Telmisartan • Valsartan	Hyperkaliämie, Orthostasereaktion bei Hypovolämie	
Direkte Renin-Inhibitoren	• Aliskiren	Gastrointestinale Nebenwirkungen (ansonsten wie bei ARB)	Chronische Nierenerkrankung und Diabetes
Alpha$_1$-Blocker	• Doxazosin	Orthostatische Dysregulation, Kopfschmerzen	Relative Kontraindikation: Leberzirrhose
Alpha$_1$-Blocker und zentrale Wirkung	• Urapidil	Müdigkeit, Schwindel, Hypotonie	
Zentral wirksame Medikamente	• Clonidin • Moxonidin	Sedierung, Mundtrockenheit	Sick-Sinus-Syndrom, AV-Block, schwere Herzinsuffizienz
	• α-Methyldopa	Sedierung, Potenzstörung, positiver Coombs-Test, positive Autoantikörper für SLE und Rheumafaktor, selten: Anämie, Granulopenie, Thrombopenie,	
Vasodilatatoren	• Dihydrazalin • Minoxidil	Tachykardie, Palpitationen, koronare Minderdurchblutung, Kopfschmerzen	KHK

Tab. 25.2 Indikationen von Antihypertensiva

Indikation	Antihypertensiva
KHK	• Betablocker • ACEi/ARB • **Bei vasospastischer Angina:** Kalziumantagonist vom Dihydropyridin-Typ
Z. n. Myokardinfarkt	• Bis 4 Wochen nach Myokardinfarkt keine Kalziumantagonist vom Dihydropyridin-Typ
Herzinsuffizienz	• ACEi/ARB • Betablocker • Diuretikum • Aldosteronantagonist = neurohumorale Therapie **Cave:** Kalziumantagonist (Senkung der Kontraktilität)!
Vorhofflimmern	• Betablocker • Kalziumantagonist (Verapamil, Diltiazem)
Ältere Patienten	• Kalziumantagonisten • Thiaziddiuretika
Diabetes mellitus	• ACEi/ARB (verzögert Progression der diabetischen Nephropathie) **Cave:** nicht selektiver Betablocker!
Metabolisches Syndrom	• ACEi/ARB • Kalziumantagonist **Cave:** Betablocker ungünstig!
Proteinurie	• ACEi/ARB (verzögerte Progression)
Nierenerkrankung	• ACEi/ARB • Schleifendiuretika bei fortgeschrittener CKD **Cave:** Hyperkaliämie (kaliumsparende Diuretika)!
Bilaterale Nierenarterienstenose	**Cave:** ACEi/ARB (akutes Nierenversagen)!
Asthma bronchiale	• Kardioselektive Betablocker (Bisoprolol, Metoprolol, Nebivolol) möglich, enge Indikationsstellung (zusätzliche KHK, Herzinsuffizienz) und sorgfältige Risiko-/Nutzen-Abwägung
COPD	• Kardioselektive Betablocker möglich
pAVK	• Kalziumantagonist • Betablocker nicht kontraindiziert
Benigne Prostatahypertrophie	• α-Blocker
Schwangerschaft	• α-Methyldopa • Betablocker • Kalziumantagonist vom Dihydropyridin-Typ **Cave:** ACEi kontraindiziert!

leichten Kopfschmerzen, psychomotorischer Agitation bzw. geringgradiger Epistaxis (*hypertensive urgency*) ist es ausreichend, den Blutdruck langsam (über Stunden) auf Werte unter 160/80 mmHg zu senken (nicht mehr als 25–30 % in der ersten Stunde). Bei unruhigen Patienten ist eine Abschirmung und Beruhigung wichtig. Meist gelingt durch Beginn einer oralen Therapie mit einem Kalziumantagonisten (z. B. Amlodipin 5 mg) oder ACE-Hemmer (z. B. Enalapril 5 mg) eine adäquate Senkung des Blutdrucks und ein ambulantes Management mit Kontrolle in 2–3 Tagen ist möglich. Zu beachten ist hier ein eher langsamer Wirkeintritt (ca. 1,5 h). Schneller und bei psychomotorischer Agitation auch dämpfend wirkt z. B. Clonidin (0,15 mg p. o.). Bei „überwässerten Patienten" ist auch die Gabe eines Diuretikums (z. B. Furosemid 20–40 mg) sinnvoll. Bei bereits **bestehender antihypertensiver Therapie** kann auch eine zusätzliche Tablette der bestehenden Dauertherapie eingenommen werden und diese im Weiteren gesteigert werden bzw. um ein neues Präparat ergänzt werden (z. B. Hydrochlorothiazid). Bei **Angina-pectoris-Symptomatik** stellt Nitrolingual (2 Hübe) die Therapie der Wahl dar. Auf kurzwirksame Kalziumkanalblocker wie Nifedipin sollte verzichtet werden.

Bei **symptomatischen Patienten** mit Zeichen einer **Endorganschädigung** ist hingegen eine raschere Senkung des mittleren arteriellen Blutdrucks um ca. 20 % innerhalb der ersten Stunde indiziert, mit anschließender langsamerer weiterer Senkung auf Werte < 160/80 mmHg über 24 h (*hypertensive emergency*). Bezüglich der Therapieoptionen wird auf → Tab. 25.3 verwiesen.

Speziell zu beachten ist:

- In der **akuten Phase** eines **ischämischen Schlaganfalls** sollte der Blutdruck akut nicht zu aggressiv gesenkt werden: Vor einer Lysetherapie sollte der Blutdruck aber auf Werte < 185/110 mmHg gebracht und gehalten werden. Bei Patienten, die nicht für eine Lyse infrage kommen, wird dagegen eine Senkung erst bei Werten > 220/120 mmHg empfohlen.
- Bei einer **intrazerebralen oder Subarachnoidalblutung** muss ein vermehrtes Blutungsrisiko gegen eine verbesserte zerebrale Perfusion bei erhöhten Blutdruckwerten abgewogen werden. Bei systolische Werte > 200 mmHg sollte der Blutdruck

aber i. d. R. immer gesenkt werden. Bei erhöhtem intrazerebralen Druck sollte das Ziel eine Aufrechterhaltung des zerebralen Perfusionsdrucks (CCP) zwischen 60 und 80 mmHg (zerebraler Perfusionsdruck = mittlerer arterieller Blutdruck [MAP] – intrakranieller Druck [ICP]) sein. Bei Patienten ohne Verdacht auf erhöhten ICP sollte ein Zielblutdruckwert von 160/80 mmHg angestrebt werden.

- Bei **hypertensiver Enzephalopathie** sistieren i. d. R. die neurologischen Beschwerden (Schwindel, Übelkeit, Erbrechen) nach Senkung des Blutdrucks.
- Bei Patienten mit **Myokardinfarkt** sollte der Blutdruck auf Werte unter 160/80 mmHg gebracht werden. Mittel der ersten Wahl sind hier v. a. Vasodilatatoren wie Nitroglyzerin und Betablocker.
- Bei **dekompensierter Linksherzinsuffizienz** mit **Lungenödem** ist neben einem Diuretikum (z. B. Furosemid i. v.) ebenfalls eine vasodilatierende Therapie zur Nachlastsenkung sinnvoll.
- Bei **dissezierendem Aortenaneurysma** ist eine rasche Senkung des systolischen Blutdrucks auf etwa 100–120 mmHg indiziert.

Tab. 25.3 Therapie der hypertensiven Krise (p. o. und i. v.)

Wirkstoff		Dosis	Wirkbeginn	Wirkdauer	Spezielle Indikation
Amlodipin	p. o.	5–10 mg	60–90 min	25 h	
Captopril	p. o. l	12,5–25 mg	15 min	4–6 h	
Clonidin	p. o.	0,15 mg	30–60 min	2–6 h	
Enalapril	p. o.	5–20 mg	2–4 h	12–24 h	
Metoprolol	p. o.	25–50 mg	30–60 min	8–12 h	
Dihydrazalin	i. v.	10–20 mg iv	5–20 min	1–4 h	Präeklampsie
Clonidin	i. v.	0,015–0,12 mg/h kontinuierlich	15 min	6 h	Sedierend
Esmolol	i. v.	250–500 µg/kg/min Loading Dose (über 1 min), danach 50–300 µg/kg/min (schrittweise Steigerung der Dosierung, nach Wirkung)	1–2 min	10–30 min	Myokardinfarkt, Aortenaneurysma
Metoprolol	i. v.	1,25–5 mg i. v., danach 2,5–15 mg alle 4–6 h	10–20 min	4–8 h	
Nitroglyzerin	i. v.	5–100 µg/min (nach Wirkung)	2–5 min	3–5 min	Koronare Ischämie, Vorlastsenkung
Nifedipin	i. v.	0,625–1,25 mg/h kontinuierlich	2–10 min		
Urapidil	i. v.	12,5–25 mg (Kurzinfusion) 10–50 mg/h (kontinuierlich)	10–15 min	20–30 min	Im Allgemeinen 1. Wahl bei hypertensiver Krise

Zusammenfassung

- Ein langjähriger Hypertonus kann zu einer chronischen Nierenerkrankung im Sinne einer Nephrosklerose führen.
- Häufig finden sich auch andere Endorganschäden (Fundus hypertonicus, linksventrikuläre Hypertrophie).
- Die vaskuläre Nephropathie ist nach der diabetischen Nephropathie die zweithäufigste Ursache für eine terminale Nierenerkrankung.
- Typischerweise finden sich in der Bildgebung Schrumpfnieren und nur eine geringgradige Proteinurie.
- Bei Patienten mit chronischer Nierenerkrankung ist meist eine antihypertensive Kombinationstherapie notwendig.
- Die Hypertonie als Folge einer chronischen Nierenerkrankung (renoparenchymatöse Hypertonie) ist die häufigste Ursache einer sekundären Hypertonie.
- Bei der arteriosklerotisch verursachten Nierenarterienstenose zeigte in großen randomisierten Studien eine PTA der A. renalis keinen Erfolg gegenüber einer konservativen Therapie.

→ 26 Kardiorenales und hepatorenales Syndrom

Kardiorenales Syndrom

Definition

Unter dem kardiorenalen Syndrom versteht man eine Verschlechterung der Nierenfunktion im Rahmen einer akuten oder chronischen Herzinsuffizienz durch:

- **Vorwärtsversagen** (Linksherzinsuffizienz mit Pumpversagen) mit **renaler Minderperfusion**
- **Rückwärtsversagen** (Rechtsherzinsuffizienz, diastolische Dysfunktion) mit **venöser Stauung**

→ Abb. 26.1 zeigt die zugrunde liegenden **pathophysiologischen Mechanismen** des kardiorenalen Syndroms. Bei Linksherzinsuffizienz (*heart failure with reduced ejection fraction* = HFrEF) kommt es zu:

- Verminderte renale Perfusion
- Aktivierung des RAAS und des Sympathikus
- Nicht-osmotische ADH-Freisetzung

Durch vorrangig diastolische Dysfunktion des linken Ventrikels (*heart failure with preserved ejection fraction* = HFpEF) oder Rechtsherzversagen kann es aber auch zu einer renal-venösen Stauung mit erhöhtem interstitiellen Druck in der Niere kommen. Nach **Ronco** werden **fünf Typen** unterschieden, die auch eine sekundäre Verschlechterung der Herzinsuffizienz durch eine primäre renale Schädigung sowie eine Herz- und Nierenerkrankung im Rahmen einer systemischen Erkrankung einschließen (→ Tab. 26.1).

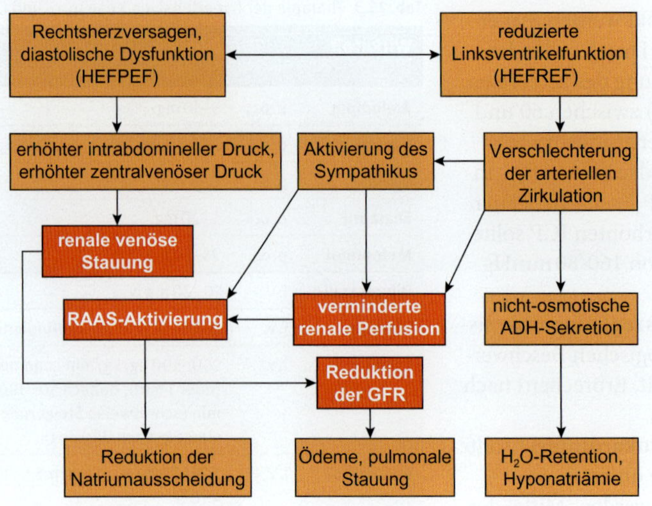

Abb. 26.1 Schematische Darstellung der Pathophysiologie des kardiorenalen Syndroms [L271]

Diagnostik

Eine Evaluation der kardialen Funktion bzw. des Volumenstatus ist durch eine **Echokardiografie** möglich.

> **Troponin T** kann bei Nierenerkrankung auch ohne Vorliegen einer akuten koronaren Ischämie erhöht sein. Eine sequenzielle Bestimmung zum Abschätzen einer Dynamik ist hier notwendig.

Therapie

Die Therapie der Herzinsuffizienz sollte auch bei CKD-Patienten auf Basis der folgenden Wirkstoffe erfolgen:

- Betablocker
- ACE-Hemmer oder Angiotensin-Rezeptorblocker bzw. Angiotensin-Rezeptor-Neprilysin-Inhibitor (ARNI, z. B. Sacubitril/Valsartan = Entresto)

> Bei **fortgeschrittener Nierenerkrankung** sollte eine Therapie mit einem **Aldosteronantagonisten** aufgrund des Risikos für eine potenziell lebensbedrohliche Hyperkaliämie aber **nicht mehr erfolgen.**

Das medikamentöse Volumenmanagement stellt bei Patienten mit eingeschränkter renaler und kardialer Funktion eine Herausforderung dar. Grundsätzlich werden oft **deutlich höhere Dosen von Diuretika benötigt** (z. B. 3× tgl. 80–120 mg Furosemid bzw. 1–2× tgl. 50–100 mg Torasemid). Eine **sequenzielle Nephronblockade** durch Kombination von z. B. einem Thiaziddiuretikum mit einem Schleifendiuretikum ist sinnvoll (→ Kap. 5)

Bei Scheitern der konservativen Therapie ist eine extrakorporale Volumenreduktion durch **Ultrafiltration** möglich. Bei chronischer Herzinsuffizienz mit rezidivierendem

Tab. 26.1 Klassifikation des kardiorenalen Syndroms nach Ronco [F849-005]

Typ		Primäre Problematik	Folge	Ursachen
1	**Akutes kardiorenales Syndrom**	Akute Herzinsuffizienz	Akute Nierenerkrankung	Myokardinfarkt, kardiogener Schock, Myokarditis
2	**Chronisches kardiorenales Syndrom**	Chronische Herzinsuffizienz	Chronische Nierenerkrankung	Kardiomyopathie
3	**Akutes renokardiales Syndrom**	Akutes Nierenversagen	Herzrhythmusstörungen, Lungenödem, Hypervolämie, akute Herzinsuffizienz	→ Kap. 11
4	**Chronisches renokardiales Syndrom**	Chronische Nierenerkrankung	Linksherzhypertrophie, chronische Herzinsuffizienz (diastolisch und systolisch), erhöhtes Risiko für kardiovaskuläres Ereignis	→ Kap. 14
5	**Sekundäres kardiorenales Syndrom**	Systemerkrankung	Herz-/Nierenerkrankung	Sepsis, Amyloidose

Aszites besteht auch die Möglichkeit einer **Peritonealdialyse.**

Hepatorenales Syndrom

Definition

Beim hepatorenalen Syndrom (HRS) handelt es sich um eine spezifische Form des akuten Nierenversagens, das **bei schwerer chronischer oder akuter Lebererkrankung** (dekompensierte Zirrhose, fulminante Hepatitis) auftreten kann.

> Wichtig ist, dass nicht jedes akute Nierenversagen bei Patienten mit Leberzirrhose durch ein HRS verursacht wird.

Ein Überblick über die zugrunde liegenden pathophysiologischen Mechanismen gibt → Abb. 26.2. Durch portale Hypertension und systemische sowie splanchnische Vasodilatation kommt es zu einer **Abnahme des effektiven arteriellen Blutvolumens** („prärenal"). Die Aktivierung des RAAS und des Sympathikus führt zu einer nicht-osmotischen ADH-Sekretion einer renalen Vaskontriktion (→ HRS) und Volumenretention (→ Aszites).

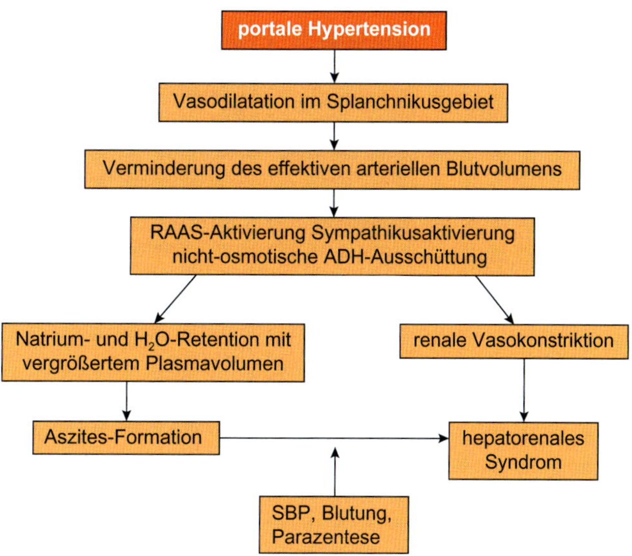

Abb. 26.2 Pathophysiologie des hepatorenalen Syndroms [L271]

Diagnostik

Beim HRS werden zwei Typen unterschieden:

- **HRS-AKI (Typ 1):** Hier kommt es zu einer **raschen Verschlechterung** der Nierenfunktion mit Anstieg des Serumkreatinins um > 0,3 mg/dl innerhalb von 48 h und/oder einer Urinproduktion von < 0,5 ml/kg KG in > 6 h oder einem prozentualen Anstieg des Serumkreatinins von > 50 % innerhalb von 3 Monaten. Das HRS-Typ 1 ist mit einer hohen Mortalität assoziiert.
- **HRS-NAKI (Typ 2):** Hier unterscheidet man eine akute (HRS-AKD, *acute kidney disease*) und eine chronische (HRS-CKD) Form. Bei ersterem kommt es zu einer GFR < 60 ml/min für < 3 Monate bzw. zu einem prozentualen Anstieg des Serumkreatinins von < 50 % innerhalb von 3 Monaten, bei letzterem persistiert die GFR < 60 ml/min seit > 3 Monaten. Häufig findet sich ein therapierefraktärer Aszites.

Das HRS ist eine **Ausschlussdiagnose** und wird anhand klinischer Kriterien gestellt. Ein prärenales akutes Nierenversagen (z. B. durch Diuretikatherapie) sowie eine akute Tubulusnekrose (z. B. bei Sepsis oder Blutungsschock nach Ösophagusvarizenblutung) müssen primär ausgeschlossen werden. Im Gegensatz zum prärenalen Syndrom zeigt sich auch **keine Besserung der renalen Funktion auf eine Volumengabe** (inkl. Albumin) bzw. das Absetzen der Diuretika.
Bei Leberzirrhotikern ist das Auftreten einer **Hyponatriämie** ein ungünstiges Zeichen hinsichtlich der Entwicklung des HRS. Neben spontanen Verläufen kann ein HRS auch infolge einer **Ösophagusvarizenblutung** oder einer **spontanbakteriellen Peritonitis (SBP)** sowie nach Parazentese und Ablassen großer Aszitesmengen (> 5 l) ohne Substitution von Albumin (6–8 g/l Aszites) auftreten.

Therapie

Zunächst sollten bei allen Patienten mit Leberzirrhose und AKI die Diuretika pausiert werden. Empfohlen ist eine natriumarme Diät (< 2 g/d), bei Hyponatriämie außerdem eine Flüssigkeitsrestriktion. **HRS-Trigger sollten frühzeitig erkannt und möglichst verhindert** werden, z. B. Infektionen (v. a. eine spontan bakterielle Peritonitis) oder gastrointestinale Blutungen.
Bei bestehendem HRS-AKI (Typ 1) gibt es die Möglichkeit einer vasokonstriktorischen Therapie mit einem **Vasopressin-Analogon** (z. B. Terlipressin, max. 12 g/d) zur Reduktion der splanchnischen Vasodilation in Kombination mit **Albumin** (20–40 g/d) zur Expansion des zirkulatorischen Volumens. Auf der Intensivstation kann zudem ein Noradrenalin-Perfusor eingesetzt werden.
Bei schweren Verläufen des HRS Typ 1 ist die **Lebertransplantation** mit dem besten Überleben assoziiert.
Patienten mit einem HRS-NAKI (Typ 2) sollten analog zu therapierefraktärem Aszites behandelt werden, also primär mit Diuretika (v. a. Spironolacton). Ein Nutzen von Terlipressin- und Albumingabe ist hier nicht belegt.
Bei beiden Formen kann die Anlage eines transjugulären intrahepatischen portosystemischen Shunts (TIPS) hilfreich sein. Ein Nierenersatzverfahren verbessert die Prognose nicht.

Zusammenfassung

- Ursächlich liegt dem kardiorenalen Syndrom eine Verminderung des effektiven zirkulatorischen Volumens zugrunde. Zusätzlich kommt es bei Hypervolämie zu einer renal venösen Stauung.
- Das hepatorenale Syndrom ist eine Komplikation bei schwerer Lebererkrankung durch Vasodilatation im Splanchnikusgebiet. Die Therapieoptionen beschränken sich auf eine Therapie mit Vasopressin-Analoga und Albumin. In schweren Fällen ist eine Lebertransplantation nötig.

→ 27 Tubulointerstitielle und toxische Nierenschädigung

Tubulointerstitielle Nierenerkrankungen

Eine Vielzahl von Noxen (v. a. Medikamente) und Erkrankungen (Infektionen, Systemerkrankungen) kann zu einer (tubulo) interstitiellen Schädigung der Nieren führen. Der Großteil des renalen Parenchyms (in etwa 80 %) entfällt auf das **Tubulointerstitium.**

Akute interstitielle Nephritis (AIN)

Die **wichtigsten Ursachen** einer AIN sind in → Tab. 27.1 gelistet. Am häufigsten tritt eine AIN als Folge einer allergischen Reaktion gegen Medikamente auf.
Bei der AIN findet sich typischerweise ein **interstitielles Infiltrat,** bestehend aus Lymphozyten, Makrophagen, Plasmazellen und eosinophilen Granulozyten, sowie ein begleitendes **interstitielles Ödem** (→ Abb. 27.1). In weiterer Folge kann es nach Überschreiten der tubulären Basalmembran zu einer **Mitbeteiligung der Tubuli** kommen („Tubulitis"). Die Glomeruli und auch die Gefäße sind dagegen i. d. R. unauffällig.

Klinik und Diagnostik

> Die **AIN** tritt i. d. R. Tage bis wenige Wochen nach Exposition auf und die klinische Symptomatik reicht von einem **asymptomatischen Verlauf** bis zum **akuten anurischen Nierenversagen.**

Pathophysiologisch liegt der Medikamenten-assoziierten AIN eine **T-Zell-vermittelte Hypersensitivitätsreaktion** zugrunde. Wichtig ist eine **genaue Medikamentenanamnese.** In einigen Fällen finden sich auch Symptome einer **systemischen Hypersensitivitätsreaktion** mit Fieber, Arthralgien, Exanthem sowie Eosinophilie im Blut und können bei akutem Nierenversagen richtungweisend sein.

Tab. 27.1 Ursachen einer interstitiellen Nephritis

Infektionen (→ Kap. 28)	• Pyelonephritis • Leptospirose • Hantavirus • CMV • Polyomavirus (BK) – nach NTX
Autoimmun-/ Systemerkrankungen	• Systemischer Lupus erythematodes (→ Kap. 21 und → Kap. 35) • Sarkoidose (→ Kap. 22) • Sjögren-Syndrom (→ Kap. 22 und → Kap. 37) • IgG_4-assoziierte Erkrankungen
Medikamente	• Betalactam-Antibiotika • Glykopeptide • Sulfonamide • Rifampicin • Allopurinol • Phenytoin • Gyreasehemmer • Diuretika • NSAR • Allpurinol • Protonenpumpenhemmer

Charakteristische Befunde in der Harnuntersuchung sind:

- Sterile Leukozyturie (ohne Keimnachweis im Gegensatz zum Harnwegsinfekt)
- Eosinophilurie (unspezifisch, da auch z. B. bei Glomerulonephritis oder Prostatitis möglich)
- Mikrohämaturie (aber keine Akanthozyten als Differenzialdiagnose zur Glomerulonephritis)
- Hyaline bzw. granulierte Zylinder sowie Leukozytenzylinder (aber keine Erythozytenzylinder)
- Tubuläre Proteinurie bis ca. 1,5 g/24 h bzw. 1,5 mg/g Kreatinin (→ Kap. 9)

Darüber hinaus kann zu es einer tubuläre Partialfunktionsstörung kommen (→ Kap. 2).

> Bei AIN nach NSAR-Einnahme fehlen häufig die **extrarenalen Manifestationen einer Hypersensitivitätsreaktion.**

Bildgebend sind die Nieren typischerweise **normal groß bzw. vergrößert.** Bei ca. der Hälfte der Patienten bestehen Schmerzen in der Flanke („Kapseldehnungsschmerz").

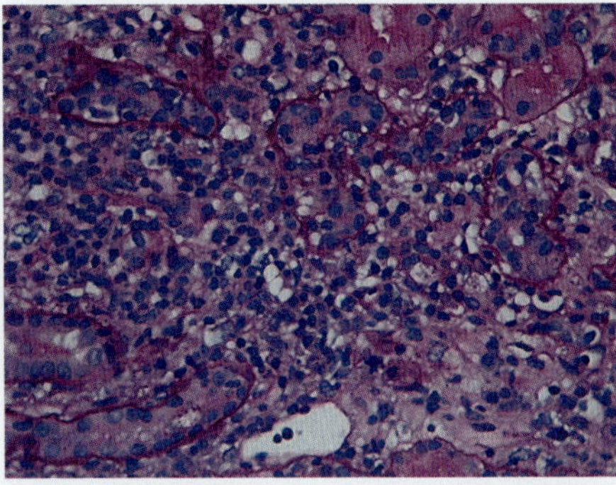

Abb. 27.1 Akute interstitielle Nephritis [G516-003]

Therapie und Verlauf

Die wichtigste therapeutische Intervention ist das **Absetzen der infrage kommenden Medikation** und i. d. R. kommt es daraufhin zu einer Erholung der Nierenfunktion. Bei fehlender Besserung ist nach 5–7 Tagen eine **Nierenbiopsie** indiziert. Bei schwerem akuten Nierenversagen kann eine Therapie mit **Kortikosteroiden** versucht werden (z. B. Aprednisolon 1 mg/kg KG).

TINU-Syndrom

Das **tubulointerstitielle Nephritis-und-Uveitis-(TINU-)Syndrom** ist eine seltene v. a. bei Jugendlichen auftretende Erkrankung, die durch eine **akute tubulointerstitielle Nephritis** sowie eine meist **bilateral** auftretende **anteriore Uveitis** charakterisiert ist. Die Ursache ist unklar, aber eine autoimmune Genese wird vermutet. Häufig kommt es zu einer **spontanen Besserung** und nur bei Fällen mit progredienter Verschlechterung der renalen Funktion ist eine Therapie mit Kortikosteroiden indiziert.

Akute zelluläre Abstoßung

Nach **Nierentransplantation** kommen andere differenzialdiagnostische Überlegungen hinzu. So findet sich bei einer akuten **T-Zell-mediierten Abstoßung** ebenso ein interstitielles Infiltrat (→ Kap. 32).

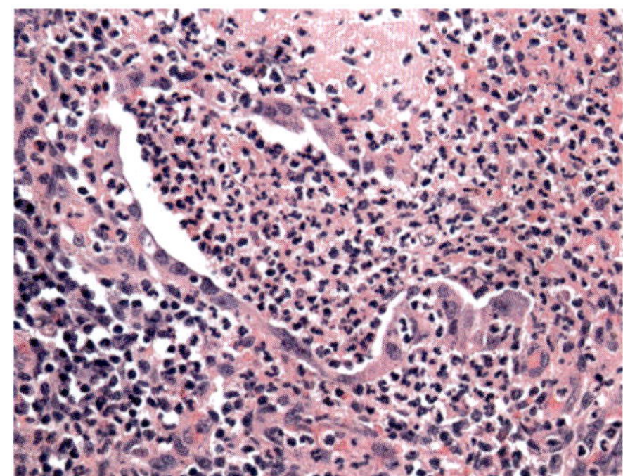

Abb. 27.2 Pyelonephritis [F926-001]

Pyelonephritis

Auch bei der Pyleonephritis findet sich ein vorrangig aus **Neutrophilen** bestehendes **zelluläres Infiltrat im Interstitium** (→ Abb. 27.2). Zumeist entsteht eine Pyelonephritis durch einen **aszendierenden Harnwegsinfekt.** Am häufigsten tritt eine Infektion mit *E. coli* auf, gefolgt von *Proteus mirabilis, Staphylococcus saprophyticus* oder *Klebsiella paneumoniae.*
Die Diagnose wird durch die **typische Klinik** sowie mittels **Harnteststreifen** und Nachweis einer **Leukozyturie** gestellt. Durch **Harnkultur** gelingt ein Keimnachweis.

> Die initiale empirische Antibiose bei Harnwegsinfekten wird zunehmend durch **Resistenzentwicklung** der Keime erschwert.

Wichtig ist daher ein Kennen der lokalen Resistenzsituation. Bei unkompliziertem HWI wird eine orale Therapie mit **Fosfomycin** oder **Nitrofurantoin** als Erstlinientherapie empfohlen. Bei niedriger Resistenzrate ist auch eine initiale Therapie mit **Cotrimoxazol** möglich.
Bei Pyelonephritis sollte dagegen bereits als Mittel der 1. Wahl auf ein **Chinolon** zurückgegriffen werden (Cirpofloxacin, Levofloxacin). Aber auch bei **Ciprofloxacin** ist auf regional sehr hohe Resistenzraten zu achten (z. B. Spanien). Alternativ kann eine Therapie mit **Amoxicillin/Clavulansäure** erfolgen Bei schweren Verläufen (z. B. **Urosepsis**) muss eine parenterale Antibiose erfolgen: z. B. **Cephalosporin der 3. Generation** oder Ampicillin/Sulbactam.

Chronische interstitielle Nephritis (CIN)

Eine **Vielzahl an Noxen und Pathologien** kann zu einer chronischen Schädigung des renalen Interstitiums führen:

- Analgetika-Nephropathie
- Lithium
- Schwermetalle (z. B. Blei, Cadmium, Quecksilber, Arsen, Gold)
- Strahlennephropathie (z. B. nach Knochenmarktransplantation)
- Sichelzellanämie
- Autoimmunerkrankungen (SLE, Sjögren-Syndrom, Sarkoidose)
- IgG_4-assoziierte tubulointerstitielle Nephritis
- Metabolische Störungen (Hyperurikämie, Hyperkalzämie, Hypokaliämie)
- Balkannephropathie (durch mit Aristolochiasäure verunreinigten Weizen)

Histologisch findet sich eine **progrediente Vernarbung** des renalen Interstitiums im Sinne einer interstitiellen Fibrose mit tubulärer Atrophie **(„IFTA“),** die sich als gemeinsame Endstrecke im Sinne einer *end stage renal disease,* aber auch bei **weit fortgeschrittenen primär glomerulären Erkrankungen,** einer diabetischen oder vaskulären Nephropathie oder bei chronisch-postrenalen Schädigungen zeigt (vesikoureteraler Reflux, chronische Obstruktion der ableitenden Harnwege). Makroskopisch finden sich dann in der Bildgebung deutlich verkleinerte Nieren **(Schrumpfnieren).**

Toxische Nierenschädigung

Eine akute Nierenschädigung **durch exogene Noxen** kann durch **folgende Pathomechanismen** erfolgen:

- Akuter Tubulusschaden (ATN; → Kap. 12)
- Akute interstitielle Nephritis (s. o.)
- Funktionelle Störung der systemischen und renalen Hämodynamik

Die häufigste Ursache einer toxischen Nierenschädigung sind **Medikamente** (→ Tab. 27.2). Eine Nierenschädigung durch „echte“ Umwelttoxine und Gifte ist dagegen sehr selten (z. B. Schwermetalle, Aristolochiasäure, Orellanin).

> Bei **nephrotoxischen Medikamenten** sollte vor Beginn immer eine **Risiko-Nutzen-Abwägung** erfolgen. Bei dringender klinischer Indikation darf aber eine adäquate und potenziell lebensrettende Diagnostik oder Therapie (z. B. Computertomografie mit Kontrastmittel bei Verdacht auf Lungenembolie oder eine antivirale Therapie) nicht verzögert werden.

Tab. 27.2 Toxische Nierenschädigung durch Medikamente

Effekt		Medikamentenklasse
Hämodynamik	**Systemisch**	• Diuretika • RAAS-Blocker • NSAR • Vasodilatatoren
	Lokal (renal)	• Calcineurininhibitoren • NSAR • RAAS-Blocker
Direkte Tubulotoxizität		• Historisch: Röntgenkontrastmittel • Aminoglykoside • Amphotericin B • Cisplatin • Glykopeptide • Mannitol • Methotrexat • Röntgenkontrastmittel • Lithium • Sulfonamide • Virostatika
Akute interstitielle Nephritis		→ Tab. 27.1

Vor allem bei **Intensivpatienten** mit akuter Nierenschädigung ist aufgrund der multifaktoriellen Genese und der häufig bestehenden Polypharmazie die Identifikation einer isolierten Noxe aber oft schwierig. Der **Verlauf** der Nierenschädigung ist von der Dauer und Dosis der Noxe sowie einer bereits bestehenden Vorschädigung der Nieren abhängig und dadurch sehr heterogen. In den meisten Fällen ist die Schädigung aber reversibel. Beispiele für Auslöser von irreversiblen Nierenschäden sind Aminoglykoside, Cisplatin oder Amphotericin B.

Kontrastmittel-assoziierte Nierenschädigung

Vor dem Hintergrund historisch eingesetzter und pharmakologisch problematischer hyperosmolarer und ionischer jodhaltiger Kontrastmittel sind Fälle sog. „Kontrastmittelnephropathien" beschrieben. Diese Substanzen sind inzwischen vollständig durch deutlich besser verträgliche isoosmolare, nicht-ionische Varianten ersetzt. Ab dem Jahr 2000 konnten selbst in Auswertungen mit über 1.000.000 Patienten (!) keine erhöhten Raten akuter Nierenschädigung nach venöser Kontrastmittelapplikation mehr nachgewiesen werden. Oftmals besteht jedoch bei Patienten mit Indikation zur (notfallmäßigen) **intravenösen Kontrastmittelgabe** aufgrund der vorliegenden (Akut-)Erkrankungen ein generell hohes Risiko für das Auftreten einer AKI-Episode (wegen der Grunderkrankung, nicht wegen des applizierten Kontrastmittels). Daher sollten diese Patienten generell nephroprotektiv behandelt werden (→ Kap. 11). Vor allem sollte eine Euvolämie angestrebt werden sowie eine eventuell bestehende metabolische Azidose ausgeglichen werden. Routinemäßige Volumen- oder Bikarbonatsubstitution, Acetylcystein-Gabe oder gar „prophylaktische" Dialyse zur unmittelbaren Elimination des Kontrastmittels bringen jedoch gesichert keinen Vorteil!

Eine weitere, schwer zu beeinflussende Kontrastmittel-assoziierte Nierenschädigung kann bei **intraarterieller Kontrastmittelgabe** auftreten. Hier ist es allerdings ebenfalls nicht das Kontrastmittel, das Nierenschädigungen verursacht, sondern die intraarterielle Manipulation mittels Katheter. Insbesondere bei suprarenalen Interventionen (Koronarangiografie, Interventionen an hirnversorgenden Arterien) kann es bei Passage eines arteriosklerotisch veränderten Aortenbogens mit hoher Plaque-Last zur Auslösung diffuser Cholesterinembolien kommen („*cholesterol shower*"). Hier finden sich neben typischerweise keilförmig ausgeprägten Perfusionsdefiziten der Niere oft auch Manifestationen in anderen Stromgebieten (z. B. Haut, GI-Trakt).

Große Vorsicht ist bei Kontrastmitteln für **Magnetresonanzuntersuchungen** (Gadolinium) geboten. Diese zeigen zwar nur eine geringe direkte Nephrotoxizität, doch kann es bei Anwendung bei Patienten mit höhergradig eingeschränkter Nierenfunktion zu einer **nephrogenen systemischen Fibrose** kommen (v. a. ab einer GFR < 15 ml/min). Auch hier scheinen neuere Gadolinium-haltige Substanzen vorteilhafter zu sein, weiterhin gelten diese jedoch bei Dialyse-Patienten als streng kontraindiziert.

Analgetikanephropathie

Die klassische Analgetikanephropathie wurde durch **Phenacetin**-haltige analgetische Mischpräparate verursacht und kommt heutzutage so gut wie nicht mehr vor.

NSAR

NSAR können durch zwei Mechanismen zu einer **akuten Nierenschädigung** führen:

- Akute interstitielle Nephritis
- **Funktionell prärenale Störung** der renalen Hämodynamik durch Hemmung vasodilatatorischer Prostaglandine (→ Kap. 11)

Risikofaktoren sind:

- Vorbestehende chronische Niereninsuffizienz ab CKD-Stadium 3
- Hypovolämie durch Diuretikaeinnahme, Erbrechen oder Diarrhö
- Vermindertes zirkulatorisches Volumen bei Herzinsuffizienz, nephrotischem Syndrom oder Leberzirrhose

Eine Schädigung der Nieren im Sinne der **typischen Analgetika-Nephropathie** tritt durch NSAR Einnahme jedoch **nicht** auf. In wieweit eine chronische NSAR-Einnahme aber zur Entwicklung einer chronischen Niereninsuffizienz beiträgt, ist nicht restlos geklärt.

Lithiumnephropathie

Unter Therapie mit Lithium sind verschiedene renalen Störungen beschrieben: Häufig findet sich ein **nephrogener Diabetes insipidus.** Unter Langzeittherapie kann es aber auch zu einer **chronisch-progredienten Niereninsuffizienz** mit Tubulusatrophie, interstitieller Fibrose sowie glomerulären Veränderungen im Sinne einer FSGS kommen, die initial nach Beendigung der Therapie noch reversibel ist.

Zusammenfassung

- Bei der akuten interstitiellen Nephritis handelt es sich um eine Hypersensitivitätsreaktion gegen eine Noxe (meist Medikamente).
- Auch Infektionen oder systemische Autoimmunerkrankungen (Sarkoidose, Sjögren-Syndrom, SLE) können zu einer AIN führen.
- Eine Vielzahl an Noxen kann zu einer chronischen interstitiellen Schädigung der Nieren führen (Analgetika-Nephropathie, Lithium, Schwermetalle etc.).
- Die häufigste Ursache einer toxischen Nierenschädigung sind Medikamente. Neben einer AIN kann es zu einer direkten Tubulotoxizität oder einer Störung der systemischen oder renalen Hämodynamik kommen.
- Nach adäquater Vorbereitung (Volumengabe) und bei Verwendung von isoosmolaren Röntgenkontrastmitteln tritt das Kontrastmittel-assoziierte akute Nierenversagen nur mehr selten auf (**Cave:** Diabetes mellitus, vorbestehende CKD und akute Eingriffe stellen wichtige Risikofaktoren dar!).
- NSAR können ein akutes Nierenversagen durch eine akute interstitielle Nephritis oder durch Störung der renalen Hämodynamik verursachen (häufig: akut auf chronisches Nierenversagen bei vorbestehender Niereninsuffizienz).

→ 28 Infektassoziierte und hereditäre Nierenerkrankungen

Infektassoziierte Nierenerkrankungen

Eine Nierenbeteiligung im Rahmen einer **bakteriellen** oder **viralen Infektion** kann durch einen direkten Befall des Organs bedingt sein:

- Hantavirus
- Polyomaviren (BK-Virus nach Transplantation)
- HIV
- Tuberkulose
- Leptospirose
- Pyelonephritis

Zusätzlich kann es auch zu einer **indirekten Schädigung** durch eine Immunkomplexerkrankung kommen:

- Poststreptokokken-Glomerulonephritis (→ Kap. 17)
- Shunt-Nephritis
- Endokarditis
- Hepatitis-B-Virusinfektion
- Hepatitis-C-Virusinfektion

Daneben ist zu beachten, dass einige der zur Verfügung stehenden **Antibiotika** und **Virostatika** potenziell nephrotoxisch sind und daher zumindest eine genaue Dosisanpassung notwendig ist (z. B. Aminoglykoside, Aciclovir, Cidofovir, Foscarnet, Adefovir, Tenofovir).

Hantavirus

Klinik

Die klinische Symptomatik einer Hantavirus-Infektion ist **abhängig vom Serotyp** (Endemiegebiete) und reicht von einer **selbstlimittierenden interstitiellen Nephritis** bis zum Auftreten eines **hämorrhagischen Fiebers mit renalem Syndrom** (HFRS). Die klinischen Symptome umfassen:

- Fieber mit Kopf und Gliederschmerzen, Lumbalgien
- Abdominale Symptomatik mit Schmerzen, Erbrechen und Durchfall
- Hypotension, Schock
- Akutes Nierenversagen
- Thrombopenie und DIC
- Hämorrhagie

Daneben gibt es noch eine Verlaufsform mit **vorrangig kardiopulmonaler Klinik** (interstitielles Lungenödem, ARDS), die als Hantavirus-Cardipulmonary-Syndrom (HCPS) bezeichnet wird.

> Die **Diagnose** der Hantavirus-Infektion wird serologisch durch den Nachweis von Antikörpern gestellt. Die **Anamnese** ist meist richtungweisend: Die Infektion erfolgt durch das **Einatmen von erregerhaltigen Kot von Nagetieren** (Waldarbeiter, Jäger, nach Reinigen von Schuppen, Kellern, etc.).

Therapie

Sie beruht bei schweren Verläufen auf der **intensivmedizinischen Versorgung.** Zusätzlich besteht die Möglichkeit einer antiviralen Therapie mit **Ribavirin** mit aber nur eingeschränkter Wirksamkeit.

BK-Virus

Das BK-Virus (Polyomavirus) ist mit einer Prävalenz von knapp 90 % in der Bevölkerung weit verbreitet. Primär kommt es zu einer **asymptomatischen Infektion der Tubulszellen.** Unter Immunsuppression kann es aber zu einer raschen Replikation des Virus kommen. Vor allem nach Nierentransplantation ist eine rasch progrediente Verschlechterung der Transplantatfunktion möglich.

Diagnostik

Sie gelingt durch Nachweis der **virusspezifischen DNA** im Harn und Plasma bzw. charakteristischer Zellen im Harn **(Decoy-Zellen).** Histologisch findet sich dann eine **tubulointerstitielle Entzündung** (Tubulitis, interstitielles Infiltrat). Immunhistochemisch ist ein Nachweis des Polyomavirusantigens **(SV 40)** möglich.

HIV

Im Rahmen einer HIV-Infektion kann es durch verschieden Mechanismen zu einer renalen Schädigung kommen:

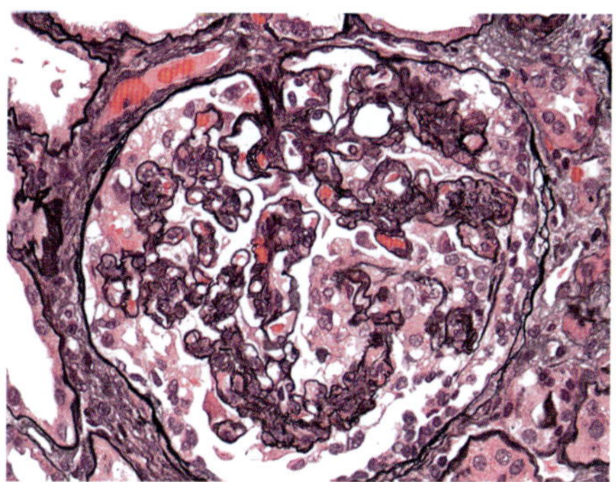

Abb. 28.1 Collapsing-Glomerulonephritis bei HIVAN [T1348]

- **HIV-assoziierte Nephropathie (HIVAN):** Histologisch handelt es sich um eine **spezielle Form der FSGS,** die als sog. Collapsing-Glomerulonephritis bezeichnet wird und eine schlechte Prognose aufweist (→ Abb. 28.1).
- **HIV-assoziierte TMA:** Hier handelt es sich um eine sekundäre TMA (→ Kap. 23).
- **Medikamententoxizität:** Nebenwirkung der HAART-Therapie durch z. B. Tenofovir

HBV- und HCV-Infektion

> Sowohl durch eine chronische Hepatitis-B- als auch Hepatitis-C-Virus-Infektion kann es zu einer **Immunkomplex-medierten Glomerulonephritis** kommen (z. B. membranöse Glomerulonephritis, membranoproliferative Glomerulonephritis).

Zusätzlich findet sich beim HBV eine Assoziation mit einer Polyarteriitis nodosa (PAN) und beim HCV mit einer gemischten Kryoglobulinämie (→ Kap. 20).
Bei er **PAN** handelt es sich um eine **ANCA-negative Vaskulitis** der mittelgroßen Gefäße. Die Nierenbeteiligung erfolgt durch **Schädigung der arteriellen Versorgung** mit Ischämie aber typischerweise **ohne Glomerulonephritis** (im Gegensatz zur mikroskopischen Polyangiitis; → Kap. 20). Häufig findet sich auch eine gastrointestinale (Mesenterialischämie) oder myokardiale (Myokardinfarkte) Symptomatik.

→

Tuberkulose

Bei der urogenitalen Tuberkulose (TB) handelt es sich um die häufigste **extrapulmonale Manifestation** einer Tuberkulose. Die Symptomatik ist oft uncharakteristisch mit Dysurie, Flankenschmerzen, Hämaturie oder Pyurie.

Diagnostik und Therapie

In der Regel findet sich eine **sterile Leukozyturie** ohne Keimnachweis in der Harnkultur. Die Diagnosestellung erfolgt durch kulturellen Nachweis (spezielle Tuberkulosekultur) bzw. durch molekularbiologische Untersuchungen (PCR). Die Therapie der renalen Tuberkulose ist gleich der Lungentuberkulose und basiert auf einer **Kombinationstherapie** mit z. B. Isoniazid, Rifampicin und Pyrazinamid über zumindest 6 Monate.
Eine Infektion mit *Mycobacterium bovis* findet sich gelegentlich nach intravesikaler Immuntherapie mit Bacillus-Calmette-Guerin (BCG) bei Urothelkarzinom.

Leptospirose

Bei der Leptospirose (Morbus Weil) handelt sich um eine **weltweit verbreitete Zoonose.** Als Überträger kommen v. a. Ratten und Mäuse infrage, die Leptospiren über den Urin ausscheiden können. Häufig erfolgt die Übertragung auch über verunreinigtes Wasser.

Klinik

Die Symptomatik reicht von grippeähnlichen Symptomen bis zu Fällen mit akutem Leber- und Nierenversagen oder Meningitis.

Diagnostik

Die Diagnose wird durch kulturelle Anzüchtung oder serologischen Nachweis von Antikörpern im Plasma gestellt. Die Therapie erfolgt durch Penicillin G, Ampicillin, sowie Doxycyclin oder in schweren Fällen mit Cefotaxim bzw. Ceftriaxon.

Tab. 28.1 Hereditäre Nierenerkrankungen

Erkrankung	Protein
ADPKD	• Polycystin 1 • Polycystin 2
Alport Syndrom: • X-chromosomal • Autosomal dominant • Autosomal rezessiv	 • Kollagen Typ IV, Alpha-5-Kette • Kollagen Typ IV, Alpha-3-Kette • Kollagen Typ IV, Alpha-4-Kette
Bartter Syndrom: • Typ I • Typ II • Typ III	 • Na^+-K^+-$2Cl^-$-Cotransporter • ROM-Kaliumkanal • ClC-Chloridkanal
Morbus Fabry	• Alpha-Galaktosidase A
Gitelman-Syndrom	• Na^+-Cl^--Cotransporter
aHUS	• Faktor H • Faktor I • MCP
Tuberöse Sklerose	• TSC1-Tuberin • TSC2-Tuberin
Von-Hippel-Lindau-Syndrom	• Tumorsuppressor VHL
Wilms' Tumor	• Transkriptionsfaktor WT1
Zystinose	• CTNS (Membranprotein)

Hereditäre Nierenerkrankungen

→ Tab. 28.1 gibt einen Überblick über hereditäre Nierenerkrankungen.

Autosomal-dominante polyzystische Nierenerkrankung (ADPKD)

Bei der ADPKD findet sich eine **progrediente und ausgeprägte Zystenbildung der Nieren,** die von den tubulären Strukturen ausgeht (→ Abb. 28.2). Es handelt sich dabei um dabei um eine Systemerkrankung mit häufiger **extrarenaler Beteiligung** anderer Organsysteme:

- Leberzysten
- Pankreaszysten
- Kolondivertikulose
- Intrakranielles Aneurysma
- Mitralklappenprolaps, Aortenklappeninsuffizienz

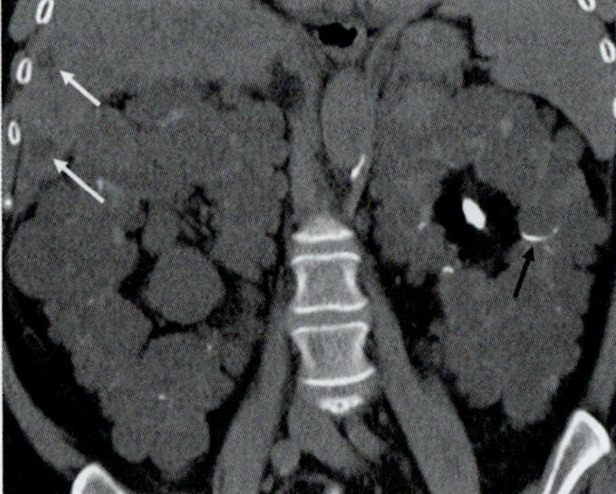

Abb. 28.2 CT-Bild bei Patienten mit ADPKD: multiple Nierenzysten (teilweise mit Verkalkung [schwarzer Pfeil]) und ebenso Zysten in der Leber [weiße Pfeile] [F248–002]

Ätiologie

Der Erkrankung liegt eine **Mutation im Chromosom 16** (Polycystin 1, PKD 1) oder **Chromosom 4** (Polycystin 2, PKD 2) zugrunde, die zu einer gestörten Funktion der tubulären Zilien führt.

> Bei der ADPKD Typ 1 handelt sich um eine der **häufigsten hereditären Erkrankung** überhaupt und sie betrifft in etwa jede 500. Lebendgeburt. Unter den monogenetischen Erkrankungen ist sie mit Abstand die häufigste Ursache für Dialysepflichtigkeit.

Isolierte Nierenzysten finden sich häufig und bleiben im Gegensatz zur ADPKD meist ohne klinische Bedeutung. Die ADPKD-Erkrankung muss daher von benignen Zysten klar abgegrenzt werden. Spontanmutationen kommen nur in etwa 5 % aller Erkrankten vor und häufig finden sich daher auch andere betroffene Familienangehörige.

Diagnostik

Die Diagnose wird mittels Ultraschall gestellt. Eine genetische Analyse der PKD1- und PKD2-Loci ist routinemäßig nicht sinnvoll, da die Mutationen nicht streng konserviert, sondern sehr heterogen über das ganze Gen verteilt sind. Derzeit findet man nur bei etwa 70 % aller an ADPKD1 erkrankten Personen eine **pathogenetische Mutation.**

Klinik

Einzelne Zysten können bis zu **10 cm groß** werden und spontan bzw. nach Trauma rupturieren. Klinisch präsentieren sich die Patienten dann zumeist mit Flankenschmerz und Hämaturie sowie gelegentlich Fieber. Eine Abgrenzung zu einer Zysteninfektion kann schwierig sein. Hier hilft im Einzelfall eine FDG-PET-CT-Untersuchung zum Nachweis eines erhöhten Glukosemetabolismus. Eine **längere antibiotische Therapie** (zumindest 4 Wochen) ist sinnvoll. Am häufigsten findet sich eine Infektion mit *E coli.*
Der Großteil der Patienten mit ADPKD 1 entwickelt bis zum 4. Lebensjahrzehnt eine **terminale Niereninsuffizienz.** ADPKD-Typ-2-Patienten entwickeln erst in der zweiten Lebenshälfte eine chronische Niereninsuffizienz und zeigen selten eine Progression bis zur Dialysepflichtigkeit. Entscheidendes klinisches Kriterium zur Abschätzung der Prognose ist das altersadaptierte Nierenvolumen (und dessen Veränderung über die Zeit): eine höhere Zystenzahl und schnelleres Zystenwachstum führen zu größeren Nieren, dies ist mit einer schlechteren Prognose assoziiert.

Therapie

Eine spezifische, standardmäßige Therapie für alle ADPKD-Patienten gibt es nicht. Eine konsequente Einstellung des Blutdrucks auf niedrig-normale Werte und strenge Nikotinkarenz sind in Studien gut untersucht und werden für alle Patienten empfohlen. Der **ADH-Antagonist** Tolvaptan führt spezifisch zu einer relevanten Progressionsverzögerung des Zystenwachstums, ist aber bei allen Patienten mit einer starken Aquarese (auch nachts mehrfach) vergesellschaftet. Eine Tolvaptan-Therapie wird daher vor allem Patienten mit großen Nieren und nachgewiesen schnellem Zystemwachstum angeboten – bei diesen Patienten kann jedoch pro 5 Jahre Tolvaptan-Therapie die Dialysepflichtigkeit um mind. 1 Jahr verzögert werden.

Alport-Syndrom

Ätiologie

Das Alport-Syndrom wird auch als **hereditäre Nephritis** bezeichnet und ist eine Erkrankung der **glomerulären Basalmembran.** Zugrunde liegend findet man Mutationen in unterschiedlichen Proteinen des **Kollagen Typ IV.** In über 90 % der Fälle ist die X-chromosomal kodierte alpha 5 Kette des Kollagen Typ IV betroffen, bei der nur Männer manifest erkranken. Bei anderen (selteneren) autosomal vererbten Formen können aber auch Frauen betroffen sein.

Klinik

Typischerweise kommt es zu einer chronisch progredienten Niereninsuffizienz, die in etwa ab der dritten Lebensdekade zu einer Dialysepflichtigkeit führt. Extrarenale Manifestationen sind eine Innenohrschwerhörigkeit, die in ca. 50 % der Fälle auftritt, sowie Augenveränderungen bei ca. 10 % der Betroffenen. Alle Betroffenen sollen spätestens ab Nachweis der Albuminurie (und damit meist im Kindesalter!) eine RAS-Blockade (z. B. ACE-Hemmer) erhalten – dies verzögert die Krankheitsprogression in der Niere erheblich (mehrere Jahrzehnte!). Nach **Nierentransplantation** bei Patienten mit Alport-Syndrom kann es in bis zu 10 % der Fälle zu einer rasch progredienten Glomerulonephritis durch Auftreten von Antikörpern gegen die glomeruläre Basalmembran kommen **(RPGN Typ 1),** da das in der Transplantatniere vorhandene Typ-IV-Kollagen (ohne Mutation) vom Immunsystem des Empfängers als Fremdantigen erkannt wird.

Morbus Fabry

Ätiologie

Beim Morbus Fabry handelt es sich um eine **lysosomale Speichererkrankung,** die

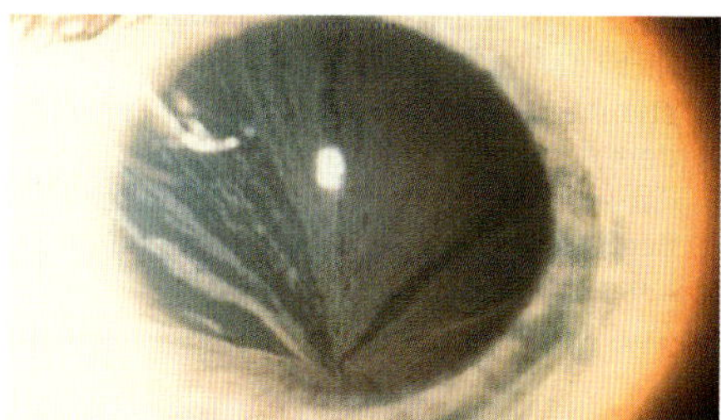

Abb. 28.3 Cornea verticilata (Image courtesy of RL Abbott, MD.) [F927–001]

durch Mutationen im X-chromosomal kodierten Gen für das Enzym Alpha-Galaktosidase A verursacht wird. Während der Morbus Fabry früher als klassisch X-chromosomal rezessiv galt (und Frauen mit einem defekten Allel damit als gesunde Konduktorinnen), weiß man heute, dass es sich um eine X-chromosomal dominante Erkrankung mit variabler Penetranz handelt – Frauen mit einem betroffenen Alllel erkranken also ebenfalls, allerdings mit einem anderen Beschwerdemuster und tendenziell später als betroffene Männer.

Klinik

Durch den Enzymdefekt kommt es zur **Multisystemerkrankung.** Am häufigsten sind die Nieren, das Herz, die Haut sowie das Nervensystem betroffen. An der Haut finden sich oft multiple Angiokeratome, charakteristisch ist auch eine Trübung der Kornea, die als **Cornea verticilata** bezeichnet wird (→ Abb. 28.3). Es kommt zu einer fortschreitenden chronischen Einschränkung der Nierenfunktion und das Stadium der terminalen Niereninsuffizienz wird meist im Alter zwischen 30 und 40 Jahren erreicht.

Diagnostik

Die Diagnose gelingt mittels molekulargenetischer Untersuchung. Eine Therapie ist heute durch parenterale Substitution des fehlenden Enzyms möglich.

Zusammenfassung

- Zu einer infektassoziierten Nierenschädigung kann es durch direkten Befall des Organs (Hantavirus, BK-Virus, Leptospirose, Tuberkulose) oder durch Immunkomplexablagerungen (Hepatitis B, Hepatitis C, Endokarditis) kommen.
- Eine Reihe von hereditären Erkrankungen kann zu einer chronischen Nierenschädigung mit Fortschreiten bis zur Dialysepflichtigkeit führen (ADPKD, Alport-Syndrom). Häufig sind mehrere Mitglieder einer Familie betroffen.

→ 29 Chronische Nierenersatztherapie

Nicht der Abfall der GFR unter einen bestimmten Wert (z. B. < 10 ml/min), sondern die **klinische Symptomatik** des Patienten ist ausschlaggebend für den Beginn der chronischen Dialysebehandlung.

Zur Behandlung von Patienten mit terminaler Nierenerkrankung stehen vier Möglichkeiten zur Verfügung:

- Konservatives Management ohne NET
- Hämodialyse (HD) (→ Kap. 30)
- Peritonealdialyse (PD) (→ Kap. 30)
- Nierentransplantation (NTX) (→ Kap. 31)
  - (Präemptive) Lebendspende
  - Listung bei Eurotransplant

In der offiziellen Nomenklatur wurde der Begriff **des terminalen Nierenversagens** (*endstage renal disease,* ESRD) für eine GFR unter 15 ml/min durch das CKD-Stadium 5 bzw. 5D ersetzt (Nierenversagen). Der Begriff der terminalen Nierenerkrankung bzw. des ESRD wird im klinischen Alltag aber weiterhin verwendet und steht als Synonym für ein **irreversibles, nierenersatzpflichtiges Organversagen.**

Bei den betroffenen Patienten sind Dialyseverfahren emotional oft schlecht belegt, da die Lebensqualität im Vergleich zum relativ asymptomatischen Stadium der chronischen Nierenerkrankung aufgrund der zeitintensiven Verfahren doch deutlich abnimmt.

Indikationen

Indikationen für den Beginn einer **Nierenersatztherapie (NET)** bei chronisch niereninsuffizienten Patienten stellen sowohl **klinische Symptome** einer ausgeprägten Urämie als auch **laborchemische Parameter** dar. **Absolute** Dialyseindikationen sind:

- Konservativ nicht mehr behandelbares Lungenödem
- Unstillbares Erbrechen
- Hämodynamisch relevanter urämischer Perikarderguss
- Urämische Enzephalopathie
- Serumkalium von > 6 mmol/l (trotz maximaler konservativer Therapie mit Azidoseausgleich und Diuretikagabe)

Zu den **relativen Indikationen** zählen:

- BUN > 100 mg/dl bzw. Harnstoff > 200 mg/dl
- Deutliche Hyperphosphatämie unter Therapie mit Phosphatbindern
- Chronischer, therapierefraktärer Juckreiz
- Übelkeit und Inappetenz mit progredienter kataboler Stoffwechsellage
- Deutliche Allgemeinsymptomatik mit Müdigkeit und eingeschränkter Leistungsfähigkeit

Dementgegen gibt es aber **keinen GFR-Wert,** ab dem zwingend mit einer Dialyse begonnen werden muss: Über Jahre bestand die Diskussion, ob ein frühzeitiger Beginn einer chronischen Dialyse zur Vermeidung einer Katabolie und Malnutrition von Vorteil für die Patienten ist. Das IDEAL Trial aus dem Jahr 2010 konnte aber zeigen, dass ein frühzeitiger Beginn bei einer GFR über 10 ml/min nicht mit einem verbesserten Überleben assoziiert ist.

Die Entscheidung zur geplanten **„Andialyse"** erfolgt daher zusammen mit den Patienten in Abhängigkeit des Auftretens einer urämischen Symptomatik **ab einer GFR unter 10 ml/min.** Einige Patienten versuchen den Beginn der Dialyse möglichst lange hinauszuzögern. Oft müssen diese Patienten dann nach **„Crash-Landung"** mit Zeichen einer fortgeschrittenen Urämiesymptomatik bzw. im Lungenödem akut dialysiert werden.

Planung

Ein strukturiertes Vorgehen in der Planung der optimalen Nierenersatztherapie ist entscheidend. Vor allem muss individuell und rechtzeitig im Verlauf der chronischen Nierenerkrankung (CKD-Stadium 4) zusammen mit dem Patienten geklärt werden, welches Nierenersatzverfahren angewandt werden soll.

Grundsätzlich sind **Hämodialyse** und **Peritonealdialyse gleichwertige in Bezug auf die Qualität der Behandlung sowie Mortalität und Morbidität. Die Entscheidung sollte** nach eingehender Aufklärung durch Ärzte und Pflegepersonal vom Patienten auf **individueller Basis** gefällt werden.

Danach ist v. a. die Planung einer rechtzeitigen Anlage eines Zugangs für die **Hämodialyse (Shunt-Anlage)** bzw. **Peritonealdialyse** wichtig und sollte ab einer **GFR von 15 ml/min** erfolgen (→ Kap. 30). Grundsätzlich muss jeder Patient mit präterminaler Nierenerkrankung auch in Hinblick auf die Möglichkeit einer Nierentransplantation evaluiert werden. Idealerweise erfolgt der Eintrag auf die Warteliste noch **vor Erreichen der Dialysepflichtigkeit.** Auch die Verfügbarkeit eines möglichen Lebendnierenspenders muss abgeklärt werden (→ Kap. 31).

Bei CKD-Patienten sollten in Hinblick auf die Anlage eines Shunts deshalb auch die Venen am Unterarm geschont und dort möglichst Blutabnahmen und v. a. die Anlage von Venenverweilkanülen vermieden werden. Eine Punktion am Handrücken stellt kein Problem dar.

Bei Patienten mit **multiplen Komorbiditäten** und eingeschränkter Lebenserwartung (z. B. ältere geriatrische Patienten oder solche mit einer weit fortgeschrittenen malignen Erkrankung) besteht auch die Möglichkeit eines **konservativen Managements** der Urämiesymptomatik. Das Therapieziel ist hier v. a. die symptomatische Verbesserung der Lebensqualität, nicht aber die Verlängerung der Lebensdauer.

Zusammenfassung

- Vor allem die klinischen und laborchemischen Komplikationen der Urämie stellen die Indikation zum Beginn einer chronischen Nierenersatztherapie.
- Hämodialyse und Peritonealdialyse stellen gleichwertige Verfahren dar.
- Jeder Patient sollte für die Möglichkeit einer Nierentransplantation evaluiert werden.
- Bei Patienten mit multiplen Komorbiditäten und eingeschränkter Lebenserwartung ist auch eine konservative symptomorientierte Therapie möglich.

Dialyse

Im Gegensatz zum Versagen anderer Organsysteme stehen bei der terminalen Nierenerkrankung mit der Hämodialyse bzw. Hämofiltration extrakorporale Verfahren zum akuten und langfristigen Organersatz zur Verfügung. Zusätzlich besteht mit der Peritonealdialyse eine weitere Modalität der Nierenersatztherapie:

- Zur Behandlung der Komplikationen des **akuten Nierenversagens** stehen intermittierende oder kontinuierliche Hämodialyse bzw. Hämofiltrationsverfahren zur Verfügung. Bei Kindern und in Entwicklungsländern findet in dieser Indikation aber auch die Peritonealdialyse Anwendung.
- Zur **chronischen Nierenersatztherapie** werden v. a. die intermittierende Hämodialyse (bzw. Hämodiafiltration) oder die Peritonealdialyse verwendet.

Die **Indikationen** zum Beginn einer akuten bzw. chronischen Nierenersatztherapie werden in → Kap. 13 und → Kap. 29 behandelt. Seit den 60er-Jahren wurden extrakorporale Verfahren zur Hämodialyse entwickelt, die es ermöglichen, die exkretorische Nierenfunktion maschinell zu ersetzen.

Mittlerweile gehört die **Hämodialyse** zur klinischen Routine und wird sowohl bei **akutem Nierenversagen** (auf der Intensivstation) als auch zur Behandlung einer **terminalen chronischen Nierenerkrankung** angewendet. Weltweit werden knapp 2 Mio. Patienten mit einer chronischen Hämodialyse behandelt.

Hämodialyse und Hämofiltration

Physikalische Grundlagen

Die Reinigung des Bluts von kleinmolekularen Stoffen erfolgt bei der Hämodialyse bzw. Hämofiltration durch zwei unterschiedliche physikalische Vorgänge:

- Diffusion (Hämodialyse)
- Konvektion (Hämofiltration)

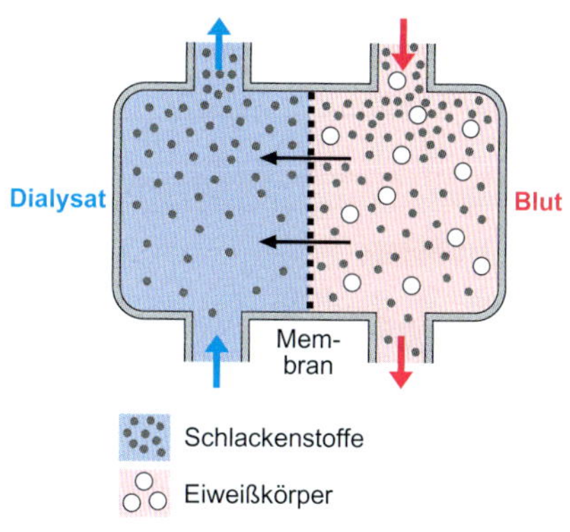

Abb. 30.1 Dialyse [L106]

Bei der **Dialyse diffundieren** kleinmolekulare Substanzen bis 25 000 Da (z. B. Harnstoff, Kreatinin und Elektrolyte) über eine **semipermeable Membran** (Dialysatorkapillare) entlang des Konzentrationsgradienten vom Blut ins Dialysat. In umgekehrter Richtung kommt es zu einer Diffusion von Bikarbonat aus dem Dialysat ins Blut (→ Abb. 30.1). Eiweißgebundene Toxine können die Dialysemembran nicht überwinden.

Bei der **Hämofiltration** wird durch einen **hydrostatischen Druckgradienten** primär Plasmawasser durch die **Dialysemembran** „gepresst". Kleinmolekulare Substanzen folgen durch **Konvektion** nach (→ Abb. 30.2). Vor allem größere Moleküle (500–25 000 Da) können so effektiver entfernt werden. Das filtrierte Plasmawasser muss danach durch eine Substitutionsflüssigkeit ersetzt werden (ca. 40–60 l pro Behandlung).

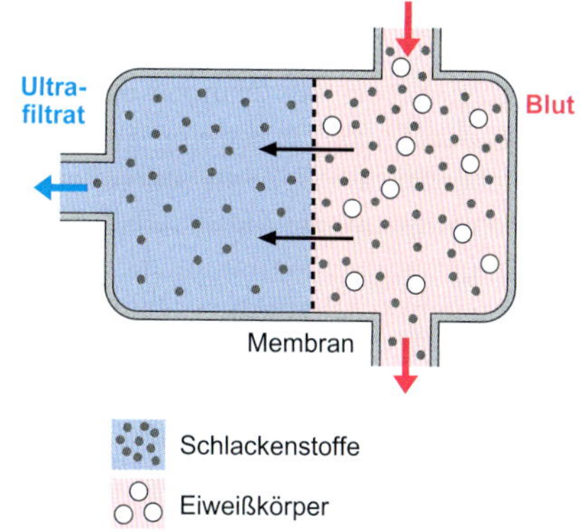

Abb. 30.2 Hämofiltration [L106]

Nach dem gleichen Prinzip funktioniert auch die **Ultrafiltration,** durch die auch im Rahmen der Hämodialyse eine **negative Volumenbilanz** erzielt werden kann. Hier werden aber nur kleine Volumina (ca. 3–4 l) entfernt und haben somit keinen signifikanten Einfluss auf die Entfernung der Urämietoxine. Eine Kombination beider Verfahren wird als **Hämodiafiltration** bezeichnet und findet in der Behandlung von Patienten mit chronischer Nierenerkrankung zunehmende Verbreitung. Einen schematischen Überblick über den Dialysekreislauf gibt → Abb. 30.3.

Während einer Dialysesitzung werden in etwa 150 l Dialysatwasser benötigt, die über die Dialysemembran mit dem Blut des Patienten in Berührung kommen. Aus diesem Grund sind die Anforderungen an die Sterilität und Reinheit des Wassers sehr hoch. Ultrareines Dialysatwasser wird durch eine **Umkehrosmose** bereitgestellt.

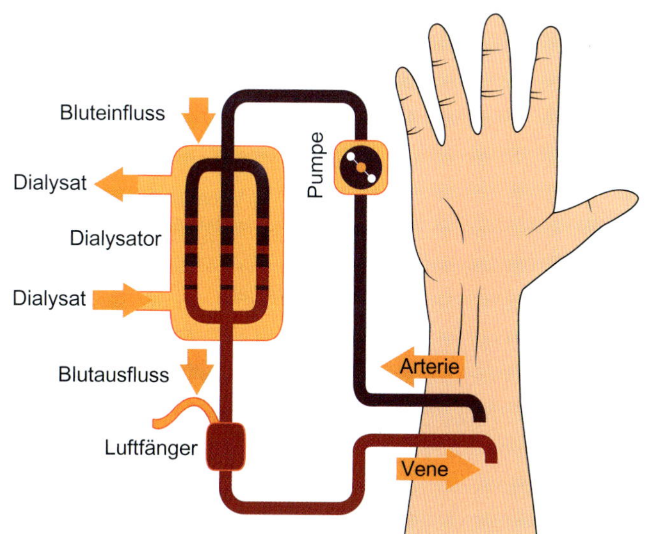

Abb. 30.3 Schematische Darstellung des Dialysekreislaufs [L271]

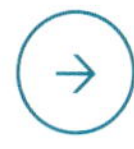

Dialysator

Heutzutage werden zur Dialyse **Kapillarmembranen** eingesetzt, die eine Gesamtoberfläche von ca. 1,2–1,9 m² aufweisen. Dazu werden tausende Kunststoffkapillaren mit semipermeabler Membran, die aus **hypoallergenem synthetischen Material** (z. B. Polyurethan) hergestellt werden, parallel im Dialysator („Dialysemembran") angeordnet. Das Blut fließt im Inneren der Kapillare und wird außen von der **Dialysatflüssigkeit** umspült.

Dialysezugänge

Zur Durchführung eines Hämodialyseverfahren wird ein **Gefäßzugang** zur Entnahme und Rückführung des Bluts benötigt. Um eine adäquate Behandlungsqualität zu erzielen, sind dafür Blutflussraten von ca. 300 ml/min notwendig. Grundsätzlich stehen dafür zwei Möglichkeiten zur Verfügung:

- Großlumiger zentralvenöser Zugang (akute und chronische Dialyse)
- Chirurgisch angelegter arteriovenöser Shunt (chronische Dialyse)

Eine schnelle und einfache Zugangsmöglichkeit zur Durchführung einer Dialyse gelingt durch die Anlage eines **zentralvenösen Zugangs** mit zwei großlumigen Schenkeln. Bei akutem Nierenversagen bzw. akuten Dialyseindikationen erfolgt die Anlage eines **„Shaldon"**- oder **„HF"-Katheters** vorzugsweise in die V. jugularis interna. Alternativ besteht auch eine Zugangsmöglichkeit über die V. subclavia oder V. femoralis.
Eine dauerhafte Alternative ist die Anlage von speziellen Kathetern, die durch Untertunnelung der Haut auch für Monate (bis Jahre) in situ bleiben können (**„PermKath"**, „Demerskatheter" → Abb. 30.4). Das Infektionsrisiko ist hier zu beachten.

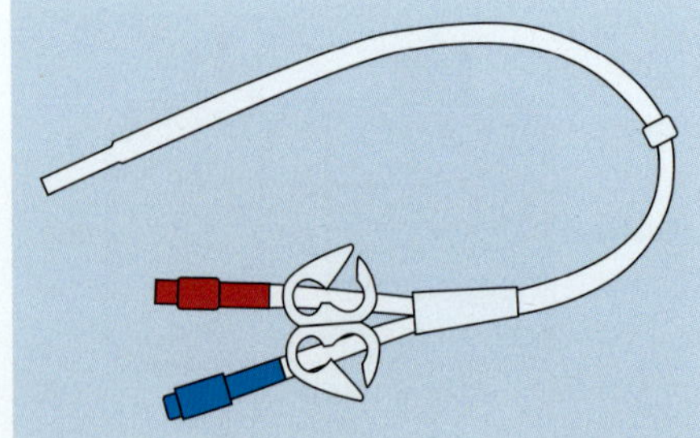

Abb. 30.4 „PermKath" [G067]

Im Allgemeinen sollte bei chronisch progredienter Nierenerkrankung durch eine **adäquate Shunt-Planung** die Anlage von zentral venösen Dialysezugängen vermieden werden, da diese mit einer höheren Mortalität und vermehrten Komplikationen (Infekte, zentralvenöse Stenosen) assoziiert sind. Bei Patienten im CKD Stadium 4–5 muss daher die operative Anlage eines **arteriovenösen Shunts** noch vor Erreichen eines terminalen Nierenversagen ab einer GFR um 15 ml/min geplant werden. Idealerweise erfolgt die Anlage eines Shunts am Unterarm der nicht-dominanten Hand durch **Anastomose der distalen A. radialis mit der V. cephalica** am Unterarm („Cimino-Shunt", → Abb. 30.5). Alternativ kommen auch Shunts am Oberarm (A. brachialis ad V. cephalica oder V. basilica mit anschließender Transposition nach „vorne") oder Schleifenshunts z. B. in der Leiste infrage, bei der auch künstliche **Gefäßinterponate** („Gore-Loop") Verwendung finden können.
Die **Blutentnahme** erfolgt über eine distale Punktion der Vene („arterieller Schenkel") und wird weiter proximal zurückgeführt („venöser Schenkel"). Normalerweise könne die neu angelegten Shunts frühestens 4 Wochen nach der Operation verwendet werden. Ein „ausgereifter" Shunt zeigt einen Blutfluss von ca. 600–1200 ml/min. Aufgrund der zunehmenden vaskulären Komorbiditäten (arterielle Hypertonie, Diabetes mellitus) ist jedoch bei einigen Patienten keine Shuntanlage möglich.

Durch **neue Techniken** kann auch versucht werden, bei verschlossenen oberen Zentralvenen (nach mehrfachen zentralvenösen Zugängen) durch Punktion der V. femoralis und Einbringen einer Schleuse über den rechten Vorhof in die V. cava superior die thombosierte Stelle durch Punktion von innen nach außen zu überwinden (**„Inside-out"-Zugang)**.

Grundsätzlich bleibt zu erwähnen, dass der Dialysezugang für chronisch niereninsuffiziente Patienten ihre **Lebensader** darstellt. Am Shuntarm sollten aus diesem Grund keine venösen Punktionen oder die Anlage einer Blutdruckmanschette erfolgen. Über einen **PermKath** sollten keine Infusionen verabreicht oder Blut abgenommen werden, um eine mögliche Katheterinfektion zu vermeiden.
Cave: Zwischen den Dialysesitzungen werden die Katheterschenkel mit einer „Lock-Lösung", z. B. Citrat oder Actilyse, geblockt!

Antikoagulation

Zur Offenhaltung des extrakorporalen Kreislaufs ist eine **Antikoagulation** zwingend notwendig, da durch Kontakt des Bluts mit künstlichen Oberflächen die Gerinnungskaskade ausgelöst wird. Dementgegen steht bei einigen Patienten (v. a. auf der Intensivstation) **ein erhöhtes Blutungsrisiko** bei systemischer Antikoagulation. Verschiedene Schemata zur Dosierung stehen zur Verfügung:

- **Unfraktioniertes Heparin:** z. B. 1000 IE als Bolus und 1000 IE/h als kontinuierliche Infusion
- **Niedermolekulares Heparin:** z. B. Enoxaparin mit 1 mg/kg als Bolus (i. d. R. 40–80 mg) oder Dalteparin (z. B. 5000 IE)

Bei Patienten mit Heparin-induzierter Thrombopenie (HIT) kommen alternative

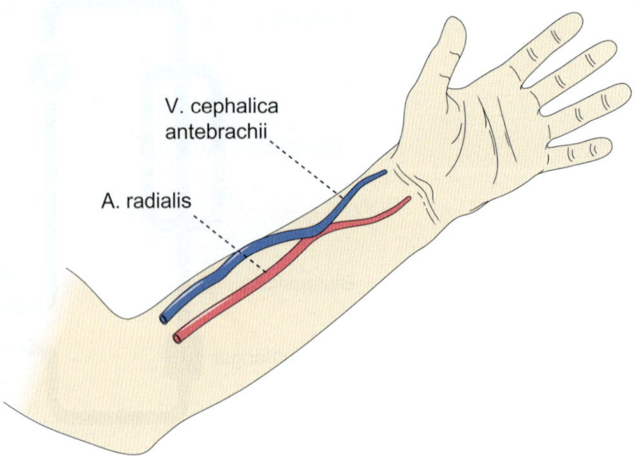

Abb. 30.5 „Cimino-Shunt" [L106]

Medikamente zur Anwendung: **Danaparoid** oder **Argatroban.**
Neben der **systemischen Antikoagulation** besteht auch die Möglichkeit einer **regionalen Antikoagulation** des extrakorporalen Kreislaufs durch Citrat. Dabei wird im arteriellen Schlauchsystem unmittelbar nach Entnahme des Bluts aus dem Patienten Citrat zugeführt und durch Bildung von Kalzium-Citrat-Komplexen das ionisierte Kalzium im Blut soweit erniedrigt, dass keine Gerinnungsaktivierung mehr erfolgen kann. Der Großteil dieser Komplexe wird über die Dialysemembran entfernt (kalziumfreie Dialysatflüssigkeit). Aufgrund der dadurch entstehenden Gefahr einer Hypokalzämie wird im venösen Schenkel Kalzium rückinfundiert. Das übrige Citrat wird in der Leber in Bikarbonat metabolisiert (**Cave:** Citrat-Akkumulation bei Leberversagen mit metabolischer Alkalose!).
Die Citratantikoagulation findet Anwendung bei Patienten mit erhöhter Blutungsgefahr sowie bei Patienten mit HIT. Sie stellt jedoch im Vergleich zur Heparin-Antikoagulation ein deutlich aufwändigeres Verfahren dar, da hier regelmäßige Kalziumkontrollen und ggf. -substitutionen erfolgen müssen.

Durchführung der chronischen Hämodialyse

Typischerweise erfolgt die **intermittierende chronische Hämodialyse** 3× wöchentlich für 4–5 h (z. B. Mo – Mi – Fr oder Di – Do – Sa) in einem Dialysezentrum. Selten kommt auch eine tägliche Dialyse (ggf. als Nachtdialyse) oder eine Heimhämodialyse zur Anwendung.

Dialysequalität

Als Maß für die Effizienz der Dialysebehandlung hat sich der Ausdruck **Kt/V** („Kt *over* V") etabliert. In dieser Formel steht t für die Behandlungsdauer und V für das Verteilungsvolumen des Harnstoffs im Körper (Gesamtkörperwasser, ca. 60 % des Körpergewichts). K ist die Harnstoff-Clearance über den Dialysator pro Zeiteinheit (i. d. R. etwa 200 ml/min).
Das Produkt aus K mal t ist somit jenes Volumen, das bei der Behandlung von Harnstoff gereinigt wird: z. B. 200 ml/min × 240 min = 48 l.
Bezogen auf V, dem Verteilungsvolumen des Harnstoffs, ergibt sich der dimensionslose Quotient **Kt/V.** Bei einem Quotienten von 1 wird ein Blutvolumen in der Größe des Verteilungsvolumens von Harnstoff effektiv gereinigt. Als Ausdruck einer adäquaten Entgiftung sollte die Kt/V pro Dialysebehandlung über 1,2 liegen.
Einfacher ist die Errechnung der prozentuellen Harnstoffreduktion (URR oder *urea reduction rate*), die mit der Kt/V korreliert: Hierzu wird der Quotient aus Harnstoff im Blut nach $[BUN_{post}]$ und vor $[BUN_{prä}]$ der Behandlung berechnet:

$$URR\ (\%) = \frac{[BUN_{prä}] - [BUN_{post}]}{[BUN_{prä}]} \times 100$$

Bei einer URR > 65 % liegt die Kt/V über 1,2.

Supportive Therapie an der chronischen Dialyse

Besonders bei Patienten mit Anurie ist eine **Flüssigkeitsrestriktion** zwischen den Dialysen wichtig. Als Faustregel zur täglichen empfohlenen Trinkmenge gilt: Mengenäquivalent der täglichen Ausscheidung plus 500 ml.

> Die **intradialytische Gewichtszunahme** sollte i. d. R. unter 3 % des Körpergewichts liegen, da ein Flüssigkeitsentzug von über 1000 ml/h an der Dialyse hämodynamisch oft schlecht toleriert wird.

Bei Patienten mit Neigung zu **Hyperkaliämie** sollte unbedingt eine Ernährungberatung mit Kaliumrestriktion erfolgen.
Durch extrakorporale Verfahren können auch die **endokrinen Funktionen** der Niere nicht ersetzt werden: Die komplexe Regulation des Knochenstoffwechsels und der Blutbildung, sowie des Blutdrucks muss analog der Therapie der chronischen Nierenerkrankung weiter medikamentös unterstützt werden. Wichtig ist hier v. a.:

- Behandlung der renalen Anämie mittels Eisen und ESA
- Adäquate Phosphatkontrolle mittels oraler Phosphatbinder
- Therapie des sekundären Hyperparathyreoidismus mit aktivem (1,25)-OH-Vitamin-D_3 bzw. Calcimimetikum (Cinacalcet).

Durch die Dialyse werden auch die wasserlöslichen Vitamine B_1, B_2, B_3 (Nicotinamid), B_5 (Pantothensäure), B_6, B_7 (Biotin), B_9 (Folsäure) und C entfernt und müssen oral ersetzt werden.
Aufgrund der **verminderten Immunkompetenz** bei Patienten mit chronischer Nierenerkrankung ist eine **aktive Immunisierung** gegen Pneumokokken, Influenza sowie Hepatitis B indiziert. Das Ansprechen auf die Impfung ist bei CKD- und Dialysepatienten allerdings deutlich reduziert.

Peritonealdialyse

Bei der Peritonealdialyse (PD) handelt es sich um ein seit Jahrzenten etabliertes Verfahren zur Nierenersatztherapie. In Deutschland und Österreich werden aber nur in etwa 5 % aller Patienten mit terminaler Nierenerkrankung mittels Peritonealdialyse behandelt. Vorteil bzw. Bedingung der PD ist eine **Erhaltung der Eigenverantwortung** und **Autonomie** der Patienten. Mortalität und Morbidität sind vergleichbar mit den Hämodialyseverfahren. Die Restnierenfunktion bleibt bei der PD länger erhalten und trägt zur Entgiftung und v. a. Entwässerung bei. Vorsicht ist daher bezüglich der Einnahme von NSAR oder nephrotoxischer Medikamente bzw. einer undifferenzierten arteriellen Kontrastmittelgabe (KM) angeraten. Bei einer Kontrastmittelgabe von < 200 ml konnten aber keine nennenswerte Veränderung der Restfunktion nachgewiesen werden.

Prinzip

Bei der Peritonealdialyse dient das Peritoneum als „Dialysemembran", über die harnpflichtige Substanzen entlang eines Konzentrationsgradienten aus den peritonealen Kapillaren in die mit **Dialysatflüssigkeit gefüllte Bauchhöhle** übertreten. Über einen in die Bauchwand implantierten Plastikkatheter, einen „Tenckhoff-Katheter", der

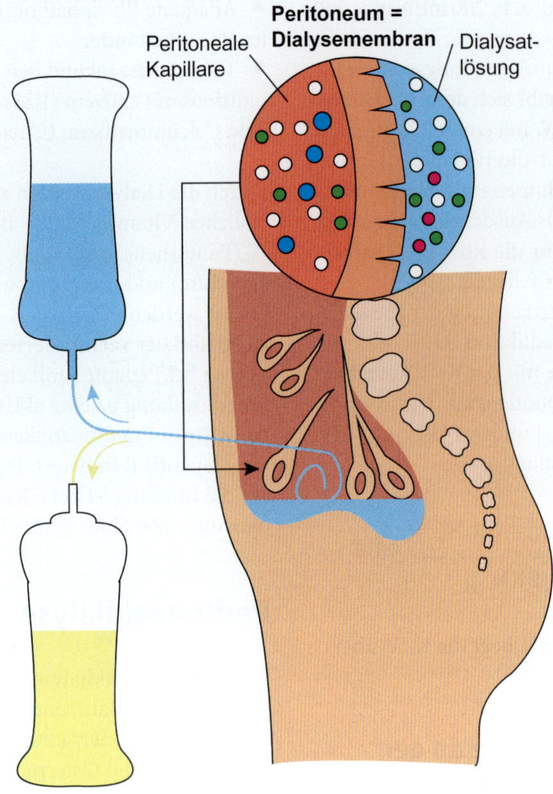

Abb. 30.6 Schematische Darstellung der Peritonealdialyse [L271]

chirurgisch oder interventionell implantiert werden kann, wird die Dialysatflüssigkeit dafür in die Bauchhöhle eingebracht und wieder entfernt (→ Abb. 30.6).
Durch Einbringen von **Glukose oder Glukosepolymeren** (z. B. Icodextrin) kann durch die osmotische Wirkung auch Flüssigkeit entzogen werden, dies gestaltet sich jedoch weniger effektiv als die Ultrafiltration im Rahmen der Hämodialyse. Insofern ist eine zumindest teilweise erhaltene Restausscheidung eine entscheidende Voraussetzung für Beginn einer Peritonealdialyse.

Durchführung

Im Allgemeinen unterscheidet man zwei Varianten der Peritonealdialyse:
CAPD (continuous ambulatory peritoneal dialysis) Dabei werden etwa 2–2,5 l Dialysatflüssigkeit in die Bauchhöhle eingebracht und verweilen dort für 4 h. Danach werden sie wieder entleert und der nächste Einlauf beginnt. Üblich sind 4 Beutelwechsel pro Tag, können jedoch individuell angepasst werden.
APD (automated peritoneal dialysis) Sie erfolgt meist nachts, da mittels des „Cyclers" das Dialysat automatisch eingefüllt und wieder abgelassen wird. So erfolgen in etwas 6–10 Zyklen innerhalb von 10–12 h.

Dialysequalität

Die Überprüfung der Qualität der Dialysebehandlung erfolgt ebenso über die Berechnung der **Harnstoffentfernung.** Da es sich aber um ein kontinuierliches Verfahren handelt, wird die **Kt/V pro Woche** angegeben werden und sollte nach aktuellen Guidelines über 1,7 liegen.

Je nach **Transportcharakteristik** des Peritoneums erfolgt eine raschere oder langsamere Äquilibration zwischen der Dialysatflüssigkeit und dem Blut. Es erfolgt dabei eine Unterteilung in:
- High
- High Average
- Low Average
- Low

Die Bestimmung der individuellen Transportcharakteristik erfolgt mittels des **Peritoneal-Equilibration-Tests (PET-Test),** wobei eine standardisierte Dialysatlösung (2,5 % Glukose) eingebracht wird und nach 2 bzw. 4 h der Dialysat-Plasma-Quotient von Kreatinin und Harnstoff bestimmt wird.

> Bei den **„High-Transportern"** kommt es zu einem raschen Ausgleich zwischen Blut und Dialysat, hier ist eine kurze Verweildauer der Dialysatflüssigkeit sinnvoll (APD). Dementgegen profitieren **„Low-Transporter"** von einer längeren Verweildauer (CAPD).

Komplikationen

> Die wichtigste Komplikation der PD ist die **Peritonitis.** Leitsymptome sind die Trübung des Dialysatauslaufs sowie eine hohe Leukozytenzahl im Dialysat (> 100 Leukozyten/mm³). Zusätzlich finden sich häufig klinische Symptome, wie Bauchschmerzen und Fieber.

Die wichtigste **Infektquelle** stellt eine Kontamination während des Beutelwechsels dar. Hierdurch kommt es häufig zu einer Infektion mit grampositiven Keimen wie *Staphylococcus epidermidis* oder *Staphylococcus aureus.*
Noch vor Beginn einer empirischen Antibiose müssen Kulturen aus dem Dialysat zur mikrobiologischen Aufarbeitung abgenommen werden, um einen Keimnachweis zu erlangen. Eine zusätzliche **Gramfärbung** ermöglicht eine frühzeitige Differenzierung der antibiotischen Therapie.

Aktuelle Empfehlungen zur initialen **intraperitonealen Therapie** empfehlen zur Abdeckung des **grampositiven Spektrums** die Anwendung von Cephalosporinen der 1. Generation (z. B. Cefazolin) oder Vancomycin und zur Abdeckung des **gramnegativen Bereichs** Cephalosporine der 3. Generation (z. B. Cefepim) oder Aminoglykoside. Das ins Peritoneum fließende Dialysat wird dabei mit dem Antibiotikum „beimpft". Die weitere Behandlung richtet sich nach den Kulturergebnissen.

Cave: Bei isolierter Trübung des Dialysats ohne Entzündungszeichen und negativer Dialysat-Kultur sollte differenzialdiagnostisch an die Einnahme eines Kalziumantagonisten gedacht werden.

Eine Infektion der Austrittsstelle des Tenckhoff-Katheters wird als **„Exit-site-Infektion"** oder **Tunnelinfektion** bezeichnet wird. In Abhängigkeit des Lokalbefunds ist in einigen Fällen eine systemische Antibiose indiziert (z. B. Clindamycin, Levofloxacin). Bei rezidivierenden Peritonitiden kann es auch notwendig sein, den PD-Katheter zu wechseln bzw. die PD grundsätzlich zu beenden. Neben den infektiösen Komplikationen kann es auch zu Leckagen und Hernien kommen (z. B. Hydrothroax, Bauchwandödeme).

Nach **Langzeitbehandlung** entsteht auch bei optimalem Verlauf eine zunehmende Schädigung des Peritoneums mit Rückgang der Clearance und Ultrafiltration, wodurch ein Wechsel auf ein Hämodialyseverfahren notwendig wird.

Kontraindikationen

Absolute Kontraindikationen für die PD gibt es nur wenige. Aufgrund der hohen Eigenverantwortung ergeben sich jedoch einige relative Kontraindikationen, die es zu beachten gilt (→ Tab. 30.1).

Tab. 30.1 Kontraindikationen zur PD

Relative Kontraindikationen
• Sehschwäche/Blindheit • Fehlende Restnierenfunktion (anurische Patienten) • Adipositas • Fehlende Adhärenz • Demenz, kognitive Einschränkung • Schlechte Wohnsituation (Hygiene, beengter Wohnraum)
Absolute Kontraindikationen
• Intraabdominelle Verwachsungen • Aktive entzündliche Darmerkrankung • Intraabdominelle Abszesse • Aktive Divertikulitis • Schwere Psychose • Schwangerschaft ab 3. Trimester
Keine Kontraindikation
• Mehrfache abdominelle OPs • Stoma

Zusammenfassung

- Durch extrakorporale Verfahren kann die Nierenfunktion akut und chronisch ersetzt werden.
- Über die letzten 50 Jahre hat sich die Hämodialyse zu einem klinischen Routineverfahren entwickelt.
- Bei der Hämodialyse erfolgt die Elimination von kleinmolekularen Stoffen bis 25 000 Da durch Diffusion über eine semipermeable Membran.
- Die Hämofiltration beruht auf dem Prinzip der Konvektion: Durch einen Druckgradienten über die Kapillare wird primär Flüssigkeit entfernt, die gelösten kleinmolekularen Stoffe folgen nach.
- Für eine Hämodialyse ist ein Gefäßzugang nötig: Neben der Möglichkeit eines zentralvenösen Zugangs (v. a. akute Dialyse) sollte bei Patienten mit chronischer Nierenerkrankung eine chirurgische Shuntanlage noch vor Dialysebeginn geplant werden.
- Zur Offenhaltung des extrakorporalen Kreislaufs ist bei allen Verfahren eine Antikoagulation nötig. In der Regel erfolgt eine systemische Antikoagulation mit Heparin oder LMWH. Bei Blutungsdiathese ist eine regionale Citratantikoagulation möglich.
- In der Regel erfolgt die chronische Hämodialyse 3×/Woche für 4–5 h.
- Die Dialysequalität ist durch die Harnstoffreduktion quantifizierbar.
- Peritonealdialyse und Hämodialyse sind gleichwertige Verfahren in Bezug auf die Mortalität. Dennoch werden nur etwa 5 % mit Peritonealdialyse behandelt.
- Die wichtigste Komplikation der Peritonealdialyse ist die Peritonitis, die eine zielgerichtete Antibiose erfordert.

Nierentransplantation

Die Nierentransplantation (NTX) verbessert im Vergleich zu den anderen Nierenersatzverfahren sowohl das Überleben als auch die Lebensqualität und ist darüber hinaus noch kosteneffizient. Jeder Patient mit (prä-)terminaler Nierenerkrankung muss daher hinsichtlich der Möglichkeit einer Transplantation evaluiert und an einem Transplantationszentrum vorgestellt werden.
Das Transplantatüberleben nach 1 Jahr liegt mittlerweile bei über 90 %. Auch nach 10 Jahren hat noch etwas mehr als die Hälfte der Patienten ein funktionierendes Transplantat.
Seit den 60er-Jahren entwickelte sich die Transplantationsmedizin von einem experimentellen Verfahren zu einer Standardtherapie und gilt als einer der größten Erfolgsgeschichten der Medizin.

Evaluation des Empfängers

Aufgrund der chronischen Nierenerkrankung besteht ein deutlich **erhöhtes kardiovaskuläres Risiko.** Die Voruntersuchungen werden nach dem individuellen Risikoprofil adaptiert (Herzultraschall, Belastungs-EKG, ggf. Myokardszintigrafie und Koronarangiografie). Ebenso muss bei Risikopatienten (Alter, Diabetes mellitus) eine zerebrale und periphere arterielle Verschlusskrankheit abgeklärt werden.
Eine **aktive maligne Erkrankung** stellt eine absolute Kontraindikation zur Transplantation dar. Nach erfolgreicher Therapie muss in Abhängigkeit des Rezidivrisikos eine Wartezeit eingehalten werden. Bei Frauen sollten jährliche gynäkologische Untersuchungen sowie eine Mammografie ab dem 40. Lebensjahr erfolgen. Bei Männern ist eine PSA-Kontrolle ab dem 40. Lebensjahr indiziert. Ein Hautstatus soll Hauttumore (Basaliome, Melanome) ausschließen. Ab dem 45. Lebensjahr ist ebenso eine Koloskopie notwendig.
Grundsätzlich sollte zum Zeitpunkt der Transplantation **keine aktive Infektion** bestehen. Bei den folgenden chronischen Erkrankungen ist im Speziellen zu beachten:

- **Hepatitis B:** Bei HBsAg-positiven Empfängern ist eine Prophylaxe mit z. B. Lamivudin oder Entecavir nach der Transplantation indiziert, um eine gesteigerte Virusreplikation zu verhindern.
- **Hepatitis C:** Durch die neuen DAA (*direct acting antivirals*) ist eine Therapie auch nach der Transplantation möglich.
- **HIV:** Transplantation unter Fortsetzung der HAART bei stabilem Verlauf möglich. **Cave:** Medikamenteninteraktionen, vermehrte akute Abstoßung!
- **Tuberkulose:** Bei Zustand nach Tuberkulose sollte eine postoperative Prophylaxe mit INH erfolgen.
- **CMV:** Bei serologisch CMV-negativen Patienten besteht nach Transplantation eines Organs von einem CMV-positiven Spender ein erhöhtes Erkrankungsrisiko (Prophylaxe mit Valganciclovir oder präemptive Therapiestrategie unter engmaschigem CMV-Monitoring und Therapiebeginn bei nachweisbarer Replikation noch ohne klinische Symptomatik post transplantationem).

In Abhängigkeit der renalen Grunderkrankung besteht auch ein erhöhtes Risiko für eine Rekurrenz der Erkrankung im Transplantat (z. B. FSGS, aHUS). Bei Patienten mit ADPKD ist gelegentlich aus Platzgründen eine Nephrektomie notwendig.
Sollte keine Kontraindikation vorliegen, kann eine Freigabe zur Transplantation erfolgen.

Evaluation der Organspender

Leichenspende

Trotz der kontinuierlichen Bestrebungen, das Aufkommen von Spenderorganen von Verstorbenen (*deceased donor*) zu erhöhen, bleibt die Rate (Inzidenz) an Organspendern relativ konstant und zeigt große Unterschiede zwischen den einzelnen europäischen Ländern. So finden sich in Österreich und Spanien mehr als 30 Organspender pro 1 Mio. Einwohner, während es in Deutschland nur etwa 15 Spender pro 1 Mio. Einwohner sind. Dieser große Unterschied liegt vorrangig an der unterschiedlichen Gesetzgebung: In Deutschland muss ein Verstorbener noch zu Lebzeiten einer Organspende zugestimmt haben, um als Spender infrage zu kommen. In Österreich und Spanien gilt dagegen die Widerspruchsregelung und jeder, der sich nicht zu Lebzeiten aktiv dagegen ausgesprochen hat, ist ein potenzieller Spender. Dadurch ergeben sich auch Unterschiede in der mittleren Wartezeit auf eine Nierentransplantation:

- Deutschland: ca. 6–8 Jahre
- Österreich: 3,5 Jahre
- Schweiz: 3–4 Jahre

Aus medizinischer Sicht kommen grundsätzlich alle Patienten nach **Hirntod** für eine Organspende infrage. Unter Hirntod versteht man **ein irreversibles Erlöschen aller Hirnfunktionen** (Großhirn, Kleinhirn, Hirnstamm). Bei den Patienten wird die Kreislauffunktion durch Beatmung und Medikamente künstlich aufrechterhalten. Auch nach Herzkreislaufstillstand und frustraner Reanimation ist eine Organspende möglich (DCD = donation after cardiac death, in Deutschland jedoch nicht erlaubt). Die Nierenfunktion wird zumeist anhand des Aufnahmekreatinins abgeschätzt. Ein danach aufgetretenes akutes Nierenversagen stellt keine Kontraindikation dar. Sonografisch sollten die Nieren weitestgehend unauffällig zur Darstellung kommen (normale Größe und Parenchymbreite).
Maligne Erkrankungen müssen ausgeschlossen werden. Bei chronischen Infektionen (HBV, HCV) erfolgt eine Stratifizierung nach serologischem Status des Empfängers. Eine HIV-Infektion stellt mittlerweile keine absolute Kontraindikation zur Organspende mehr dar, eine Sepsis ist in den meisten Fällen eine Kontraindikation zur Organspende.
Um den Spenderpool zu erweitern, werden zunehmend mehr Organe von marginalen Spendern mit höherem Alter (> 65 Jahre) oder bestehenden kardiovaskulären Risikofaktoren (Diabetes mellitus, arterielle Hypertonie) akzeptiert (*extended criteria donors*).

Allokation

Die Allokation der Organe erfolgt in Deutschland und Österreich über Eurotransplant, das darüber hinaus noch die Niederlande, Belgien, Luxemburg, Kroatien, Slowenien und Ungarn einschließt.
Die Reihung erfolgt nach Punkten, die sich aus den folgenden Faktoren errechnen:

- HLA-Übereinstimmung zwischen Spender und Empfänger
- Mismatch-Wahrscheinlichkeit (wichtig bei seltenem HLA-Typ des Empfängers)
- Zeit auf der Warteliste (ab dem 1 Tag an der Dialyse)
- Distanz zwischen Spender- und Empfängerzentrum mit dem Ziel eines kurzen Transportwegs und dadurch kurzer Ischämiezeit
- Länderbilanz (Ausgleich für Organimporte und -exporte)

Zusätzlich gibt es noch die Möglichkeit einer sog. High-Urgency-Meldung **(HU)** für Patienten ohne Zugangsmöglichkeit für eine Hämo- oder Peritonealdialyse. Dies kann z. B. bei Shunt-Verschlüssen nach frustraner Thrombektomie und fehlender Zugangsmöglichkeit für einen zentralvenösen Zugang (aufgrund von zentralen Stenosen) notwendig sein.

Lebendspende

In den meisten europäischen Ländern sieht man eine langsame, aber kontinuierliche Zunahme von Lebendspendern. Das Niveau der skandinavischen Länder mit einem fast 80-prozentigen Anteil an Lebend-

nierenspenden am Transplantaufkommen wird aber nicht erreicht werden können. In Deutschland erfolgen knapp 20 % der Nierentransplantationen nach Lebendspende. Für eine Lebendspende kommen Verwandte ersten oder zweiten Grades, sowie Ehegatten und Lebenspartner bzw. Personen, die „dem Spender in persönlicher Verbundenheit offenkundig nahe stehen" infrage.
Die Vorteile einer Lebendspende sind:

- Kürzere Wartezeit
- Möglichkeit einer präemptiven Transplantation noch vor Erreichen der Dialysepflichtigkeit und dadurch Vermeiden der Komorbiditäten einer chronischen Dialysetherapie
- Besseres Transplantatüberleben durch die gute Organqualität im Vergleich zur Leichenspende (kein Hirntod, kürzere Ischämiezeit)

Etwa die Hälfte aller Patienten nach einer Lebendspendernierentransplantation hat nach 15 Jahren noch ein Transplantat mit guter Funktion.
Eine genaue Evaluation des potenziellen Spenders muss erfolgen: Nach Ausschluss von Kontraindikationen (maligne Erkrankungen, deutlich erhöhtes kardiovaskuläres Risiko, Proteinurie bzw. eingeschränkte Nierenfunktion, chronische Infektion) besteht neben dem unmittelbaren perioperativen Risiko keine relevante Erhöhung der Langzeitmortalität bzw. des Risikos einer terminalen Nierenerkrankung.

Transplantimmunologie

Die Grundlage jeder Immunantwort ist die Differenzierung von selbst und nicht-selbst. Grundsätzlich spricht man bei den Immunreaktionen gegen ein Spenderorgan von **Alloimmunität,** worunter man eine Immunreaktion gegen nicht-selbst Antigene der gleichen Spezies versteht. Auf die komplexen immunologischen Prozesse im Rahmen der Alloantigenerkennung kann hier nur überblicksweise eingegangen werden (→ Abb. 31.1).
Die genetische Grundlage von Alloimmunität sind polymorphe Genprodukte, die sich zwischen einzelnen Individuen unterscheiden. Wichtig in der Transplantimmunologie sind hier v. a.:

- Blutgruppenantigene
- HLA-Antigene

Die Bedeutung von **Nicht-HLA-Antigenen** (also Polymorphismen in anderen über das gesamte Genom verteilten Genloci) ist noch unzureichend verstanden, dürfte aber in Hinblick auf das Langzeittransplantatüberleben eine wichtige Rolle spielen.

AB0-Inkompatibilität

Antikörper gegen das **AB0-System** als wichtigstem Blutgruppenantigen werden bereits während des ersten Lebensjahrs ausgebildet. So finden sich z. B. bei Menschen mit Blutgruppe 0 Antikörper gegen A und B. Auch auf den Endothelzellen werden Blutgruppenantigene exprimiert und bei Blutgruppen inkompatibler Transplantation (z. B. A auf B oder B auf 0) kann es zu einer hyperakuten Abstoßung kommen. Ein Organ der Blutgruppe 0 kann in Analogie zur Transfusionsmedizin auch als „Universalspender" angesehen werden.
In den letzten 10 Jahren haben sich aber bei der Nierentransplantation erfolgreich **Desensibilisierungsprotokolle** durchgesetzt, die nach Entfernung der Antikörper und Hemmung der Neuproduktion eine **Transplantation durch AB0-inkompatible Lebendspende** ermöglichen (Prätransplant-Immunadsorption oder Plasmaaustausch und Rituximab). Die Langzeitergebnisse sind dabei vergleichbar mit den Ergebnissen bei AB0-kompatibler Transplantation.

HLA-System

Die wichtigste Antigenbarriere in der Transplantationsmedizin sind Unterschiede im Major Histocompatibility Complex (MHC), das beim Menschen auch als Human-Leukocyte-Antigen (HLA)-System bezeichnet wird. Die HLA-Gene werden in 3 Klassen unterteilt und befinden sich auf dem kurzen Arm von Chromosom 6.

- HLA Klasse I: HLA-A, HLA-B, HLA-C
- HLA Klasse II: HLA-DQ, HLA-DR, HLA-DP
- HLA Klasse III: Komplementfaktoren, TNF-α

Vor allem die HLA-Klasse-I- und HLA-Klasse-II-Proteine zeigen einen hochgradigen Polymorphismus mit multiplen Allelen für jedes Gen.

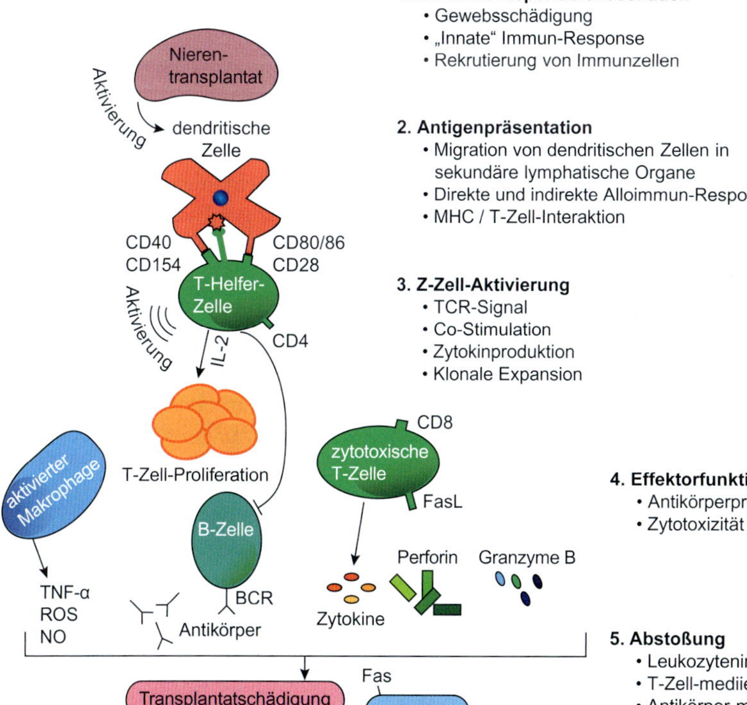

Abb. 31.1 Überblick über die Alloimmunreaktion [L271]

Funktion des MHC

Der MHC ist ein zentraler Bestandteil des Immunsystems. Die Aufgabe liegt in der Antigenpräsentation für T-Zellen:

- **MHC-Klasse-I-Proteinkomplexe** werden von so gut wie allen Zellen exprimiert. In der Peptidbindungsstelle der MHC-Moleküle werden dann zelleigene (z. B. Tumorproteine) oder von Viren stammende Peptide für **CD-8-positive zytotoxische T-Zellen** präsentiert und vom T-Zellrezeptor als fremd oder nicht fremd erkannt.
- **MHC-Klasse-II-Moleküle** werden nur von antigenpräsentierenden Zellen (Makrophagen, dendritische Zellen, B-Zellen) exprimiert, die darin kleine Peptidfragmente von Fremdeiweißen (Bakterien, aber auch fremde HLA-Komplexe) für CD4-positive T-Helferzellen präsentieren. Neben der Bindung des T-Zellrezeptors wird aber auch ein zweites Signal **(kostimulatorisches Signal)** zur T-Zell-Aktivierung benötigt. Über CD4-positive T-Helferzellen erfolgt neben der Aktivierung der zellulären Immunantwort (Typ 1) auch die Stimulation von B-Zellen und dadurch Produktion von Antikörpern (Typ 2).

Alloantigenerkennung

Nach einer Nierentransplantation stellen aber die MHC-Moleküle des Spenders aufgrund des hochgradigen Polymorphismus das wichtigste Antigen der **Nicht-selbst-Erkennung** durch die T-Zellen des Empfängers dar (→ Abb. 31.2):

- Dendritische Zellen des Spenders wandern nach der Transplantation in Lymphknoten des Empfängers ein. Dort werden die intakten „fremden" MHC-Komplexe an der Oberfläche der Spenderzellen von den (CD4-positiven) T-Zellen des Empfängers erkannt und lösen nach Aktivierung (s. o.) eine **Alloimmunreaktion** aus **(direkte Alloantigenerkennung).** Das Besondere der direkten Alloantigenerkennung ist der hohe Anteil an T-Zellen (bis zu 10 % aller T-Zellen), die fremde MHC-Moleküle direkt erkennen können.
- Peptidfragmente von „fremden" MHC-Komplexen werden aber auch ganz gewöhnlich von antigenpräsentierenden Zellen des Empfängers in Selbst-MHC-Klasse-II-Proteinkomplexen präsentiert und können von einem T-Zellrezeptor erkannt werden **(indirekte Alloantigenerkennung).** Dabei handelt es sich grundsätzlich um eine „normale" T-Zell-mediierte Immunantwort gegen ein Fremdantigen. Deutlich weniger T-Zellen erkennen einen fremden MHC-Komplex auf diesem Weg.

Die direkte Alloantigenerkennung bildet die Grundlage für eine akute zelluläre Abstoßung, wohingegen die indirekte Alloantigenerkennung vorrangig mit chronischen Abstoßungsprozessen in Verbindung gebracht wird.

HLA-Typisierung

Die Bestimmung des individuellen HLA-Typs erfolgt heutzutage auf genetischer Ebene, indem die spezifische Genregion mittels PCR amplifiziert und sequenziert wird. Der HLA-Mismatch hat aber mit der modernen und hochpotenten Immunsuppression zunehmend an Bedeutung verloren. Vor allen bei älteren Spendern bzw. Empfängern wird im Rahmen des **ET-Senior-Programms** zugunsten einer kürzeren Ischämiezeit auf ein HLA-Matching verzichtet. Wichtiger ist der HLA-Mismatch bei jungen Patienten zur Verhinderung einer Sensibilisierung mit Bildung von HLA-Antikörpern, da diese im Laufe ihres Lebens noch eine weitere Transplantation benötigen werden.

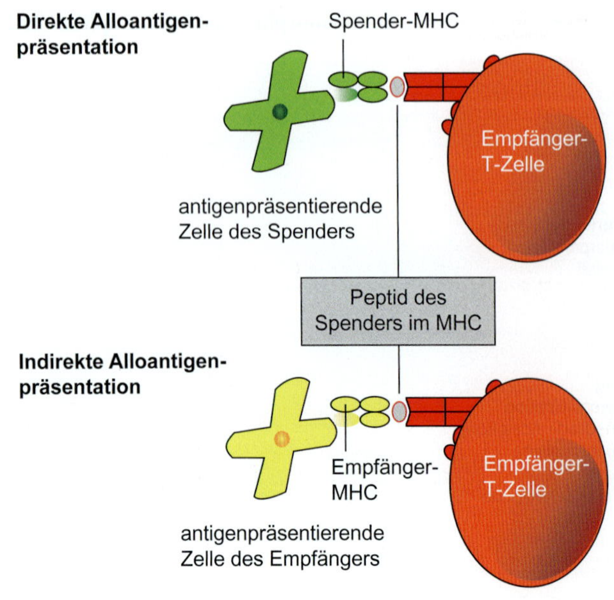

Abb. 31.2 Direkte und indirekte Alloantigenerkennung [L271]

Immunisierte Empfänger

Durch Vortransplantationen, Blutprodukte oder Schwangerschaften kann es zu einer Immunisierung der Patienten gegen verschieden HLA-Antigene kommen.
Durch neue Technologie (z. B. Luminex) können im Blut zirkulierenden HLA-Antikörper im Empfänger leicht detektiert und im Verlauf monitiert werden. Historisch hat sich der Begriff der Panel reactive antibodies **(PRA)** als Maß der Sensibilisierung gegenüber potenziellen Spendern, basierend auf lymphozytotoxischen Antikörpern etabliert. Bei einem PRA von 20 % liegen Antikörper gegen 20 % aller Spender vor.
Antikörper, die gegen HLA-Moleküle des jeweiligen Spenders gerichtet sind und dann als **Donor-spezifische Antikörper (DSA)** bezeichnet werden, stellen einen Risikofaktor für Abstoßung und schlechtes Transplantatüberleben dar. Ähnlich der AB0-inkompatiblen Transplantation wird versucht, durch Elimination von DSA (z. B. durch Immunadsorption) das immunologische Risiko zu minimieren.
Insgesamt zeigen Desensibilisierungsprotokolle bei Immunisierung gegen HLA-Antigene aber ein schlechteres Ergebnis als bei AB0-Inkompatibilität. Für Patienten mit einem aufgrund von DSA-immunologisch inkompatiblen Lebendspender ist daher die Teilnahme an Organtauschketten eine weitere Option (*kidney paired donation*): Basierend auf komplexen Computeralgorithmen wird dabei versucht, mehrere inkompatible Spender-Empfänger-Paare so miteinander zu kombinieren, dass die Transplantation eines kompatiblen Organs möglich wird. Die zeitgleiche Transplantation mehrerer Paare stellt aber eine zusätzliche logistische Herausforderung an die Transplantationszentren dar.
Für hochimmunisierte Patienten (mit zytotoxischen Antikörpern gegen viele verschiedene bzw. häufige HLA-Antigene in der Population, PRA > 85 %) wurde von ET das Acceptible-Mismatch **(AM)**-Programm initiiert. Hier erfolgt eine bevorzugte Allokation bei Vorhandensein eines kompatiblen Nierenangebots.

Ablauf der Nierentransplantation

Erster Schritt ist die Identifikation potenzieller Organspender auf der Intensivstation. Anschließend erfolgt eine Meldung beim zuständigen Transplantkoordinator, der die weiteren Schritte koordiniert: Es erfolgt eine Meldung bei Eurotransplant sowie die Einleitung der Hirntoddiagnostik. Nach Feststellung des Hirntods kann die Entnahme der Organe erfolgen, die mit einer kalten Perfusionslösung gespült und anschließend auf Eis (in einem Plastiksack) gelagert werden (→ Beginn der **„kalten Ischämiezeit“**). Parallel dazu erfolgt die Allokation des Organs über ET und die Organe werden gekühlt zum Empfänger transportiert.
Währenddessen wird im Empfängerzentrum der Empfänger vorbereitet:

- Ausschluss einer aktuell bestehenden Kontraindikation
- Abschätzen des individuellen immunologischen Risikos zur Individualisierung der Immunsuppression (z. B. präformierte Donor-spezifische Antikörper)
- Hämodialyse bei Hyperkaliämie

Nach Eintreffen des Organs erfolgt vor der Transplantation ein **Crossmatch** zwischen dem Blut des Empfängers und Lymphozyten des Spenders (aus der Milz, wird mitversandt), um präformierte Antikörper nachweisen zu können, die zu einer **hyperakuten Abstoßung** führen können.
Bei negativem Crossmatch kann die Niere transplantiert werden. Dabei sollte die kalte Ischämiezeit eine Dauer von maximal 20–24 h nicht überschreiten. Die orale Immunsuppression wird präoperativ begonnen (→ Kap. 32) und beinhaltet initial auch hoch dosierte i. v. Kortikosteroide. Zusätzlich erfolgt in den meisten Zentren eine Induktionstherapie mit Basiliximab bzw. ATG (v. a. bei immunologischen Hochrisikopatienten).
Die Implantation erfolgt extraperitoneal in die rechte oder linke Fossa Iliaca. Üblicherweise erfolgt eine End-zu-Seit-Anastomose der A renalis an die A. illiaca externa bzw. der V. renalis an die V. illiaca externa. Die Anastomosenzeit (**„warme Ischämiezeit“**) sollte 60 min nicht überschreiten, da es danach häufig zu einer Schädigung des Transplantats kommt.

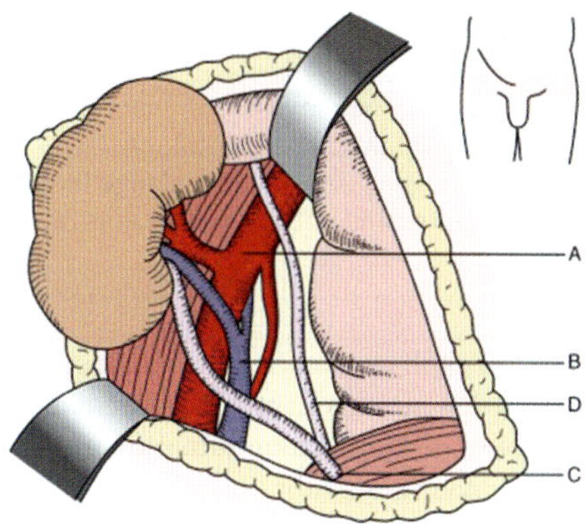

Abb. 31.3 Organsitus nach Nierentransplantation: A: A. Illiaca externa, B: V. Illiaca externa, C: Urether des Transplantats, D: Urether der Eigenniere [G517]

Der Ureter wird anschließend mittels Antirefluxplastik an die Harnblase anastomosiert und meist mit einem Doppel-J-Katheter geschient, der nach 3 Monaten entfernt bzw. gewechselt werden muss (durch Zystoskopie). → Abb. 31.3 zeigt den Organsitus nach Nierentransplantation.

Zusammenfassung

- Die Nierentransplantation verbessert im Vergleich zu anderen Nierenersatztherapien sowohl das Überleben als auch die Lebensqualität.
- Aufgrund des v. a. deutlich erhöhten kardiovaskulären Risikoprofils ist eine eingehende Abklärung der Patienten notwendig.
- Die durchschnittliche Wartezeit auf ein Spenderorgan beträgt in Österreich und der Schweiz in etwa 3,5 Jahre, wohingegen sie in Deutschland bei 6–8 Jahren liegt. Dies ist durch eine unterschiedliche Gesetzgebung bedingt.
- Die Allokation von Organen von Leichenspendern beruht auf der Wartezeit, immunologischen Faktoren (HLA-Match) sowie der Distanz zwischen Spender- und Empfängerzentrum.
- Die Lebendspende einer Niere ist nach genauer medizinischer Abklärung des potenziellen Spenders möglich. Nieren von Lebendspendern zeigen ein besseres Überleben (meist bessere Organqualität, kürzere Ischämiezeit, kein vorangehender Hirntod oder Kreislaufstillstand).
- Die wichtigste Barriere in der Organtransplantation stellen Inkompatibilitäten im HLA-System dar.
- Nach vorhergehender Desensibilisierung ist eine blutgruppeninkompatible Nierentransplantation möglich.

Management nach Nierentransplantation

Immunsuppressive Therapie

> Nach Transplantation eines allogenen Spenderorgans ist eine **lebenslange Immunsuppression** notwendig, um eine Abstoßung zu verhindern.

In der Frühphase nach Transplantation erfolgt in den meisten Zentren als Standardtherapie eine **Dreifachkombination** mit:

- Calcineurininhibitor (Tacrolimus, Cyclosporin A)
- Proliferationshemmer (z. B. Mycophenolat Mofetil, Azathioprin)
- Kortikosteroiden

Die anfänglich hohe Immunsuppression zur Verhinderung einer akuten Abstoßung kann nach den ersten Monaten schrittweise reduziert werden.

Standardimmunsuppression

Calcineurininhibitoren

Calcineurininhibitoren (CNI) stellen die Grundlage der aktuellen Immunsuppression dar: Durch Inhibierung von Calcineurin (intrazelluläre Phosphatase) wird die Aktivierung des Transkriptionsfaktor NF-AT (*nuclear factor of activated T cells*) verhindert, was die Transkription von einer Reihe von Zytokinen (v. a. IL-2) und somit die T-Zell-Aktivierung hemmt. Tacrolimus (FK 506) wird heute als Standardtherapie verwendet, da sich eine geringere Abstoßungsrate im Vergleich zu Cyclosporin A zeigte. Wichtige **Nebenwirkungen** sind eine Störung der renalen Mikrozirkulation durch Konstriktion des Vas afferens (akut und meist reversibel bei Überdosierung) sowie eine chronische (irreversible) Nephrotoxizität mit Glomerulosklerose. Zusätzlich findet sich v. a. bei Tacrolimus eine Neurotoxizität (Tremor, Krampfanfälle) sowie ein erhöhtes Risiko für einen Posttransplantationsdiabetes, wohingegen eine Therapie mit Cyclosporin A mit Gingivahyperplasie und Hirsutismus assoziiert ist.
Aufgrund der Toxizität und großer interindividueller Unterschiede (Metabolisierung über CYP3A4) erfolgt eine Dosierung durch regelmäßige Messung der Talspiegel (vor der morgendlichen Einnahme). Wichtig ist auch die Interaktion mit anderen Medikamenten:

- Diltiazem, Verapamil, Fluconazol, Clarithromycin, Erythromycin, Metoclopramid oder Amiodaron können die CNI-Spiegel deutlich erhöhen.
- Rifampicin, Carbamazepin, Phenytoin oder Phenobarbital dahingegen erniedrigen die CNI-Spiegel deutlich.

Abhängig vom immunologischen Risiko liegen die Zielwerte für Tacrolimus in den ersten 3 Monaten noch bei 8–12 ng/ml. Langfristig (ab Monat 6) sind deutlich niedrigere Zielspiegel (4–6 ng/ml) ausreichend.

Proliferationshemmer

Eine Kombination eines CNI mit einem Lymphozytenproliferationshemmer reduziert signifikant das Auftreten einer akuten Abstoßung. Mycophenolat Mofetil (MMF) oder Mycophenolat Natrium hemmen spezifisch die Inositol-Monophophat-Dehydrogenase in Lymphozyten und sind im Vergleich zu Azathioprin weniger knochenmarkstoxisch bei insgesamt höherer immunsuppressiver Potenz. Dennoch kann es auch unter Mycophenolat zum Auftreten einer Panzytopenie kommen (v. a. Leukopenie, aber auch Anämie und Thrombopenie) und eine Dosisreduktion notwendig machen. Weitere Nebenwirkungen sind häufige gastrointestinale Beschwerden (v. a. Diarrhö), was ebenso zu einer Reduktion der Mycophenolatdosis führt. Eine Dosisreduktion ist mit erhöhtem Abstoßungsrisiko assoziiert.
Bei Therapie mit Azathioprin (AZA) ist zu beachten, dass eine Kombination mit Allopurinol oder Febuxostat das Risiko für das Auftreten einer Agranulozytose bzw. Panzytopenie erhöht, da es mit dem Abbau von AZA interferiert. Ebenso sollten die Patienten vor Beginn einer Therapie mit AZA auf eine TPMT Mutation bzw. die TPMT-Aktivität getestet werden. Bei erniedrigter Aktivität des Enzyms Thiopurin-Methyltransferase (TPMT) kommt es unter Therapie mit AZA zu einer vermehrten Knochenmarkssuppression.
Die initiale Dosis beträgt bei Mycophenolat mofetil 2× 1000 mg sowie bei Mycophenolat Natrium 2× 720 mg bei gleicher Wirksamkeit. Bei AZA liegt die Dosis bei 1,5 mg/kg KG.

Kortikosteroide

In der frühen postoperativen Phase stellen Steroide aufgrund ihres allgemeinen antiinflammatorischen und immunmodulatorischen Effekts nach wie vor eine wichtige Säule der Immunsuppression dar. Aufgrund des Nebenwirkungsprofils (z. B. Stoffwechselstörungen mit Diabetes mellitus und Osteoporose) kommen nach intraoperativer Bolusgabe (z. B. 40 mg Dexamethason) zunehmend niedrigere Dosen und ein frühzeitiges und rasches Tapering über 10–12 Wochen bis zu einer Erhaltungsdosis von 5 mg pro Tag zur Anwendung. Eine optimale Strategie bezüglich der Beendigung der Steroidtherapie gibt es nicht und wird abhängig vom immunologischen Risikoprofil entschieden.

Alternative Immunsuppressiva

mTOR-Inhibitoren (Everolimus und Sirolimus) oder der Co-Stimulationsblocker Belatacept (intravenöse Gabe alle 4 Wochen) können in Kombination mit Tacrolimus oder MMF eingesetzt werden, erlauben also eine CNI-freie Immunsuppression zur Vermeidung der CNI-Toxizität, sind aber auch mit einem erhöhten Risiko für eine akute Transplantatabstoßung assoziiert. mTORi finden aufgrund des antiproliferativen Effekts v. a. bei Auftreten von Hauttumoren Anwendung und zeigen einen positiven Effekt in Bezug auf eine CMV-Reaktivierung. Bei Belatacept wurde ein erhöhtes Risiko von *post-transplant lymphoproliferative disorder* [PTLD] bei EBV-IgG-negativen Patienten beschrieben (= keine vorhergehende Immunisierung) und ist bei diesen Patienten daher kontraindiziert. Ein Nachteil ist die fehlende Monitoringmöglichkeit, da hier keine Spiegel gemessen werden können.

Induktionstherapie

In den meisten Zentren erfolgt eine Induktionstherapie mit Basiliximab (Anti-IL-2-Rezeptor-Antikörper, CD25), um eine unmittelbare und effektive Suppression des Immunsystems sicher zu stellen. Vor allem bei Patienten mit erhöhtem immunologischen Risiko (frühere Transplantationen, präformierte Antikörper) ist eine Induktionstherapie wichtig. Neben Basiliximab besteht bei immunologischen High-Risk-Patienten noch die Möglichkeit einer T-Zell-depletierenden Therapie mit Anti-Thymozyten-Globulin (ATG). Als Nebenwirkung einer Therapie mit ATG finden sich eine Leukopenie bzw. Thrombopenie sowie allergische Reaktionen und das Zytokin-Release-Syndrom (polyklonales Antiserum aus Kaninchen oder Pferden). ATG führt zu einer persistierenden Lymphozytendepletion und dadurch erhöhtem Infektrisiko (z. B. CMV, Sepsis).

Abstoßung

Die **Alloimmunreaktion** gegen das Transplantat beginnt unmittelbar nach der Implantation. Durch den Ischämie-Reperfusionsschaden entsteht ein inflammatorisches Milieu, das durch Rekrutierung von Immunzellen (dendritische Zellen, T-Lymphozyten) die Entwicklung einer Alloimmunreaktion begünstigt (→ Kap. 31). Grundsätzlich wird eine zelluläre von einer humoralen Abstoßung unterschieden. Die **Banff-Klassifikation** bildet die Grundlage der Eintei-

lung der verschiedenen Formen der Transplantatabstoßung, basierend auf den histologischen Veränderungen (→ Abb. 32.1).
Klinisch äußert sich eine Transplantatabstoßung durch ein steigendes Kreatinin oder einen Rückgang der Urinnmenge, etwas seltener auch durch Schmerzen über dem Transplantatbereich und/oder Fieber. Im Ultraschall kann eine verminderte Perfusion (diastolischer Nullfluss) bzw. ein steigender Ressistance-Index (RI) hinweisend sein.
Eine Biopsie des Transplantats erfolgt entweder aufgrund einer klinischen Indikation („Indikationsbiopsie", meist bei steigendem Kreatinin) oder in manchen Zentren routinemäßig zu gewissen Zeitpunkten nach der Transplantation („Protokoll- oder Managementbiopsie" z. B. nach 3 Monaten zur Optimierung des Post-Transplant-Managements).

T-Zell-mediierte Abstoßung

In der Regel tritt die akute **T-Zell-vermittelte Abstoßung** in den **ersten Monaten** nach Transplantation auf, frühestens aber nach 4–7 Tagen.

Nach Aktivierung im Lymphknoten (s. direkte Alloantigenerkennung, → Kap. 31) zirkulieren die T-Zellen ins Transplantat. Dort migrieren sie über die peritubulären Kapillaren ins renale Interstitium. Histologisch finden sich ein interstitielles Ödem sowie Infiltrate aus T-Zellen und Makrophagen mit begleitender Tubulitis. Die Diagnose wird histologisch gestellt:

- Bei Beteiligung von mehr als 25 % des Parenchyms in der Histologie wird die Läsion nach Banff als akute **T-Zell-mediierte Abstoßung Typ 1 („interstitielle Abstoßung")** klassifiziert und in Abhängigkeit des Schweregrads der Tubulitis in Typ 1A (moderat) und Typ 1B (schwer) unterteilt.
- Bei schwereren Verläufen kommt es zusätzlich zu einer Beteiligung der Gefäße im Sinne einer Endothelitis bzw. Arteriitis, was als akute **T-Zell-mediierte Abstoßung Typ 2 („vaskuläre Abstoßung")** klassifiziert wird. Hier erfolgt in Abhängigkeit des Schweregrads der Vaskulitis eine Unterteilung in Typ 2A (moderat) und Typ 2B (schwer).
- Bei einer transmuralen Arteriitis (mit Nekrose der glatten Muskelzellen in der Media) spricht man von einer **T-Zell-mediierten Abstoßung Typ 3.**
- Bei Nicht-Erfüllen der diagnostischen Kriterien für eine T-Zell-mediierte Abstoßung (z. B. Vorliegen einer fokalen Tubulitis mit geringgradigem interstitiellem Infiltrat, aber weniger als 25 % des Parenchyms betreffend) stellt sich die Diagnose einer **„Borderline-Läsion"**.

Die **Therapie** der Typ-1-Abstoßung beruht auf einem Kortikosteroidbolus über 3 Tage (z. B. [Methyl-]Prednisolon mit 3–5 mg/kg KG pro Tag). Bei fehlendem Ansprechen bzw. bei Vorliegend einer vaskulären Abstoßung (Typ 2 und 3) ist zusätzlich eine T-Zell depletierende Therapie mit ATG indiziert (1–1,5 mg/kg KG pro Tag). Das optimale Management von Patienten mit Borderline-Veränderungen oder subklinischen Abstoßungen (ohne Kreatininerhöhung) ist unklar. Insgesamt zeigen akute Abstoßungsepisoden ein gutes Ansprechen auf die Therapie.
Die Rate an akuten Abstoßungsepisoden ist in den letzten Jahren durch potente immunsuppressive Protokolle mit Induktionstherapie auf knapp 10 % gesunken. In der Spätphase nach Transplantation spielt die zelluläre Abstoßung nur eine untergeordnete Rolle.

Klasse	Erläuterung/Typ
1.	Keine signifikanten Veränderungen
2.	Aktive Antikörper-vermittelte Rejektion: Alle 3 Kriterien sind für die Diagnose notwendig 1. Histologischer Nachweis der Gewebeschädigung Mikrovaskuläre Inflammation (g > 0 und/oder ptc > 0) Arteriitis intimal oder transmural (v > 0) Akute TMA (in Abwesenheit anderer Ursachen) Akute Tubulusschädigung (in Abwesenheit anderer Ursachen) 2. Nachweis der Interaktion von DSA mit dem Endothel Lineare Färbung von C4d in den ptc Moderate mikrovaskuläre Inflammation; g + ptc ≥ 2 3. Serologischer Nachweis von DSA (Lineare Färbung von C4d in ptc reicht aus, wenn keine DSA nachgewiesen werden) Chronische Antikörper-vermittelte Rejektion: Alle 3 Kriterien sind für die Diagnose notwendig 1. Histologischer Nachweis einer chronischen Gewebeschädigung, 1 oder mehr Kriterien Transplantatglomerulopathie (cg > 0) Membran-multilayering der peritubulären Kapillaren Intima- Fibrose der Arterien 2. Nachweis der Interaktion von DSA mit dem Endothel Lineare Färbung von C4d in den ptc Moderate mikrovaskuläre Inflammation; g + ptc ≥ 2 C4d-Färbung, ohne Nachweis einer Rejektion
3.	Borderline: Verdacht auf T-Zell-vermittelte Rejektion ohne Arteriitis • Bei fokaler Tubulitis (t1–t3) mit minimaler interstitieller Infiltration (i0–i1) • oder interstitieller Infiltration (i2–i3) mit geringer Tubulitis (t1)
4.	T-Zell-vermittelte Rejektion Typ 1: (A) interstitielle Infiltration (> 25% des Parenchyms betroffen, i2–3), moderate Tubulitis (t2) (B) interstitielle Infiltration (> 25% des Parenchyms betroffen, i2–3), schwere Tubulitis (t2) Typ 2: (A) milde bis moderate Intimaarteriitis (v1) (B) schwere Arteriitis, > 25% des Lumens betroffen (v2) (C) transmurale Arteriitis mit/ohne fibrinoiden, nekrotischen Veränderungen und lymphozytären Infiltrationen (v3)
5.	Interstitielle Fibrose und Tubulusatrophie (3 Schweregrade)

Abb. 32.1 Banff-Klassifikation [F1060-001, L143]

Antikörper-mediierte Abstoßung

Bei der Antikörper-mediierten (**„humoralen") Abstoßung** (ABMR) kommt es auf pathophysiologischer Ebene zur Bildung von Antikörpern, die gegen das Transplantat gerichtet sind. Am wichtigsten sind hier Antikörper gegen HLA-Klasse 1 und Klasse-2-Antigene (s. DSA, → Kap. 31). Die Bedeutung von nicht HLA-Antikörpern (z. B. MICA, Angiotensin-II-Rezeptor) ist noch nicht geklärt.
Eine **hyperakute Transplantatabstoßung** durch im Empfänger bereits vor der Transplantation zirkulierende präformierte zytotoxische Antikörper (z. B. Blutgruppenantigene oder DSA) kommt aufgrund der Durchführung eines Crossmatch vor der Transplantation so gut wie nicht mehr vor.
Auf **Effektorebene** kommt es nach Antikörperbindung zur Aktivierung der Komplementkaskade (*membrane attack complex*) bzw. zur Bindung von NK-Zellen über den Fc-Rezeptor und dadurch zu einer Schädigung des Transplantats.
Die **Diagnostik** beruht auf dem Nachweis von DSA im Blut sowie einer Nierenbiopsie: Histologisch finden sich Zeichen einer mikrovaskulären Inflammation mit peritubulärer Kapillaritis bzw. Arteriitis oder auch eine thrombotischer Mikroangiopathie (→ Kap. 23). In ca. der Hälfte der Fälle ist auch eine lineare Ablagerung von C4d

(Komplementspaltprodukt) in den peritubulären Kapillaren nachweisbar.
Bei der akuten humoralen Abstoßung handelt es sich meist um eine durch eine **immunologische Memory-Antwort** (nach vorhergehendem Immunisierungsereignis wie z. B. Transplantationen, Schwangerschaft oder Bluttransfusionen) bedingte rasche Neubildung von Antikörpern, die im Crossmatch nicht mehr nachweisbar waren.
Eine **chronische humorale Abstoßung** entsteht durch Neubildung von Antikörpern gegen das Transplantat (DSA). Wichtige Risikofaktoren sind eine fehlende Adhärenz zur immunsuppressiven Therapie. Die chronische Transplantatabstoßung ist einer der wichtigsten Faktoren in der Entwicklung einer chronisch-progredienten Verschlechterung der Transplantatfunktion.
Insgesamt gibt es nur wenige Daten zur optimalen **Therapie der ABMR:**

- Bei der akuten Abstoßung beruht die Therapie vorrangig auf einer Elimination von zirkulierenden Antikörpern durch **Immunadsorption mit Protein-A-Säulen.** Alternativ dazu besteht die Möglichkeit eines Plasmaaustauschs in Kombination mit intravenösen Immunglobulinen.
- Sowohl Patienten mit akuter als auch chronischer ABMR sollten auf eine **Basisimmunsuppression** mit Tacrolimus, Mycophenolat Mofetil und Steroid gewechselt werden.
- Fallberichte zeigen bei therapierefraktären Patienten ein mögliches Ansprechen auf eine Gabe von **Rituximab, Bortezomib oder Eculizumab.** Randomisierte Studien zur Effektivität dieser Therapien liegen derzeit noch nicht vor und eine strenge Risiko-Nutzen-Abwägung muss vor einer Anwendung erfolgen.

Postoperatives Management und Komplikationen

Unmittelbare postoperative Phase

Unmittelbar postoperativ ist eine engmaschige Überwachung des Patienten notwendig. Neben einer Überwachung der Vitalparameter sind regelmäßige Laborkontrollen (Elektrolyte, Kreatinin, Harnstoff/BUN, Entzündungsparameter) sowie regelmäßige Ultraschallkontrollen (Durchblutung des Transplantats, Flüssigkeitsretentionen um das Transplantat, Dilatation des Nierenbeckens) indiziert. Häufige Probleme in den ersten Stunden und Tagen nach Transplantation sind:

- Blutungskomplikationen (z. B. arterielle Blutung im Anastomosenbereich)
- Perfusionsprobleme (arterielle Thrombosen) oder Nierenvenenthrombose (auch als Ausdruck einer akuten Abstoßung)
- Volumenmanagement (v. a. Vermeidung einer Hypovolämie, aber auch einer übermäßigen Hypervolämie)
- Postrenale Problematik durch z. B. Verlegung des Harnkatheters bei postoperativer Hämaturie oder Obstruktion des Ureters durch Lymphflüssigkeit („Lymphozele")
- Ureterleak mit „Urozele" (Flüssigkeitsretention mit deutlich erhöhten Kreatininwerten im Punktat)
- Hyperkaliämie (Azidose, fehlende Transplantatfunktion) und andere Elektrolytstörungen (z. B. Hypophosphatämie)

Ein **wichtiger klinischer Parameter** ist aber v. a. das **Einsetzen einer Urinproduktion** (hier muss aber eine bestehende Restfunktion der Eigennieren beachtet werden).

> Ein **plötzliches Sisitieren** einer **initial bestehenden Harnproduktion** erfordert eine umgehende Evaluation der Ursachen. Wichtig ist v. a. ein umgehender **Ultraschall des Transplantats** zum Nachweis einer Perfusion des Organs und Ausschluss eines akuten postrenalen Problems.

In einigen Fällen kommt es bereits intraoperativ zum Einsetzen einer Harnproduktion durch das Transplantat. In Abhängigkeit der Organqualität mit einer möglicherweise bereits bestehenden v. a. vaskulären Vorschädigung des Transplantats (Alter des Spenders, Hypertonie, Diabetes mellitus) bzw. der kalten und warmen Ischämiezeit finden sich aber in etwa 30 % Verläufe mit **protrahiertem Einsetzen der Transplantatfunktion** und **Fortbestehen einer Dialysepflichtigkeit** für 1–3 Wochen im Sinne eines akuten postischämischen Transplantatversagens (*delayed graft function*). Das akute Nierenversagen ist in den meisten Fällen auch reversibel, stellt aber einen wichtigen Risikofaktor für ein verkürztes Transplantatüberleben dar.
In der Regel erfolgt bei fehlender oder inadäquater Transplantatfunktion nach 1 Woche eine **Nierenbiopsie.** Bei Abstoßung ist eine Intensivierung der Immunsuppression indiziert (s. o.). Bei akutem Tubulusschaden kann zugewartet werden.

Nicht-immunologische Komplikationen nach Nierentransplantation

Die wichtigsten nicht-immunologischen Komplikationen nach Nierentransplantation sind:

- **Hohes kardiovaskuläres Risiko:** durch langjährige chronische Nierenerkrankung und die Nebenwirkungen der Immunsuppression (Posttransplantationsdiabetes, Hypercholesterinämie, Hypertriglyzeridämie). Die deutlich erhöhte kardiovaskuläre Mortalität stellt die häufigste Todesursache nach Nierentransplantation dar.
- Allgemein erhöhtes Risiko für **virale, bakterielle und fungale Infektionen** in Abhängigkeit der Dosis und Stärke der systemischen Immunsuppression (v. a. nach ATG-Therapie). → Tab. 32.1 zeigt die wichtigsten Infektionen nach Transplantation im zeitlichen Verlauf.
  - **Opportunistische Infektionen:**
    - *Pneumocystis-jirovecii*-Pneumonie (Cotrim-Prophylaxe in den ersten 3–6 Monaten nach Transplantation)
    - CMV-Infektion oder Reaktivierung: Prophylaxe mit Valganciclovir bei Hochrisikopatienten (Spender: CMV-IgG-positiv, Empfänger: CMV-IgG-negativ), sonst engmaschige Kontrolle und frühzeitige (präemptive) Therapie bei steigender CMV-DNA im Blut (regelmäßige PCR-Kontrollen) auch ohne klinische Symptome
    - BK-Polyomavirus-Nephropathie als Ausdruck einer „Überimmunsuppression" (→ Kap. 28)
- **Maligne Erkrankungen:**
  - z. B. *post-transplant lymphoproliferative disorder* [PTLD] als Nebenwirkung der Immunsuppression (EBV-assoziiert)
  - Erhöhte Inzidenz von Hauttumoren (z. B. Basaliome), aber auch soliden Tumoren unter Immunsuppression
- **Rekurrenz der renalen Grunderkrankung:**
  - Atypisches hämolytisches Syndrom (→ Kap. 23)
  - FSGS (→ Kap. 18)

Tab. 32.1 Infektionen nach Nierentransplantation

1. Monat nach Transplantation	Monate 1–6	Nach dem 6. Monat
Nosokomiale Infektionen („normale Infektionen"): • Harnwegsinfekte • Katheterassoziierte Infektionen • Wundinfekte • Pneumonie **Resistente Kolonisationskeime des Empfängers** **Sehr selten durch Übertragung vom Spender** Wichtige Keime: • Staphylokokken inkl. MRSA • Gramnegative Keime • *Clostridium difficile* • Candida-Spezies • Herpes simplex Virus (HSV)	**Opportunistische Infektionen:** • Herpesviren: CMV, EBV, HSV • Varizella-Zoster-Virus (VZV) • *Pneumocystis jirovecii* (später bei Prophylaxe), Toxoplasmose • Listerien, Nokardien, Tuberkulose • *Cryptococcus neoformans*, Aspergillose, Mukor • Influenza, Respiratoray-Syncytial-Virus (RSV), Adenovirus • Polyoma-Nephropathie (BK-Virus)	**Späte opportunistische Infektionen** • *Cryptococcus neoformans* • Tuberkulose • CMV • Listerien • BK-Virus • Parvo B19 **Persistierende Infektionen:** • HBV, HCV **„Community acquired" Infektionen:** • Harnwegsinfekt • Pneumonie • Influenza **EBV-assoziierte Erkrankungen (PTLD)**

Zusammenfassung

- Die Standardimmunsuppression basiert auf einer Therapie mit einem Calcineurininhibitor (Tacrolimus) in Kombination mit einem Proliferationshemmer (Mycophenolat) und Kortikosteroiden.
- Eine T-Zell-vermittelte Abstoßung tritt meist in den ersten Monaten nach Transplantation auf und zeigt ein gutes Ansprechen auf Kortikosteroidgabe und ggf. ATG. Insgesamt konnte durch eine effektive Immunsuppression mit Induktionstherapie die Inzidenz deutlich gesenkt werden.
- Eine humorale Abstoßung entsteht durch Antikörper gegen das Transplantat. Bei akuter Abstoßung ist eine Elimination der Antikörper durch z. B. Immunadsorption möglich. Eine chronische humorale Abstoßung entsteht oft durch fehlende Adhärenz zur immunsuppressiven Therapie und ist eine wichtige Ursache für einen späten Transplantatverlust.
- Die häufigste Todesursache bei Patienten nach Nierentransplantation sind kardiovaskuläre Ereignisse, danach folgen Infekte und maligne Erkrankungen.
- Durch die Immunsuppression besteht ein erhöhtes Risiko für Infektionen (**Cave:** opportunistische Infektionen wie z. B. *Pneumocystis jirovecii*, CMV etc.!).

Spezieller Teil – Rheumatologie

BASICS

Entzündliche Arthritiden

Kollagenosen

Vaskulitiden

Differenzialdiagnosen

→ 33 Rheumatoide Arthritis

Definition
Die rheumatoide Arthritis (RA) ist eine chronisch verlaufende **Entzündung mehrerer, v. a. kleinerer Gelenke (chronische Polyarthritis),** die typischerweise einen symmetrischen Befall der Gelenke zeigt. Begleitend können extraartikuläre Manifestationen auftreten.

Epidemiologie
Mit einer Prävalenz von ungefähr 1 % ist die rheumatoide Arthritis die häufigste primär entzündliche Gelenkerkrankung weltweit. Die Erkrankung tritt gehäuft zwischen dem 35. und 50. Lebensjahr auf, wobei Frauen ungefähr 3-mal häufiger als Männer betroffen sind.

Ätiologie
Eine **genetische Disposition** spielt nach derzeitigem Stand der Forschung eine Rolle. Bei eineiigen Zwillingen erkranken in rund 20 % der Fälle beide an RA. Das humane Leukozyten-Antigen HLA-DR4 ist bei Patienten mit rheumatoider Arthritis ca. 3- bis 4-mal häufiger als in der gesunden Gesamtbevölkerung zu finden.
Assoziationen mit **infektiösen Ursachen** (z. B. Zytomegalievirus, EBV, Mykoplasmen) sind beschrieben. Ein kausaler Zusammenhang zwischen einer viralen Infektion und dem Auftreten der RA konnte bisher aber nicht bestätigt werden. Daneben gelten **Rauchen** und möglicherweise diätetische Faktoren als potenzielle Wegbereiter der rheumatoiden Arthritis. Im Zentrum der Erkrankung steht in allen Fällen ein **autoimmuner Entzündungsprozess** der Gelenke.

Klinik
Im Frühstadium zeigen sich eher unspezifische Symptome, wie subfebrile Temperaturen, Appetitmangel und Gewichtsverlust, Nachtschweiß, Abgeschlagenheit und ein allgemeines Krankheitsgefühl (B-Symptomatik).

> Leitsymptome der rheumatoiden Arthritis sind **Gelenkschmerzen** v. a. in Ruhe, **Schwellung** und eine länger andauernde (über 30 min) **Morgensteifigkeit** der Hand-, Finger-/Zehengrund- und Finger-/Zehenmittelgelenke.

Der chronisch-progrediente Krankheitsverlauf ist schleichend. Charakteristisch ist eine Polyarthritis kleiner Gelenke der Finger und Zehen, aber auch größere Gelenke wie die Schulter oder das Knie können involviert sein, dies insbesondere auch bei älteren Patienten (late-onset rheumatoide Arthritis ab 60 Jahren, LORA).

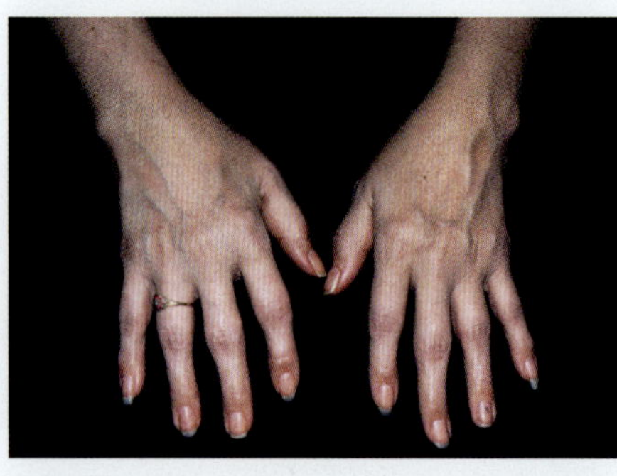

Abb. 33.1 Langjährige rheumatoide Arthritis mit u. a. Knopflochdeformität und Rheumaknoten des Dig. 5 rechts [G518]

Charakteristische Fehlstellungen der Finger als Folge der destruktiven Veränderungen sind (→ Abb. 33.1):
- **Schwanenhalsdeformität:** Überstreckung im Mittelgelenk sowie Beugung im Endgelenk
- **Ulnardeviation**
- **Knopflochdeformität:** Überstreckung im Grund- und Endgelenk, Beugung im Mittelgelenk

Ähnliche Fehlstellungen sind auch bei Befall der Füße zu finden. Aufgrund einer Synovitis der Flexorensehnenscheiden im Bereich des Handgelenks kann es zu einer Kompression des N. medianus mit Ausprägung eines Karpaltunnelsyndroms kommen.
Auch auf extraartikuläre Manifestationen der rheumatoiden Arthritis sollte geachtet werden: die Lunge (interstitielle Lungenerkrankung, Veränderungen der Pleura), das Herz (Myokarditis, Perikarditis), die Augen (Keratoconjunctivitis sicca oder Skleritis) und auch Gefäße (rheumatoide Vaskulitis) können involviert sein. Streckseitig über den Gelenken, aber auch in Organen (v. a. Lunge) können zudem Rheumaknoten auftreten.

Diagnostik
RA-Patienten fallen oft durch Schmerzen beim „diagnostischen Händedruck" (**Gaenslen-Zeichen**) auf, ausgelöst durch die entzündlichen Veränderungen in den Metakarpophalangealgelenken. Eine Entscheidungshilfe bei der Diagnose Rheumatoide Arthritis stellen die ACR-/EULAR-Klassifikationskriterien 2010 dar, die eine Klassifikation als rheumatoide Arthritis ab einer Punktzahl von mindestens 6 zulassen. Im Vergleich zu älteren Kriterien kann die RA hiermit auch im Frühstadium relativ gut identifiziert werden (→ Tab. 33.1).

Laborchemische Untersuchungen
Im Labor können sich unspezifische Entzündungszeichen wie ein erhöhtes CRP und eine beschleunigte BSG zeigen. Eine normochrome normozytäre Anämie sowie eine Leuko-/Thrombozytose als Zeichen der Entzündung sind möglich.
Immunologisch zeigen etwa 80 % der Patienten positive **IgM-Rheumafaktoren.** Spezifischer sind Antikörper gegen citrullinierte Peptide, die sog. **Anti-CCP-Antikörper (ACPA),** Antikörper gegen mutiertes citrulliniertes Vimentin (MCV-Ak) sind ebenfalls sehr spezifisch.

> Rheumafaktoren mögen spezifisch für rheumatoide Arthritis klingen, sind sie aber nicht!

Tab. 33.1 ACR-/EULAR-Klassifikationskriterien zur Diagnose der rheumatoiden Arthritis (nach Aletaha et al. 2010)

Kriterium	Punkte
A. Gelenkbeteiligung	**max. 5**
1 großes Gelenk	0
2–10 große Gelenke	1
1–3 kleine Gelenke (mit oder ohne Beteiligung großer Gelenke)	2
4–10 kleine Gelenke (mit oder ohne Beteiligung großer Gelenke)	3
› 10 Gelenke (wobei mindestens 1 kleines Gelenk)	5
B. Serologie	**max. 3**
Negative Rheumafaktoren und negative ACPA	0
Schwach-positive Rheumafaktoren oder ACPA (≤ 3-Faches der Norm)	2
Stark positive Rheumafaktoren oder ACPA (› 3-Faches der Norm)	3
C. Akute-Phase-Proteine	**max. 1**
Normales CRP sowie BSG	0
Erhöhtes CRP oder BSG	1
D. Dauer der Symptome	**max. 1**
Weniger als 6 Wochen	0
Länger als 6 Wochen	1

Bildgebende Verfahren

Erosive Knochendefekte und (Sub-)Luxationen, die allesamt im Laufe der fortschreitenden Erkrankung auftreten können, sind im **Röntgen** gut darzustellen. Daher sind konventionelle Röntgenaufnahmen ab Diagnosestellung und im Krankheitsverlauf (alle 1–2 Jahre) essenziell (→ Abb. 33.2). Frühe und auch aktiv entzündliche Veränderungen sind mithilfe der **Sonografie** und **Kernspintomografie** zu identifizieren. Mittels ersterer können Gelenkergüsse, eine Hypervaskularisation und auch eine Mitbeteiligung der periartikulären Strukturen gut zur Darstellung gebracht werden. Kernspintomografisch lassen sich z.B. Knochenmarködeme frühzeitig adäquat abbilden.

Therapie

Pharmakologische Therapie

Das vorrangige Ziel der RA-Therapie ist das Aufhalten des inflammatorischen Prozesses (und hiermit die für den Patienten im Vordergrund stehende Schmerzbekämpfung) sowie das Aufrechterhalten der Funktion und die Verhinderung von Fehlstellungen. Zum Einsatz kommen:

NSARs z. B. Ibuprofen oder Diclofenac. Sie sind begleitend für akute Schübe und in der Frühphase der Erkrankung zur Symptomlinderung geeignet. Jedoch haben sie keine antierosive Potenz. Aufgrund der gastrointestinalen, renalen und kardiovaskulären Nebenwirkungen sollten Medikamenten dieser Substanzklasse zudem nicht in der Langzeittherapie verwendet werden.

Glukokortikoide Diese werden v. a. als Initialtherapie bis zum Einsetzen der Wirkung des Basistherapeutikums eingesetzt, manchmal auch zur Behandlung akuter Schübe, im Falle eines mon-/oligoartikulären Schubes bevorzugt intraartikulär. Eine Langzeittherapie sollte heutzutage nach Möglichkeit nicht mehr erfolgen, um Nebenwirkungen wie eine glukokortikoid-induzierte Osteoporose zu vermeiden.

DMARDs Diese immunmodulierend agierenden Basistherapeutika wirken aktiv

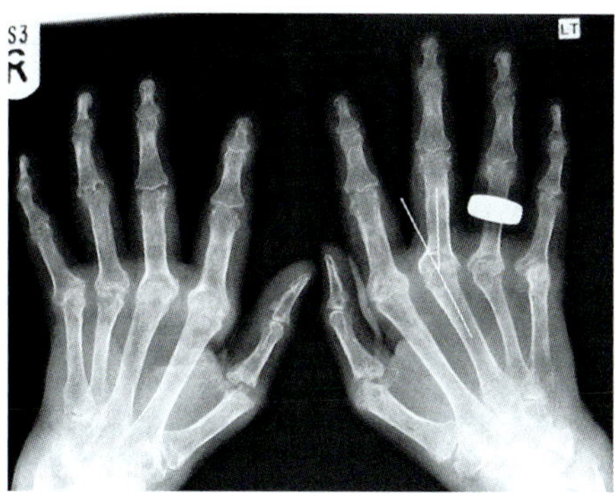

Abb. 33.2 Konventionelle Röntgenaufnahme der Hände bei fortgeschrittener rheumatoider Arthritis [E319]

gegen den rheumatischen Entzündungsprozess und somit antierosiv. Als Mittel der ersten Wahl gilt der Folsäureantagonist **Methotrexat** (MTX). Es wird 1-mal wöchentlich oral oder subkutan verabreicht. Eine Einnahme von Folsäure 24 h nach MTX-Gabe verringert die Nebenwirkungsrate. Als alternatives konventionelles DMARD im Falle einer Unverträglichkeit oder bei Kontraindikationen zu MTX (Niereninsuffizienz) kann Leflunomid zum Einsatz kommen.

Zu den DMARDs zählen auch die **Biologika** und **Januskinase (JAK)-Inhibitoren.** Diese sind gegen körpereigene Entzündungsmediatoren gerichtet und blockieren somit Immunreaktionen. Sie können sowohl in der Monotherapie als auch als Kombinationspräparate mit MTX eingesetzt werden. Gemein ist allen Biologika als Antikörper der parenterale Einsatz, JAK-Inhibitoren werden dagegen in Tablettenform gegeben. Beispiele für Biologika sind u.a. TNF-Inhibitoren (z. B. Adalimumab) und Il6-Inhibitoren (z. B. Tocilizumab), für JAK-Inhibitoren Baricitinib oder Tofacitinib.

Die nationalen wie auch internationalen Leitlinien empfehlen eine Stufentherapie, wenn möglich, beginnend mit **Methotrexat.** Bei fehlendem Ansprechen können dann Biologika oder JAK-Inhibitoren hinzugezogen werden, je nach ggf. vorliegenden Komorbiditäten (**Cave:** kardiovaskuläres Risiko und Malignomrisiko unter JAK-Inhibitoren bei Patienten über 65 mit Risikofaktoren).

Adjuvante Therapie

Krankengymnastik im Sinne von Mobilisieren und Stabilisieren beugt einer Funktionseinschränkung vor. Zusätzlich kann mithilfe von Ergotherapie durch Schienen und Manschetten eine schnell fortschreitende Achsfehlstellung einzelner Gelenke eingedämmt werden.

Im akuten Entzündungsprozess bietet sich eine **lokale Kältetherapie** als Unterstützung an.

Prognose

Derzeit existiert keine kurative Therapie gegen die rheumatoide Arthritis. Im Verlauf der chronisch progredienten Erkrankung zeigen ca. 50 % der Patienten nach 10 Jahren Einschränkungen im alltäglichen Leben. Die Lebenserwartung Erkrankter ist um rund 10 Jahre verkürzt, kann aber mit einer adäquaten Therapie der gesunder gleichgesetzt werden.

Still-Syndrom

Der Morbus Still ist eine systemische Sonderform der juvenilen idiopathischen Arthritis. Es gibt aber auch eine adult-onset Form, die Erwachsene betreffen kann. Charakteristische Symptome sind abends auftretende hohe **Fieberschübe** (> 39 °C) mit einem flüchtigen **lachsfarbenen feinfleckigen Exanthem,** begleitet von einer **Hepatosplenomegalie** und (symmetrischer) Polyarthritis.

Im Labor zeigen sich, ähnlich der RA, erhöhte Entzündungsparameter, im Speziellen ein stark erhöhtes Ferritin.

Die **Therapie** erfolgt analog zur rheumatoiden Arthritis mit Glukokortikoiden und Methotrexat bzw. Biologika; hier kommt, im Gegensatz zur klassischen RA, v. a. eine Il1-Blockade mit Anakinra zur Anwendung.

Zusammenfassung

- Die rheumatoide Arthritis ist eine der häufigsten Gelenkerkrankungen weltweit.
- Typische Symptome sind Arthritiden der Finger/Zehengrund- und Mittelgelenke.
- Die Therapie besteht in der frühzeitigen Immunmodulation.
- Das Still-Syndrom, als systemische Form der RA, geht mit einem charakteristischen lachsfarbenen Exanthem einher.

34 Spondyloarthritiden

Definition

Als Spondyloarthritiden bezeichnet man eine Gruppe chronisch-entzündlicher Erkrankungen mit teils ähnlichen Symptomen. Zu den typischen Merkmalen zählen eine Beteiligung des Achsenskeletts, periphere Arthritis, Enthesiopathie (v. a. Ferse), Daktylitis, anteriore Uveitis sowie ein Auftreten im Kontext einer Psoriasis oder chronisch-entzündlichen Darmerkrankung (CED). Die Spondyloarthritiden sind häufig mit HLA-B27 assoziiert, spezifische Antikörper gibt es dagegen nicht.

Je nach hauptsächlichem Befall unterscheidet man zwischen **axialen** (Rückenschmerzen) oder **peripheren** (Enthesiopathie, Daktylitis oder Arthritis) **Spondyloarthritiden.**

Zu ihnen zählen:

- **Axiale Spondyloarthritis**
- **Reaktive Arthritis**
- **Psoriasis-Arthritis**
- Enteropathische Arthritis im Rahmen eines Morbus Crohn oder einer Colitis ulcerosa
- Undifferenzierte Spondyloarthritis

Axiale Spondyloarthritis (Morbus Bechterew)

Definition, Epidemiologie und Ätiologie

Ausgangspunkt dieser Erkrankung ist eine axiale Spondyloarthritis (axSpa), vorrangig mit Befall der Sakroiliakalgelenke. Erst im Krankheitsverlauf kommt es zu Ankylosierungen mit Verknöcherungen des Gelenkspalts und dem typischen Aspekt der „Bambusstabwirbelsäule", erst dann spricht man korrekterweise von einem Morbus Bechterew.

Die Prävalenz der axialen Spondyloarthritis liegt bei ca. 1,5–2 % in der kaukasischen Bevölkerung. Männer sind 3-mal häufiger betroffen als Frauen. Der Häufigkeitsgipfel liegt zwischen der 3. und 4. Lebensdekade.

Ätiologisch gesehen ist aufgrund der hohen Assoziation mit HLA-B27 eine genetische Disposition gesichert.

Klinik

Richtungweisend bei axSpa ist ein **entzündlicher Rückenschmerz.** Hierbei handelt es sich um Gesäßschmerzen einhergehend mit Steifigkeit und Schmerzausstrahlung in die Oberschenkel v. a. in den frühen Morgenstunden oder nach längerer Ruhe mit einer Besserung auf Bewegung hin.

Mit zunehmender Erkrankungsdauer kommt es zur Bewegungseinschränkung und Versteifung der Wirbelsäule sowie des Thorax (z. B. **Thoraxumfangsdifferenz** in- bzw. exspiratorisch reduziert).

Bei manchen Patienten sind zudem periphere **Arthritiden** und **Uveitiden** anzutreffen.

Diagnostik

Die modifizierten New-York-Kriterien (→ Tab. 34.1) dienen als Stütze in der Diagnosestellung. Neben den genannten klinischen Kriterien wird hier auch eine radiologisch manifeste Sakroiliitis einbezogen. Bei Auftreten mindestens eines klinischen Kriteriums sowie einer röntgenologisch nachgewiesenen Sakroiliitis, gilt die Diagnose axiale Spondyloarthritis als gesichert.

Die Magnetresonanztomografie hat ihre Domäne in der Frühdiagnostik. Mithilfe dieser lassen sich aktive Entzündungsprozesse der Wirbelsäule sowie eine Sakroiliitis bereits vor Eintreten struktureller Veränderungen nachweisen.

Im Krankheitsverlauf kann der BASDAI (*bath ankylosing spondylitis disease activity index*) mit Fragen zu Müdigkeit, peripheren und stammnahen Symptomen sowie Dauer und Intensität der Morgensteifigkeit erhoben werden. Dieser steht in engem Zusammenhang mit der aktuellen Entzündungsaktivität. Zudem sind der BASFI zur Erhebung von Funktionseinschränkungen und der BASMI zur jährlichen Abmessung des Bewegungsumfangs hilfreich (*bath ankylosing spondylitis disease functional,* respektive *metrology index*).

Körperliche Untersuchung

In der klinischen Untersuchung werden verschiedene Tests, die Bewegungseinschränkungen der Wirbelsäule und des Thorax objektivieren, unterschieden, dies sind u. a.:

- **Tragus-Wand-Abstand** (ab 15 cm pathologisch)
- **Schober-Test:** Von LWK 5 wird ein Punkt 10 cm in Richtung kranial markiert. Die Distanz zwischen beiden Punkten muss sich bei maximaler Rumpfbeugung ohne Zuhilfenahme der Knie physiologischerweise um mindestens 4 cm vergrößern.
- **Ott-Test:** Von HWK 7 wird ein Punkt 30 cm in Richtung kaudal markiert. Die Distanz zwischen beiden Punkten muss sich bei maximaler Rumpfbeugung ohne Zuhilfenahme der Knie physiologischerweise um mindestens 2 cm vergrößern.
- **Mennell-Handgriff:** Fixierung des Beckens und Retroflexion des Beins in Seiten- oder Bauchlage des Patienten führt zu Schmerzen im Iliosakralgelenk (→ Abb. 34.1).

Tab. 34.1 Modifizierte New-York-Kriterien zur Diagnose der axialen Spondyloarthritis

Radiologisches Kriterium
• Bilaterale Sakroiliits (mindestens Grad II) oder unilaterale Sakroiliitis (Grad III oder IV)
Klinische Kriterien
• Rückenschmerzen und -steifigkeit für mindestens 3 Monate mit Besserung bei Bewegung bzw. Verschlechterung in Ruhe • Eingeschränkte Bewegung der LWS in frontaler und sagittaler Ebene • Verminderte Thoraxausdehnung in Bezug auf die Alters- und Geschlechtsnorm

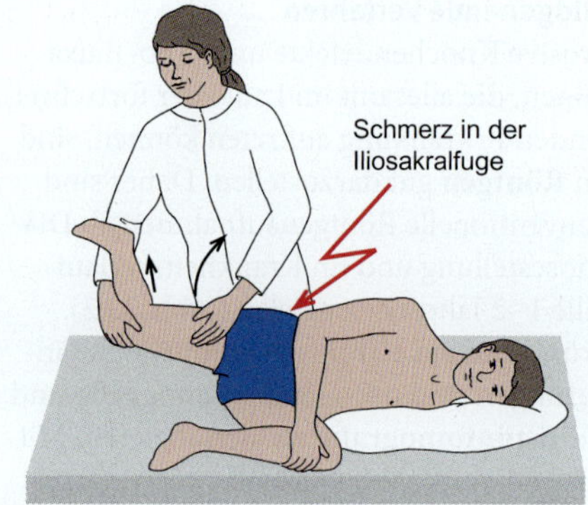

Abb. 34.1 Mennell-Handgriff [L157]

Laborchemische Untersuchungen

Im klinischen Labor zeigen sich keine spezifischen Parameter. Akute-Phase-Proteine (CRP) sowie die BSG können erhöht sein. Eine HLA-B27-Positivität ist bei über 80 % der Patienten zu finden.

Bildgebende Verfahren

Das konventionelle Röntgen zur Darstellung der Iliosakralgelenke und der LWS, dient als strahlungsarmes Mittel der Wahl zur ersten Einordnung der Symptomatik und Darstellung der bereits bestehenden Veränderungen. Radiologisch wird die Sakroiliitis in fünf Grade eingeteilt (→ Tab. 34.2). Diese sind für die Diagnostik (s. modifizierte New-York-Kriterien) unentbehrlich.

Eine typische radiologische Veränderung bei Morbus Bechterew sind die **Syndesmo-**

Tab. 34.2 Radiologische Gradeinteilung der Sakroiliitis

Grad	Darstellung
0	Normalbefund
I	Verdächtiger Befund
II	Milde Sklerose und vereinzelt Erosionen
III	Erhebliche Erosionen, Erweiterung des Gelenks, partielle Ankylose (Verknöcherung)
IV	Komplette Ankylose

phyten. So wird eine Verknöcherung der spinalen Ligamente mit Überbrückung der Disci intervertebrales bezeichnet.

> Bei fortgeschrittener Erkrankung zeigt sich im Röntgen typischerweise eine vollständig verknöcherte Wirbelsäule **(„Bambusrohrform")** (→ Abb. 34.2).

Therapie

Eckpfeiler der Behandlung der axialen Spondyloarthritis, gleichbedeutend zur medikamentösen Therapie, ist die Patientenschulung mit regelmäßigen Bewegungsübungen zu Hause oder im Rahmen einer ambulanten **Physiotherapie.**

Mittel der ersten Wahl sind **NSARs** (z. B. Diclofenac). Ist unter Ausdosierung von zwei NSAR über je 2 Wochen keine zureichende Krankheitskontrolle möglich, stellen Biologika die nächste Therapiestufe dar. Hier kommen TNF-Inhibitoren und Il17-Inhibitoren, z. B. Secukinumab, zur Anwendung. Ebenfalls möglich ist eine Therapie mit JAK-Inhibitoren, nämlich Upadacitinib. Eine **lokale Glukokortikoidinjektion** ist Einzelfällen vorbehalten, systemische Glukokortikoide zeigen dagegen keine Wirkung am Achsenskelett.

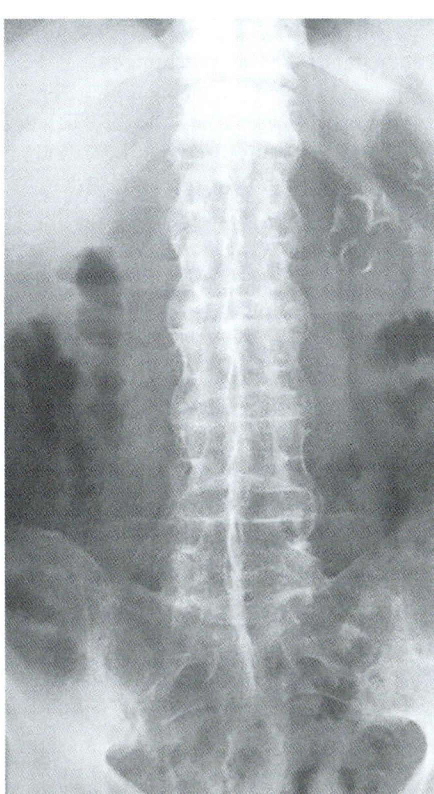

Abb. 34.2 Konventionelle Röntgenaufnahme (a-p-Strahlengang) des Beckens mit Sakroiliitis und verknöcherter Wirbelsäule („Bambusstabform") bei fortgeschrittener axialer Spondyloarthritis: Es zeigt sich eine typische Ankylosierung der Zwischenwirbelgelenke (Verbindung durch Syndesmophyten) wie auch der Sakroiliakalgelenke. [G519]

Prognose

Entscheidend für den Erhalt der Mobilität ist eine konsequente Physiotherapie. Zirka 10–20 % der Patienten erleiden eine vollständige Versteifung der Wirbelsäule und damit erhebliche Einschränkungen der Lebensqualität.

Reaktive Arthritis

Definition

Es handelt sich um eine **entzündliche Gelenkerkrankung,** die typischerweise auf eine vorangegangene **Infektion** des **Gastrointestinal- oder Urogenitaltrakt** folgt. Das Auftreten der klassischen Symptom-Trias **Arthritis, Urethritis** und **Konjunktivitis** im Verlauf der Erkrankung wurde früher als **Reiter-Syndrom** (bzw. Morbus Reiter) bezeichnet.

Epidemiologie

Von der reaktiven Arthritis sind hauptsächlich Erwachsene im Alter von 20–40 Jahren betroffen. Relevante Häufigkeitsunterschiede zwischen den Geschlechtern gibt es nicht. Kaukasier scheinen statistisch gesehen häufiger zu erkranken. Grund hierfür ist wahrscheinlich eine vermehrte Verbreitung des HLA-Antigens HLA-B27.

Ätiologie

Ätiologisch gesehen spielen sowohl eine **genetische Prädisposition** (HLA-B27) als auch **bakterielle Infektionen** eine wichtige Rolle. Zu den häufigsten auslösenden Mikroorganismen zählen:

- Im **Urogenitaltrakt:** hauptsächlich *Chlamydia trachomatis, Neisseria gonorrhoe,* Ureaplasmen, Mykoplasmen
- Im **Gastrointestinaltrakt:** *Campylobacter jejuni, Yersinia enterocolitica, Salmonella enteritidis, Escherichia coli*

Aber auch andere vorangegangene Infektionen und Erreger können eine reaktive Arthritis nach sich ziehen.

Klinik

Symptome der reaktiven Arthritis folgen in der Regel 1 bis maximal 6 Wochen nach der auslösenden Infektion. Typischerweise zeigt sich als Erstmanifestation eine Monarthritis oder **asymmetrische Oligoarthritis** großer Gelenke, hauptsächlich der unteren Extremität. Rund ein Drittel der Patienten weist dermatologische Symptome auf. Bei Männern kann z. B. eine Entzündung der Genitalschleimhaut (**Balanitis circinata;** → Abb. 34.3) auftreten. Manchmal finden sich an den Fußsohlen und seltener an den Handflächen kleine verhärtete Knötchen (**Keratoderma blennorrhagicum;** → Abb. 34.4). In rund 30 % der Fälle tritt die reaktive Arthritis als urethro-okulo-synoviales Syndrom auf. Zu den weiteren periartikulären Symptomen zählen die Enthesitis, Tendinitis und Bursitis. Begleitsymptome wie Sakroiliitis und Fieber sowie eine Beteiligung innerer Organe (Herz, Lunge) sind selten.

> Charakteristisch für das **urethro-okulo-synoviale Syndrom** (ehemals Reiter-Syndrom) sind die Symptome: Konjunktivitis/Iritis, Urethritis und Arthritis. Als Gedankenstütze: „Can't see, can't pee or bend the knee."

Diagnostik

Zur Sicherung der reaktiven Arthritis stehen keine klaren diagnostischen Kriterien fest. Das Auftreten einer Monarthritis oder **asymmetrischen oligoartikulären Arthritis** in Kombination mit einer **vorausgegangenen Enteritis oder Urethritis** sollte jedoch den Verdacht erhärten. Zusätzlich kann ein Erregernachweis, z. B. Salmonellen aus dem Stuhl oder Chlamydien mithilfe der PCR aus dem Morgenurin oder aus dem Gelenkpunktat, erfolgen. Eine regel-

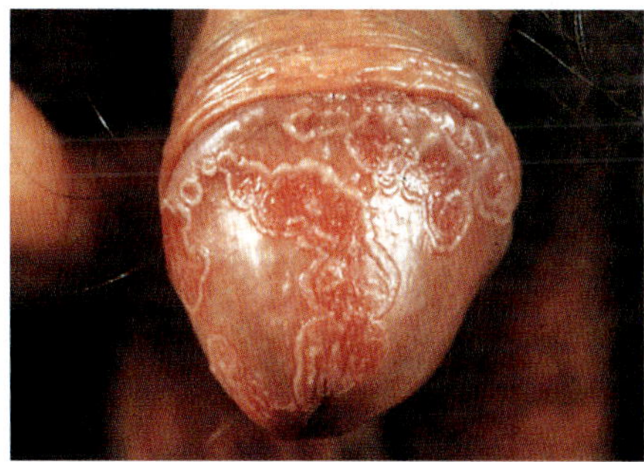

Abb. 34.3 Balanitis circinata im Rahmen eines urethro-okulo-synovialen Syndrom nach Chlamydieninfektion [E428]

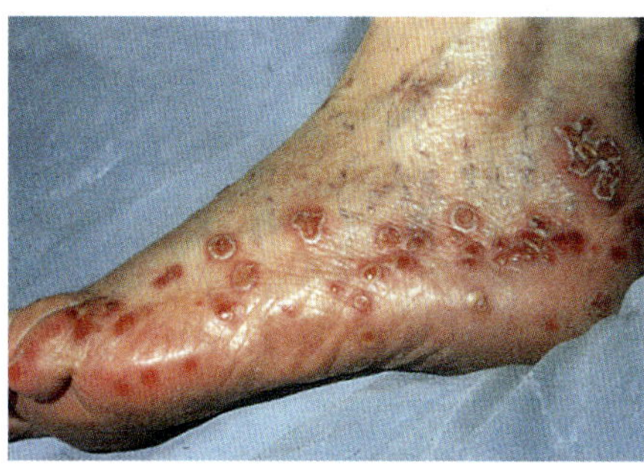

Abb. 34.4 Kleine pustulöse Veränderungen der Fußsohle (Keratoderma blennorhagicum) [E428]

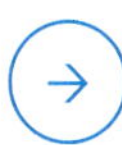

hafte Erregerdiagnostik aus dem Gelenkpunktat ist dagegen weder möglich noch, wie auch eine serologische Untersuchung, sinnvoll.

Laborchemische Untersuchungen

Im Serum zeigen sich mäßig erhöhte **unspezifische Entzündungsparameter** (BSG und CRP). Ansonsten sind keine spezifischen pathologischen Veränderungen nachweisbar. Letztlich gelingt mithilfe des Routinelabors nur der Ausschluss anderer Erkrankungen des rheumatischen Formenkreises.
Ebenso unspezifisch, aber richtungsweisend kann der Nachweis von HLA-B27 sein.

Therapie

Therapeutisches Mittel der Wahl bei Arthritiden sind **NSARs** (z. B. Diclofenac). In schweren Fällen können lokale Injektionen von **Glukokortikoiden** oder eine vorübergehende systemische Glukokortikoidgabe einen positiven Effekt erzielen.
Im Falle eines chronischen Verlaufs kommen **Sulfasalazin** oder Methotrexat zum Einsatz.
Die Behandlung des triggernden Erregers ist in der Regel aufgrund bereits abgeklungener Infektion nicht mehr möglich und nötig. Lediglich bei gesichertem Nachweis einer **Chlamydien-Urethritis** sollten Antibiotika **(Tetracycline),** ggf. auch unter Mitbehandlung des Partners, zum Einsatz kommen. Unkomplizierte Enteritiden sollten wegen der Gefahr der Chronifizierung nicht antibiotisch behandelt werden.

Prognose

In rund drei Viertel der Fälle heilt die Erkrankung bei adäquater Therapie in einigen Wochen bis 6–12 Monaten vollständig aus. Bei etwa 20 % der Patienten verläuft die Krankheit chronisch über Jahre.

Psoriasis-Arthritis

Definition

Es handelt sich typischerweise um eine chronische **periphere und/oder axiale Arthritis,** die in Kombination mit einer Psoriasis vulgaris auftritt.

Epidemiologie und Ätiologie

Die Gesamtprävalenz der Erkrankung liegt zwischen 2 und 3 %. Frauen und Männer sind gleich häufig betroffen. Im Laufe einer Psoriasis erkranken rund 30 % der Patienten an der begleitenden Arthritis psoriatica. Das Hauptmanifestationsalter liegt zwischen dem 30. und 50. Lebensjahr. Die Ätiologie ist analog zur Psoriasis vulgaris unbekannt.

Klinik

Charakteristisch sind begleitende Psoriasis-typische Hautveränderungen: **erythrosquamöse, weißliche Plaques,** die vorrangig an den Streckseiten der Extremitäten (v. a. Knie und Ellbogen) sowie am Haaransatz des Kopfes auftreten. Häufig ist die Psoriasis aber auch versteckt in der Analfalte, retroaurikulär/im Gehörgang oder im Bauchnabel zu finden. In rund 10 % tritt die Psoriasis der Haut aber auch erst nach Einsetzen der Arthritis auf.

> In ca. 5 % der Fälle tritt die Psoriasisarthritis ohne psoriatische Hautveränderungen auf → Psoriasisarthritis sine psoriase. Wegweisend ist dann eine Psoriasis in der Familie.

Symptome der Psoriasisarthritis sind **Schmerzen, Schwellung** und **Steifigkeit** von Gelenken und oft auch Sehnen (Enthesitis). In 30 % der Fälle zeigt sich ein Befall der Gelenke und Sehnen eines Fingers oder Zehs im Strahl: Man spricht vom **„Wurstfinger“** oder **Daktylitis** (→ Abb. 34.5). Ein weiteres Drittel der Patienten stellt sich mit **Nagelveränderungen** vor: Eine Tüpfelung, ölfleckige Veränderung oder Onycholysen können auftreten.
Nach Moll und Wright werden **fünf Formen** der Psoriasis-Arthritis unterschieden:

- Asymmetrische Arthritis (< 5 asymmetrisch betroffene Gelenke) – oft in Kombination mit dem Bild des **„Wurstfingers“**
- Symmetrische Oligoarthritis (> 5 symmetrisch betroffene Gelenke, ähnlich der rheumatoiden Arthritis)
- Distale Arthritis mit Beteiligung der DIPs (distale Interphalangealgelenke)
- Mutilierende Arthritis mit Destruktion und Deformation der Gelenke **(„Teleskopfinger“)**
- Spondyloarthritis mit Beteiligung der Wirbelsäule und den Iliosakralgelenken

Diagnostik

Mithilfe der CASPAR-Kriterien (2006) kann sehr spezifisch die Diagnose Psoriasisarthritis auch ohne Hautveränderungen gestellt werden. Voraussetzung ist das Vorliegen einer entzündlich-muskuloskelettalen Beteiligung sowie drei der CASPAR-Kriterien (→ Tab. 34.3).

Laborchemische Untersuchungen

Manchmal zeigen sich mäßig erhöhte Entzündungsparameter (BSG und CRP). Es besteht eine Assoziation zu HLA-B27, weitere spezifische Parameter existieren bis dato nicht.

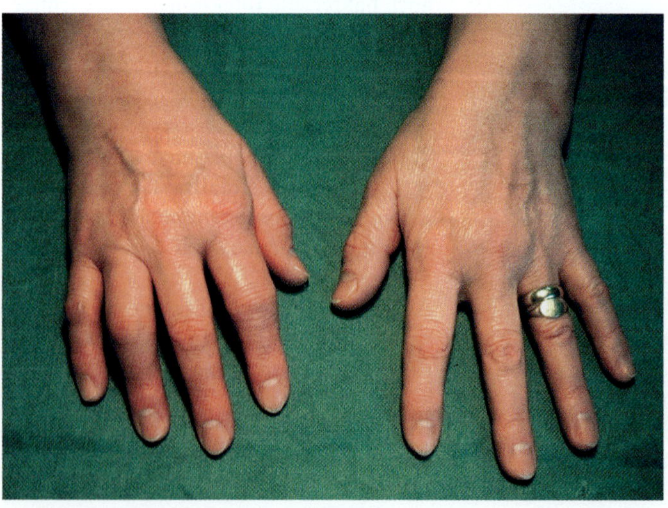

Abb. 34.5 Wurstfinger bei Psoriasis-Arthritis [M114]

Tab. 34.3 CASPAR-Kriterien zur Diagnose der Psoriasisarthritis

Merkmal	Punkte
Bestehende Psoriasis (Diagnose durch Rheumatologen/Dermatologen) **oder** Psoriasis in der Vergangenheit **oder** Psoriasis in Familienanamnese (1./2. Grades)	1
Psoriatische Nagelbeteiligung	1
Daktylitis (aktuell oder zurückliegend nach ärztlicher Diagnose)	1
Negative Rheumafaktoren (ELISA)	1
Radiologischer Beweis von juxtaartikulären Knochenformationen (keine Osteophyten)	1

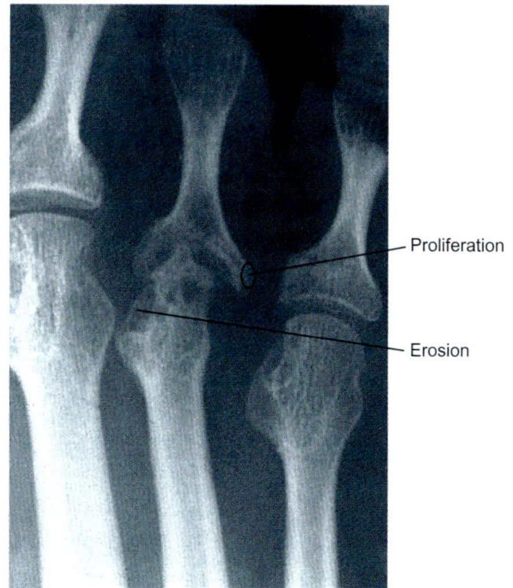

Abb. 34.6 Röntgenveränderungen bei Psoriasis-Arthritis („Pencil-in-cup-Phänomen") [M114]

Bildgebende Verfahren

Im **konventionellen Röntgenbild** lässt sich das typische Nebeneinander von Proliferationen und Erosionen (Plus- und Minusdefekte) darstellen (→ Abb. 34.6). Der **Ultraschall** ist eine verlässliche Methode zur Darstellung von Tenosynovitiden und Enthesiopathien, besonders der Achillessehne.

Therapie

Die Therapie der Psoriasis-Arthritis dient der Prävention von Gelenkveränderungen, Verbesserung der Lebensqualität sowie einer Senkung der Mortalität.
Je nach Manifestation am Bewegungsapparat wird bei axialer Beteiligung in erster Linie mit **NSARs** behandelt, im Falle eines unzureichenden Ansprechens mit **Biologika.** Bei peripheren Arthritiden kommt, analog zur RA, in der Regel primär eine Basistherapie mit konventionellen **DMARDs** (*disease modifiying anti-rheumatic drugs*), v. a. Methotrexat, zum Einsatz. Bei persistierender Aktivität wird dann ebenfalls auf JAK-Inhibitoren oder Biologika eskaliert, hier stehen TNF-alpha-Blocker, Il17- und Il(12/)23-Inhibitoren (z. B. Ustekinumab oder Guselkumab) zur Verfügung. Kombinationen mit intraartikulär injizierten **Steroiden** sind bei therapierefraktären Arthritiden möglich. Sehnenaffektionen werden meist mit NSAR (lokal und systemisch) oder, bei refraktären Entzündungen, mit Biologika therapiert. Eine systemische Glukokortikoidtherapie sollte aufgrund einer potenziellen Verschlechterung der kutanen Psoriasis vermieden werden.

Prognose

Inzwischen gibt es eine Vielzahl an therapeutischen Ansätzen, womit schwere Deformitäten verhindert werden können. Die bei der Psoriasisarthritis oftmals bestehende kardiovaskuläre Komorbidität ist aber häufig der Prognose bestimmende Faktor.

Zusammenfassung

- Eine axiale Spondyloarthritis zeichnet sich durch Beteiligung der Wirbelsäule und des Iliosakralgelenks aus.
- Im Röntgen zeigt sich eine „Bambusrohrform" im fortgeschrittenen Stadium (Morbus Bechterew).
- Die reaktive Arthritis entsteht meist nach urogenitalen oder gastrointestinalen Infektionen.
- Häufiger tritt die reaktive Arthritis als urethro-okulo-synoviales Syndrom (ehemals Reiter-Trias) mit Urethritis, Uveitis und Arthritis auf.
- Die Psoriasis-Arthritis tritt bei ca. 30 % der Patienten mit Psoriasis vulgaris auf.
- „Wurstfinger", „Teleskopfinger" und Nagelveränderungen sind typische Zeichen der Psoriasisarthritis.
- Therapeutisch gilt für axiale Spondyloarthritiden NSAR und Biologika, für periphere Manifestationen eine Behandlung ähnlich zur rheumatoiden Arthritis.

→ 35 Systemischer Lupus erythematodes

Definition

Der systemische Lupus erythematodes (SLE) ist eine chronisch verlaufende systemische Autoimmunerkrankung, assoziiert mit unterschiedlichen Autoantikörpern und Immunkomplexbildung mit potenzieller Beteiligung etlicher Organe.

Epidemiologie

Frauen, insbesondere im gebärfähigen Alter, sind mit einer Prävalenz von 1: 1000 knapp 10-mal so häufig betroffen, wie Männer. Die höchste Inzidenz und Prävalenz finden sich unter den afrikanischen Populationen in Nordamerika.

Ätiologie

Die Erkrankungsursache ist bisher nicht bekannt. Eine **genetische Disposition** wurde in mehreren Studien bestätigt. Im Speziellen scheinen Polymorphismen von **HLA-B8** und **HLA-DR3** das Auftreten eines SLE zu begünstigen, wie auch Komplement-Defizienzen. Parallel zur genetischen Komponente scheinen Umweltfaktoren teilweise große Effekte auf das Auslösen von Schüben der Erkrankung zu haben. **UV-Strahlung,** bestimmte **Medikamente** (Hydralazin, D-Penicillamin, Sulfonamide), **Nikotinkonsum** sowie Hormone wie Prolaktin oder auch **Östrogenpräparate** spielen hier eine beachtliche Rolle.

Klinik

Der SLE ist in seiner Diversität des klinischen Auftretens wohl einzigartig. Er kann sich sowohl akut mit unspezifischen Symptomen wie hohen **Fieberschüben, Müdigkeit,** allgemeiner **Abgeschlagenheit** und Gliederschmerzen manifestieren, als auch mit den **charakteristischen Hautveränderungen,** einer Beteiligung am Bewegungsapparat (Arthralgien und Myalgien bis hin zu Arthritiden und Myositiden) sowie einem Befall sämtlicher Organsysteme (→ Tab. 35.1).

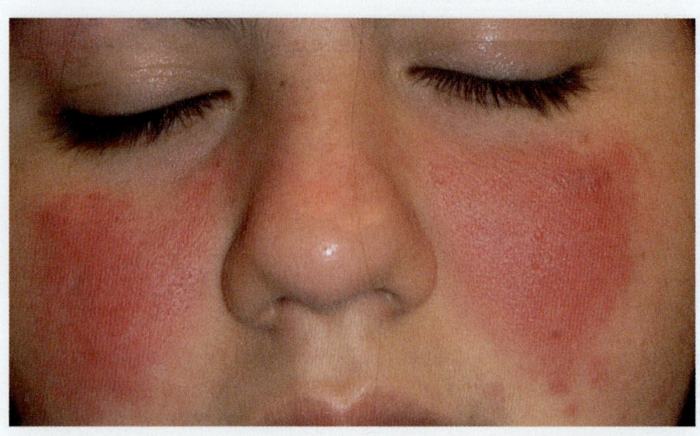

Abb. 35.1 Schmetterlingserythem mit typischer Aussparung der Nasolabialfalten als kutane Manifestation des SLE [G520]

> Ein symmetrisches Erythem beider Wangen und des Nasenrückens mit begleitender B-Symptomatik bei einer Frau im gebärfähigen Alter schreit förmlich nach einem SLE.

Diagnostik

Die Diagnose des SLE wird anhand von klinischen und immunologischen Beobachtungen bestätigt. Derzeit dienen die **Klassifikationskriterien der EULAR/ACR** (European Alliance of Associations for Rheumatology/American College of Rheumatology) aus 2019 als Unterstützung (→ Tab. 35.1). Eingangskriterium ist ein zumindest einmalig positiver ANA-Titer von ≥ 1:80. Werden zumindest 10 Punkte erreicht – davon mindestens ein klinisches Kriterium – erscheint die Diagnose als sehr wahrscheinlich. Eine nachgewiesene Lupus-Nephritis mit einhergehenden antinukleären Antikörpern (ANAs) bestätigt die Diagnose SLE bereits.

Die genaueren diagnostischen Maßnahmen in Bezug auf die internistischen Manifestationen der Erkrankung können hier der Kürze wegen nicht behandelt werden, sollten sich aber an der typischen Organdiagnostik orientieren (Lungenfunktion, Echokardiografie, Bildgebung etc.).

Laborchemische Untersuchungen

Grundsätzlich muss zwischen allgemeinen Aktivitätsmarkern und spezifischen immunologischen Parametern unterschieden werden. Zu den unspezifischen Laborbefunden zählen u. a. eine erhöhte **BSG,** oft normales CRP, evtl. Zeichen einer hämolytischen Anämie sowie erniedrigte Komplementfaktoren. **Thrombo-** und **Leukopenien** können ebenfalls bestehen.

Charakteristisch für den SLE ist das vermehrte Auftreten von Autoantikörpern:

- Positive **antinukleäre Antikörper (ANAs)** sind in so gut wie allen an SLE erkrankten Patienten positiv. Diese sind aber nicht spezifisch für den SLE.
- Als spezifisch für SLE gelten **Anti-dsDNA-Antikörper.** Sie richten sich gegen den DNA-Doppelstrang und korrelieren mit der aktuellen Krankheitsaktivität. Sie sind in ca. 40–60 % der Patienten positiv.
- Noch spezifischer für die Erkrankung, aber ohne Korrelation zur Krankheitsaktivität, sind **Anti-Sm-Antikörper.**
- Zu den weniger spezifischen Antikörpern zählen: der Anti-SS-A- oder Anti-SS-B-Antikörper sowie Antiphospholipid-Antikörper. Genaueres im Kapitel „Rheumatologische Diagnostik" (→ Kap. 10).

Tab. 35.1 Organmanifestationen bei SLE

Zielorgan	Klinische Manifestation
Niere	**Lupus-Nephritis** (→ Kap. 25), Hypertonus, Proteinurie, Hämaturie
Herz	Perikarditis, Myokarditis, Endokarditis
Lunge	Pleuritis, Lupus-Pneumonitis, interstitielle Lungenerkrankung
ZNS	Epilepsien, Apoplex, Vigilanzminderung, Psychosen, Kopfschmerzen
Blut	Hämolytische Anämie, Thrombozytopenie, Leukopenie, **sekundäres Antiphospholipidsyndrom**
Gastrointestinaltrakt	Hepatosplenomegalie, Pankreatitis, Peritonitis, Hepatitis
Auge	(Epi)skleritis, Sicca-Syndrom, retinale Vaskulitis
Haut	Photosensitivität mit v. a. Schmetterlingserythem (→ Abb. 35.1), diskoider Lupus (rote schuppenbildende Papeln und follikuläre Hyperkeratose), orale Ulzera, Alopezie, Vaskulitis u. a.

Tab. 35.2 EULAR/ACR-Klassifikationskriterien bei SLE [F723-028]

Klinische Domäne	Wichtung	Immunologische Domäne	Wichtung
Konstitutionell:		**Antiphospholipid-Antikörper**	
Fieber	2	Anticardiolipin-Antikörper **oder**	
		Anti-β_2GP1-Antikörper **oder**	
		Lupusantikoagulanz	1
Hämatologisch:		**Komplementfaktoren**	
Leukopenie	3	Erniedrigtes C3 **oder** C4	3
Thrombozytopenie	4	Erniedrigtes C3 **und** C4	4
Autoimmunhämolyse	4		
Neuropsychiatrisch:		**SLE-spezifische Antikörper**	
Delir	2	Anti-dsDNA-Antikörper **oder**	
Psychose	3	Anti-Smith-Antikörper	6
Krampfanfall	5		
Mukokutan:			
Nicht-vernarbende Alopezie	2		
Orale Ulzerationen	2		
Subakut kutaner oder diskoider Lupus	4		
Akut kutaner Lupus	6		
Serositis:			
Pleura-/Perikarderguss	5		
Akute Perikarditis	6		
Muskuloskelettal:			
Synovitis/Druckschmerz ≥ 2 Gelenke und Morgensteifigkeit ≥ 30 min	6		
Renal:			
Proteinurie ≥ 0,5 g/24 h	4		
Bioptisch Lupusnephritis Klasse II/V	8		
Bioptisch Lupusnephritis Klasse III/IV	10		

Die Abwesenheit von ANAs schließt die Diagnose SLE weitgehend aus.

Therapie

Die Grundziele der SLE-Therapie sind die Eindämmung der systemischen Entzündungsprozesse sowie die Verhinderung von Organmanifestationen und damit eine Reduktion von Morbidität und Mortalität.
Die First-Line- und absolute Basistherapie bei jedem SLE sind **Antimalariamittel** (Hydroxychloroquin). Dieses kann bei artikulären und dermatologischen Symptomen gute Ergebnisse erzielen, wirkt schubprophylaktisch und hat antithrombotische sowie lipidsenkende Eigenschaften. Eine regelmäßige augenärztliche Kontrolle ist bei Einsatz von Hydroxychloroquin obligat. Im Rahmen der Erstbehandlung wie auch bei Schüben kommen Glukokortikoide zum Einsatz, diese sollten aber nur vorübergehend gegeben werden und im Falle längerer Notwendigkeit in der niedrigstmöglichen Dosierung.
Je nach Krankheitsaktivität und Organmanifestation kommen immunsuppressive (Basis-)Medikamente zur Anwendung, Beispiele hierfür sind bei vorherrschender Arthritis z. B. Methotrexat, bei hämatologischer Manifestation z. B. Azathioprin oder bei renaler oder zentralnervöser Beteiligung mit Organbedrohung z. B. **Cyclophosphamid oder Myocophenolatmofetil.** Darüber hinaus liegen mit **Belimumab und Anifrolumab** zwei Biologika, die derzeit einzig in der SLE-Therapie zugelassen sind, vor.
Zusätzlich sollten einige Basismaßnahmen eingehalten werden, nämlich konsequenter **Sonnenschutz** (Lichtschutzfaktor > 50), eine optimale Einstellung der kardiovaskulären Risikofaktoren, eine stete Aktualisierung des Impfschutzes sowie Vitamin D als Knochenschutz.
Der medikamenteninduzierte Lupus erythematodes wird u. a. durch das sofortige Absetzen der potenziell auslösenden Pharmaka behandelt.

Systemischer Lupus erythematodes und Schwangerschaft

Grundsätzlich wird eine Schwangerschaft nur bei kompletter Remission der Erkrankung empfohlen. Eine engmaschige Betreuung in einem geburtshilflichen Zentrum sowie durch einen niedergelassenen Rheumatologen sind obligat. Besonders die Hypertoniekontrolle ist essenziell für das frühzeitige Erkennen einer Präeklampsie. Darüber hinaus muss der Antiphospholipidantikörperstatus (**Cave:** Früh-/Fehlgeburtlichkeit!) und das potenzielle Vorliegen von SS-A- und/oder SS-B-Antikörper (**Cave:** kongenitaler AV-Block, neonataler Lupus!) bekannt sein.

Prognose

Neueren Studien zufolge liegt die 10-Jahres-Überlebensrate derzeit bei über 90 %. Entscheidend für die langfristig gute Prognose ist das Fehlen von schweren Organmanifestationen.

Zusammenfassung

- SLE ist eine chronisch verlaufende autoimmunologische Systemerkrankung mit Organbeteiligung.
- Klinisch zeigt sich der SLE sehr vielseitig. Eine typische Hautmanifestation ist das Schmetterlingserythem.
- Im Labor zeigen sich charakteristischerweise antinukleäre Antikörper (ANAs) sowie Anti-dsDNA- und Sm-Antikörper.
- In der Therapie müssen Basismaßnahmen (UV-Schutz und Antimalariamittel!) zur Schubprophylaxe beachtet werden, je nach Schweregrad der Erkrankung kommen Glukokortikoide und steroidsparende Immunsuppressiva zum Einsatz.

→ 36 Polymyositis und Dermatomyositis

Definition

Die **Polymyositis** gilt als chronisch-entzündliche Systemerkrankung der Skelettmuskulatur mit vorwiegend intrafaszikulärer Lymphozyteninfiltration.

Die **Dermatomyositis** ist ebenfalls eine chronische Entzündung der Skelettmuskulatur, einhergehend mit perifaszikulären Infiltraten aus Lymphozyten, Makrophagen und Plasmazellen und darüber hinaus Beteiligung die Haut.

Epidemiologie

Mit einer Prävalenz von rund 5 Neuerkrankungen auf 100 000 Einwohner handelt es sich um eher seltene Erkrankungen. Frauen sind rund doppelt so häufig betroffen wie Männer. Prinzipiell ist ein Vorkommen in jedem Alter beschrieben, der Gipfel liegt aber um die 5. Lebensdekade.

Ätiologie

Die genaue Erkrankungsursache ist bisher nicht bekannt. Wie auch beim SLE existiert bei Vorhandensein verschiedener HLA-Typen eine Prädisposition für die Erkrankung. Insbesondere die Dermatomyositis mit positivem TIF1γ- und NXP-2-Antikörpernachweis zeigt eine **Assoziation zu Neoplasien.**

Die Einteilung der Erkrankungen kann in vier Hauptgruppen (→ Tab. 36.1, entsprechend Leitlinie Myositissyndrome, Deutschen Gesellschaft für Neurologie, 2015) erfolgen. Neben den genannten Formen können Myositiden auch im Rahmen anderer Autoimmunopathien wie Kollagenosen, auftreten, und auch als Arzneimittelnebenwirkung oder infektiös.

Klinik

Der Beginn der Erkrankung ist oft rasch. Typisch für die meisten Myositisformen ist eine **proximal betonte Muskelschwäche von Schulter-/Oberarm- und Becken-/Oberschenkelmuskulatur** (Treppensteigen oder Armhebung über Kopf gestört), Myalgien oder Muskelkrämpfe können eventuell auch bestehen.

Die Dermatomyositis weist häufig lilafarbene (heliotrope), ödematöse Erytheme periorbital sowie an Sonnen-exponierten Arealen wie Decollete und Armen auf. Charakteristisch sind auch lichenoide bis rötliche Papeln an den Dorsalseiten der Fingergelenke, die als **Gottron-Papeln** bezeichnet werden (→ Abb. 36.1). Zusätzlich können hyperkeratotische druckschmerzhafte Areale am Nagelfalz auftreten (→ Abb. 36.1) wie auch Erytheme und Rhagaden an den Handflächen und Fingerbeeren **(Mechaniker-Hände).**

Daneben kann auch die quergestreifte Muskulatur von Organen betroffen sein, z. B. des Ösophagus (**Cave:** Dysphagie mit potenzieller Aspiration!) und des Herzens (Myokarditis). Bei der Dermatomyositis und v. a. dem Antisynthetase-Syndrom, einer Untergruppe der Polymyositis, ist auf eine **Lungenbeteiligung** (interstitielle Lungenerkrankung bis zu Fibrose) zu achten.

Diagnostik

Anhand u. a. folgender Kriterien ist die Diagnose Polymyositis bzw. Dermatomyositis sehr wahrscheinlich (angelehnt an EULAR/ACR-Klassifikationskriterien für Idiopathische inflammatorische Myopathien 2017):

- Typisches Auftreten von **symmetrischer Muskelschwäche** der Extremitäten
- Charakteristische Hautveränderungen (heliotropes Exanthem und Gottron-Papeln)
- Erhöhte **Muskelenzyme** und positive Antikörper (Anti-Jo-1)
- Endo- oder perimysiale mononukleäre Infiltrate in der Muskelbiopsie

Die Muskelbiopsie gilt als eine der sensitivsten Methoden zur Sicherung der Diagnose. Sie sollte infolge von und gesteuert durch bildgebende Verfahren, wie dem Ultraschall oder der Magnetresonanztomografie, sowie der Elektromyografie erfolgen. (→ Abb. 36.2).

Laborchemische Untersuchungen

Neben den pathologischen Werten der Muskelenzyme Kreatinkinase, der Serum-GOT/GPT, der LDH und/oder der Aldolase können unspezifische Entzündungsparameter, wie das CRP, erhöht sein. Dringend zu beachten ist aber, dass ein Normalbefund der Muskelenzyme die Diagnose einer Myositis nicht ausschließt, da auch amyopathische Myositisformen existieren (z. B. MDA5-assoziierte Myositis).

Oft finden sich außerdem verschiedene Autoantikörper im Serum. Hierbei sind **Myositis-assoziierte** und **Myositis-spezifische Antikörper** zu unterscheiden. Erstere sind bei Myositiden im Rahmen von Kol-

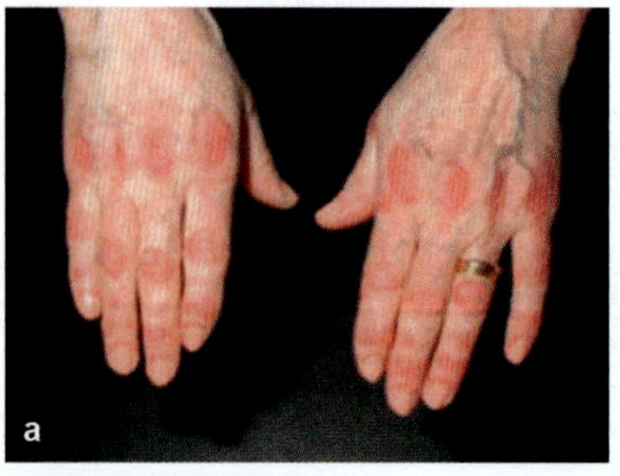

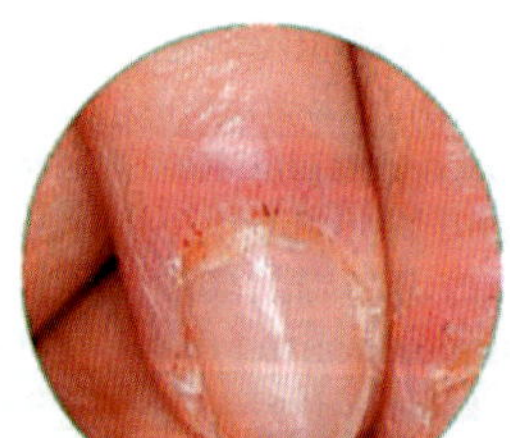

Abb. 36.1 Dermatomyositis: a) Papeln an den Dorsalseiten der Fingergelenke (Gottron-Papeln); b) druckschmerzhafte Hyperkeratosen am Nagelfalz [F920-001]

Tab. 36.1 Klassifikation der Polymyositis und Dermatomyositis

Gruppe	Art	Klinisches Bild
1	Polymyositis (PM)	Vorwiegend Schwäche der proximalen Extremitätenmuskulatur
2	Dermatomyositis (DM)	Neben der proximalen Muskelschwäche treten Hauterscheinungen auf.
3	Nekrotisierende Myositis	Möglich Statin-induziert (HMG-CoA-Reduktase-Antikörper) oder Malignom-assoziiert (SRP-AK)
4	Einschlusskörpermyositis	Typischerweise mit Schwäche der Fingerflexoren und Kniestrecker und schlechtem Therapieansprechen

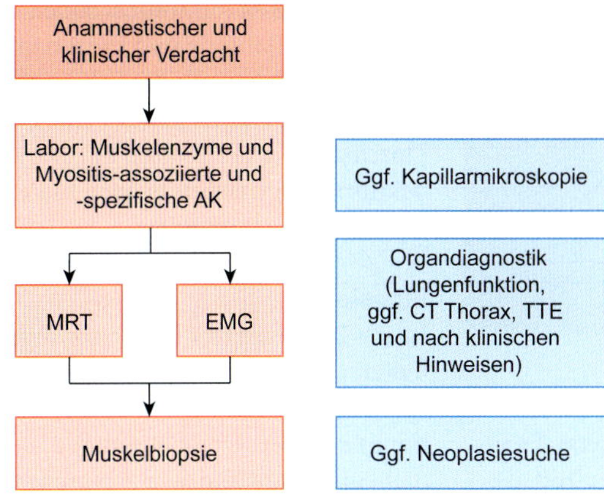

Abb. 36.2 Diagnostischer Algorithmus zur Polymyositis und Dermatomyositis [M479, L143]

lagenosen zu finden, so lassen sich antinukleäre Antikörper nachweisen, im Speziellen z. B. Anti-Pm/Scl bei Myositis – systemische Sklerose-Overlap-Syndromen. Myositis-spezifische Antikörper dagegen treten bei einem Teil der Patienten mit primären inflammatorischen Myopathien auf, z. B. Anti-Jo-1 beim Antisynthetase-Syndrom oder Anti-Mi2 bei Dermatomyositiden.

Bildgebende Verfahren

Die Magnetresonanztomografie ist in der bildgebenden Diagnostik der Myositiden das Mittel der Wahl. Mit ihrer Hilfe lässt sich der Muskelbefall am besten eingrenzen. In der T2-Wichtung sind Muskelödeme als Zeichen der floriden Entzündung gut zu erkennen, während die T1-Wichtung in der chronischen Phase der Erkrankung atrophierte Muskelareale und eine Verfettung gut darstellt. Ebenfalls hilfreich kann die Muskelsonografie sein, diese ist jedoch weniger sensitiv.

Elektromyografie

In der Elektromyografie (EMG) findet sich typischerweise ein myopathisches Muster. Es zeigen sich eine Spontanaktivität mit Fibrillationen und positiven scharfen Wellen sowie bei Willkürinnervation niedrigamplitudige polyphasische Potenziale. Diese sind in fast 90 % der Fälle anzutreffen.

Muskelbiopsie

Die Auswahl der geeigneten Biopsiestelle erfolgt mittels MRT und EMG. In der Muskelbiopsie können je nach Erkrankung perifaszikulär und -vaskulär (Dermatomyositis) und intrafaszikulär (Polymyositis) lymphozytäre Infiltrate sowie Nekrosen von Muskelfasern (in besonderem Ausmaße bei der nekrotisierenden Myositis) beobachtet werden. Typisch für die Einschlusskörpermyositis sind *„rimmed vacuols"*.

Eine aktive Polymyositis bzw. Dermatomyositis kann als hepatische Erkrankung (oder Arzneimittelnebenwirkung) fehldiagnostiziert werden. Grund dafür ist die solitäre Bestimmung der Leberenzyme (GOT/GPT) ohne Berücksichtigung der Kreatinkinase im Serum.

Aufgrund der Assoziation von Polymyositis und Dermatomyositis (bis zu 30 %) mit malignen Tumoren sollte bei deren Auftreten immer eine paraneoplastische Genese berücksichtigt und ausgeschlossen werden bzw. entsprechende Achtsamkeit hinsichtlich des Auftretens im Verlauf bestehen.

Therapie

Glukokortikoide sind nach wie vor Mittel der ersten Wahl bei den meisten Myositiden. Im akuten Schub sind 1–2 mg/kg Körpergewicht pro Tag empfohlen. Nach einer Initialtherapie von 2–4 Wochen kann die Dosis sukzessive reduziert werden. In schweren Fällen ist intravenöses Methylprednisolon zudem eine Option.
Als immunsuppressive, Glukokortikoid-sparende Therapie kommen der Folsäureantagonist **Methotrexat** oder Azathioprin in der Regel zum Einsatz. Daneben können bei Therapierefraktärität bzw. Komplikationen mit der Medikation intravenöse Immunglobuline als Therapie eingesetzt werden. Bei besonders schwerer Ausprägung und v. a. auch Organmanifestation wird meist das Zytostatikum Cyclophosphamid oder infolge einer Vielzahl positiver Fallberichte, jedoch als Off-Label-Therapie, Rituximab herangezogen.
Bei florider Dermatomyositis ist es sinnvoll, die Exposition gegenüber UV-Strahlung durch Verwenden von Sonnenschutzcremes und Meiden direkter Sonneneinstrahlung zu minimieren. Zusätzlich können topische Glukokortikoide sowie Calcineurininhibitoren (z. B. Tacrolimus) Abhilfe schaffen.

Prognose

Die Prognose ist abhängig von einem rechtzeitigen Therapiebeginn sowie der Form der Myositis und einer potenziell konkomitant vorliegenden Neoplasie. Die Lungen- und Muskelbeteiligung ist meist gut in Griff zu bekommen, mit Ausnahme von der Einschlusskörpermyositis, die oft therapierefraktäre Verläufe aufweist und eine relevante Einschränkung der Lebensqualität zur Folge hat (Schluckstörungen, Ateminsuffizienz etc.)

Zusammenfassung

- Die Polymyositis und Dermatomyositis sind entzündliche Systemerkrankungen der Skelettmuskulatur.
- Charakteristisch ist eine proximal betonte Muskelschwäche der Extremitäten.
- Dermatomyositis-typisch sind Gottron-Papeln an den Streckseiten der Fingergelenke sowie lividrote (heliotrope) Verfärbungen oft periorbital.
- Die Muskelbiopsie dient der Diagnosesicherung.
- Therapeutische Säulen der Erkrankung sind Glukokortikoide, Immunsuppressiva und Immunglobuline.

→ 37 Sjögren-Syndrom

Definition

Das Sjögren-Syndrom ist eine chronisch-autoimmunologische Systemerkrankung mit lymphozytärer Infiltration von Speichel- und Tränendrüsen sowie anderer exokriner Drüsen, aber potenziell auch extraglandulärer Beteiligung.

Epidemiologie

Das Sjögren-Syndrom ist, in seiner primären und sekundären Form gerechnet, zusammen mit dem SLE die häufigste aller Kollagenosen. Frauen sind analog zu den anderen Kollagenosen häufiger betroffen (ca. 10: 1). Der Altersgipfel liegt bei Frauen um das 5. Lebensjahrzehnt.

Ätiologie

Grundsätzlich unterscheidet man ein **primäres** (idiopathisches) von einem **sekundären** (z. B. im Rahmen einer rheumatoiden Arthritis) Sjögren-Syndrom.
Die genaue Krankheitsentstehung ist Gegenstand der Forschung. Neben unterschiedlichen genetischen Faktoren kommen ggf. auch virale Infektionen (Epstein-Barr, Retroviren oder Hepatitis B/C) als Auslöser der Erkrankung infrage.

Klinik

Leitsymptom der Erkrankung ist das **Sicca-Syndrom.** Durch eine verminderte Speichelsekretion kommt es zu einer Austrocknung der Mundschleimhaut **(Xerostomie)** mit ständigem Durstgefühl und Problemen bei z. B. dem Schlucken von größeren Bissen. Als Folge der Xerostomie weisen die Patienten häufig **Kariesbefall** der Zähne auf. Auch ein Pilzbefall der Mundschleimhaut ist begünstigt. Die unzureichende Sekretion der Tränendrüsen führt zur Austrocknung der Augen mit subjektivem Fremdkörpergefühl **(Xerophthalmie).** Aus dem Mangel an Tränenflüssigkeit kann eine **Keratoconjunctivitis sicca** folgen.
In ca. 50 % der Fälle tritt eine Parotisschwellung auf.
Neben dem Befall der exokrinen Drüsen können auch andere Organsysteme betroffen sein. Häufig sind Allgemeinsymptome wie Müdigkeit, daneben Arthralgien bis hin zu Arthritiden, Myalgien/Myositiden, eine interstitielle Nephritis und Lungenerkrankung, ein Raynaud-Syndrom oder eine Polyneuropathie. Zusätzlich können z. B. vaskulitische Hautveränderungen auftreten.

Diagnostik

Zur Objektivierung der Sicca-Symptomatik müssen unbedingt ein **Schirmer- und Saxon-Test** erfolgen. Ersterer (→ Abb. 37.1) dient der Evaluation der Tränendrüsenfunktion. Hierbei wird ein Filterpapierstreifen für 5 min in das Unterlid gesetzt. Liegt die Nasszone unter 5 mm, gilt der Test als pathologisch. Zur Messung der Speichelsekretion dient der **Saxon-Test.** Hierfür wird dem Patienten für 2 min eine Kompresse in den Mund gelegt und diese anschließend gewogen (pathologisch: < 2,6 g in 2 min). Neben diesen Tests sollten je nach klinischem Befund noch weitere Untersuchungen herangezogen werden, auch hinsichtlich einer potenziellen extraglandulären Organbeteiligung.

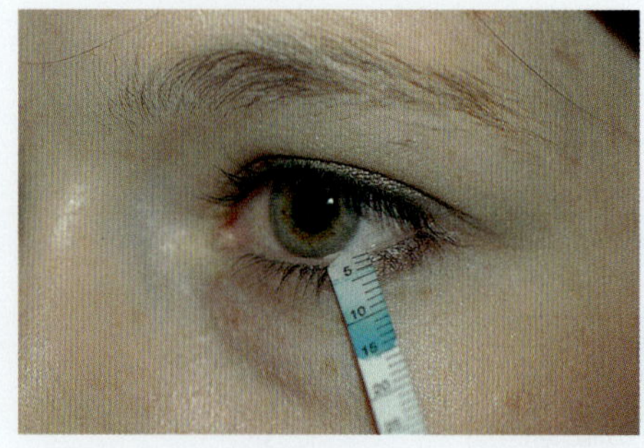

Abb. 37.1 Schirmer-Test [F921-001]

> Bei Verdacht auf Sjögren-Syndrom müssen eine HNO- und augenärztliche Untersuchung erfolgen.

Laborchemische Untersuchungen

Im Labor zeigt sich typischerweise eine **Hypergammaglobulinämie.** Grund dafür ist die überschießende Produktion an Autoantikörpern. **Rheumafaktoren** sind hierbei in der Regel erhöht. **Antinukleäre Antikörper** mit Nachweis von **SS-A-** und/oder **SS-B-Antikörper,** die auch bei SLE positiv sein können, sind charakteristisch für das Sjögren-Syndrom.
Die BSG ist meist erhöht, darüber hinaus kann im Falle einer hämatologischen Manifestation auch eine Anämie (ebenfalls im Rahmen der chronischen Entzündung) und/oder Leuko-/Thrombozytopenie im Labor gefunden werden. Zusätzlich sollte auf Kryoglobuline hin untersucht werden. Zum Ausschluss eines sekundären Sjögren-Syndroms sollte darüber hinaus u. a. eine Hepatitisserologie erfolgen.

Bildgebende Verfahren

Eine **Sonografie** der Glandula parotis und der Gl. submandibularis und sublingualis zeigt für eine Autoimmunsialadenopathie oft typische Befunde und kann dementsprechend die Diagnostik der Erkrankung weiter untermauern. Es kommt eine zystische Durchsetzung der Drüsen zur Darstellung, bei florider Entzündung auch mit einer vermehrten Durchblutung.

Biopsie

Ist die Diagnose trotz vorangegangenen Untersuchungen unsicher, kann eine Biopsie der Speicheldrüsen (Parotis oder Unterlippe) erfolgen. Diese bestätigt bei Auffinden einer **Sialadenitis** mit **lymphozytären Infiltraten** die Diagnose.

Therapie

Kausal können nur sekundäre Formen des Sjögren-Syndroms behandelt werden. Primär steht die **symptomatische Therapie** im Vordergrund:

- Förderung der Speichelsekretion durch Kauen von zuckerfreien Kaugummis oder Lutschen von sauren Drops
- Regelmäßige Zahnpflege und Kariesprophylaxe (mind. halbjährliche Kontrolle beim Zahnarzt)
- Ausreichendes Trinken
- Mehrmals tägliche Anwendung von befeuchtenden Augentropfen und -gels

Medikamentös kann die Drüsensekretion mit dem Muskarinagonist Pilocarpin gesteigert werden. Auch eine lokale Therapie mit Ciclosporin fördert die Tränensekretion.
Bei systemischer Beteiligung orientiert sich der Einsatz einer immunsuppressiven Therapie an der Organbeteiligung. Gerade für Rituximab liegt eine Reihe an Fallberichten vor, wenn auch der Off-label-Einsatz hier zu beachten ist.

Prognose

Der Verlauf der Erkrankung ist gut. Jedoch besteht ein erhöhtes Risiko für MALT-Lymphome und B-Non-Hodgkin-Lymphome.

> Regelmäßige (einmal jährlich) Untersuchung der Lymphknotenstationen zur frühzeitigen Detektion eines Lymphoms, frühzeitig auch bei Auftreten einer B-Symptomatik!

Zusammenfassung

- Das Sjögren-Syndrom existiert in einer primären und sekundären Form.
- Typisch sind Xerostomie und Xerophthalmie (Schirmer-Test, Saxon-Test).
- Ein Grundpfeiler der Therapie ist die symptomatische Behandlung mit befeuchtenden Augentropfen und einer Förderung der Speichelproduktion.

38 Systemische Sklerose

Definition

Die systemische Sklerose (SSc) ist eine autoimmune **Systemerkrankung des Bindegewebes,** die von einer vermehrten Fibrose der Haut, innerer Organe und Gefäße geprägt ist. Der früher gängige Ausdruck „Sklerodermie“ für die Erkrankung gehört inzwischen der Vergangenheit an.

Epidemiologie

Die Prävalenz liegt bei rund 20 Fällen pro 100 000 Einwohner. Es zeigt sich ein Häufigkeitsgipfel zwischen dem 30. und 50. Lebensjahr. Frauen sind rund 5-mal häufiger betroffen als Männer.

Ätiologie

Die Krankheitsursache ist wie bei den anderen Kollagenosen bis dato nicht bekannt. Auch bei der SSc spielen wohl sowohl genetische Faktoren als auch Umwelteinflüsse eine Rolle.

Klinik

Das bei der systemischen Sklerose in erster Linie betroffene Organ ist die Haut. Typisch sind anfangs Hautverdickung und ödematöse Finger (*puffy fingers*) (→ Abb. 38.1), im späteren Verlauf dann eine gestraffte und gespannte Haut an den Fingern/Zehen, was als **Sklerodaktylie** bezeichnet wird. Im Gesicht zeigt sich oft eine vermehrte Faltenbildung (v.a. perioral: **Tabaksbeutelmund**) mit einer Verkleinerung der Mundöffnung (**Mikrostomie**) und einem letztlich **sklerosierten Zungenbändchen.** Fast alle Patienten leiden an einem sekundären **Raynaud-Phänomen** der Akren mit klassischer Trikolore (bläuliche Verfärbung → Blässe → reaktive Rötung durch Hyperperfusion). Darüber hinaus treten Kalzinosen, Teleangiektasien und als Folge der Vaskulopathie auch Ulzera im Bereich der Fingerspitzen („**Rattenbissnekrosen**“) auf.

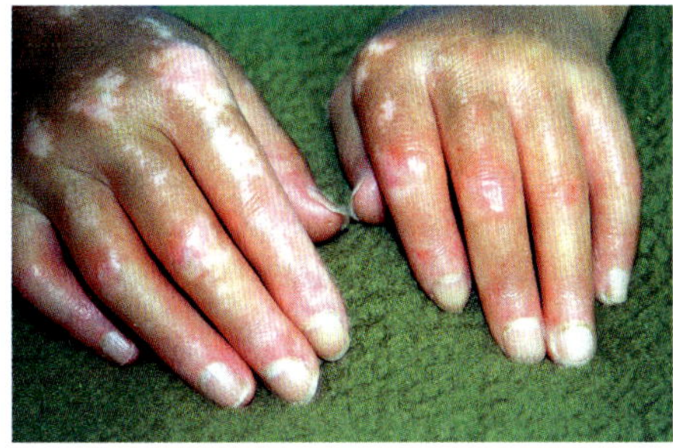

Abb. 38.1 Ödematöse Hände einer Sklerodermie-Patientin [M114]

Neben der Haut ist der Gastrointestinaltrakt sehr häufig betroffen. **Gastroösophagealer Reflux (GERD)** und Schluckstörungen sowie Obstipation oder Diarrhö als Zeichen der gestörten Passage sind typische Symptome.

Entscheidend für die Prognose sind Beteiligungen von Lunge (interstitielle Lungenerkrankung mit **Alveolitis** bis zur Lungenfibrose, pulmonal-arterielle Hypertonie), Herz (Myokarditis, Myokardfibrose mit Arrhythmien und Herzinsuffizienz) und Niere (**Cave:** renale Krise mit akutem Nierenversagen!).

Klinisch unterscheidet man **zwei Formen** der systemischen Sklerose:

- **Diffuse systemische Sklerose:** Zur charakteristischen, generalisierten Hautmanifestation kommen ein Befall der inneren Organe sowie Symptome des Bewegungsapparats und Allgemeinsymptome wie Müdigkeit.
- **Limitierte kutane Sklerose:**
  - Mit Calcinosis cutis, Raynaud-Phänomen, ösophagealen Symptomen (Dysphagie, GERD), Sklerodaktylie und Teleangiektasien (früher CREST-Syndrom)
  - Sonderform: lokaler Befall der Haut (v.a. Gesicht und Akren, „Morphea“)

> In seltenen Fällen ist auch eine SSc sine scleroderma, also ohne Befall der Haut, möglich.

Diagnostik

Eine aktuelle Hilfestellung bei der Diagnose der systemischen Sklerose bieten die Klassifikationskriterien des American College of Rheumatology aus dem Jahr 2013 (→ Tab. 38.1). Hier werden neben klinischen Befunden, v.a. der typischen Hautveränderungen, auch immunologische Parameter berücksichtigt, um eine Zunahme der Sensitivität zu erreichen und gleichzeitig Sklerodermie-ähnliche Erkrankungen von der „echten“ systemischen Sklerose abzugrenzen. Bei mindestens 9 Punkten gilt die Diagnose mit einer Sensitivität von mehr als 90 % als gesichert.

Tab. 38.1 ACR/EULAR-Kriterien zur Klassifikation der systemischen Sklerose [F723-028]

Kriterien	Untergruppen	Punkte
Hautverdickung der Finger	*puffy fingers* Distal der MCP Beide Hände proximal der MCPs	2 4 9
Fingerkuppenläsionen	Digitale Ulzera Narbengrübchen (*pitting scars*)	2 3
Teleangiektasien		2
Abnormale Nagelfalzkapillaren		2
Pulmonale Manifestationen	Interstitielle Lungenerkrankung oder pulmonal-arterielle Hypertonie	2
Raynaud-Phänomen		3
SSc-typische Antikörper	Anti-Centromer-Antikörper, Anti-Topoisomerase-I-Antikörper (Anti-Scl-70), Anti-RNA-Polymerase-III-Antikörper	3

Die **Kapillarmikroskopie** ist eine spezialisierte Untersuchung mithilfe derer krankheitstypische Veränderungen der Kapillaren im Bereich der Nagelfalz zur Darstellung kommen (Scheitelektasien initial, im Verlauf Megakapillaren sowie schließlich rarifizierte Kapillaren). Des Weiteren sollte eine **pulmonale Diagnostik** mittels Lungenfunktionsmessung (inkl. Diffusion) und ggf. eine Computertomografie der Lunge zur frühzeitigen Erfassung einer interstitiellen Lungenerkrankung durchgeführt werden. Zur Beurteilung einer kardialen Manifestation bzw. eines pulmonalarteriellen Hochdrucks ist eine Echokardiografie sinnvoll, bezüglich letzteren ggf. auch ein Rechtsherzkatheter. Eine gastrointestinale Beteiligung lässt sich durch z. B. eine Ösophagusmanometrie und eine Ösophagogastroduodenoskopie bestätigen.

Laborchemische Untersuchungen

Bei fast allen Patienten sind die **ANAs** als unspezifischer Marker erhöht. Spezifischer für die systemische Sklerose sind die **Scl-70-Antikörper** (bei der diffusen Form)**, Centromer-Antikörper** (bei der limitierten kutanen Form) sowie die **Anti-Polymerase-III-Antikörper** (Risiko für renale Krise erhöht). Nicht selten zeigen die Patienten eine **Anämie,** bedingt durch die chronische Entzündung, gastrointestinale Blutungen oder Resorptionsstörungen. CRP ist kaum erhöht, die CK kann bei einer begleitenden Myositis dagegen erhöht nachzuweisen sein.

Therapie

Die Therapie erfolgt angelehnt an die führende Manifestation und oft primär symptomatisch:

- Behandlung der Haut versuchsweise mit Methotrexat
- Kalziumkanalblocker (z. B. Nifedipin) u. a. bei Raynaud-Phänomen
- Ulzerationen mittels Vasodilatation mit Prostazyklin-Analoga (z. B. Iloprost) sowie in der Sekundärprophylaxe mit Endothelinantagonisten (Bosentan)
- Protonenpumpeninhibitoren (z. B. Pantoprazol) bei GERD, peristaltikfördernde Substanzen bei Obstipation (z. B. Metoclopramid)
- PDE-5-Inhibitoren (z. B. Sildenafil) und/oder Endothelinantagonisten (z. B. Bosentan) bei pulmonal-arterieller Hypertonie
- Bei Organbeteiligung können z. B. bei Lungen- und Herzbeteiligung Cyclophosphamid oder Mycophenolatmofetil zum Einsatz kommen. Bei schwersten, progredienten Verläufen kann eine autologe Stammzelltransplantation infrage kommen (**Cave:** therapieassoziierte Mortalität!).
- Bei bestehender Lungenbeteiligung kann das antifibrotisch wirkende Nintedanib das Fortschreiten verlangsamen.

Eine kausale Therapie der systemischen Sklerose ist bisher nicht möglich.

Höher dosierte Glukokortikoide (ab 10 mg/die) sollten vermieden werden aufgrund der Gefahr einer renalen Krise!

Prognose

Die 10-Jahres-Überlebensrate liegt bei der diffusen Form bei rund 55 %, die der limitierten kutanen Form bei ca. 75 %. Die renale Krise, eine interstitielle Lungenerkrankung und eine pulmonalarterielle Hypertonie sind die häufigsten primären Todesursachen der SSc.

Zusammenfassung

- Die systemische Sklerose ist durch eine Fibrosierung der Haut und inneren Organe charakterisiert.
- Typische Befunde sind Raynaud-Syndrom, Verdickung der Haut, Ulzerationen sowie eine Lungen- und gastrointestinale Beteiligung.
- Eine Lungenfunktionsprüfung und eine Echokardiografie sollten initial wie auch jährlich erfolgen.
- Die Therapie erfolgt primär symptomatisch, Glukokortikoide sollten vermieden werden.

Vaskulitiden der großen Gefäße

Polymyalgia rheumatica und Riesenzellarteriitis

Diese beiden Krankheitsbilder sollten trotz klinisch relevanter Unterschiede aufgrund ihres häufig konkomitanten Auftretens gemeinsam behandelt werden: Rund 20 % der Polymyalgie-Patienten leiden zusätzlich an einer Riesenzellarteriitis, umgekehrt tritt bei einer Riesenzellarteriitis in etwa 40 % der Fälle eine Polymyalgia rheumatica auf.

Definition

Die Polymyalgia rheumatica und die Riesenzellarteriitis sind chronisch-entzündliche Erkrankungen aus dem rheumatischen Formenkreis. Die Riesenzellarteriitis wird dabei in eine kraniale (auch **Arteriitis temporalis, Arteriitis cranialis** oder **Morbus Horton**) und eine extrakraniale Form unterteilt. Als Großgefäßvaskulitis befällt die Riesenzellarteriitis die Aorta und ihre Abgangsgefäße.

Epidemiologie

Beide Erkrankungen treten gehäuft bei Frauen auf und sind Erkrankungen des höheren Lebensalters, beginnend ab 50 Jahren. Die Inzidenz steigt dabei mit zunehmendem Lebensalter an: Für die Polymyalgia rheumatica gilt eine Inzidenz etwa zwischen 10 und 60 pro 100 000 Einwohner, für die Riesenzellarteriitis ebenfalls etwa 10/100 000 ab dem 60. Lebensjahr und steigt auf 50/100 000 bei Patienten > 80 Jahren an (europäischer Durchschnitt). Interessanterweise zeigen sich in Europa klare Nord-Süd-Differenzen mit deutlich mehr Fällen in Skandinavien als im Mittelmeerraum. Asien und die arabischen Länder weisen die niedrigste Inzidenzrate auf.

Ätiologie

Die Erkrankungsentstehung ist unklar. Es werden sowohl genetische Faktoren als auch Umwelteinflüsse, wie Kontakt mit infektiösen Partikeln diskutiert.

Klinik

Die **Polymyalgia rheumatica** äußert sich durch **bilateral auftretende Schmerzen und eine Morgensteifigkeit (> 45 min) im Bereich des Schulter- und Beckengürtels.** Oft wird von Problemen beim Ankleiden (Schürzen- und Nackengriff) und beim Aufstehen aus dem Bett berichtet. Rund ein Drittel der Erkrankten zeigt systemische Symptome, wie subfebrile Temperatur, Abgeschlagenheit und Anorexie. Darüber hinaus findet sich bei einem Teil der Patienten auch ein Overlap zu einer late-onset rheumatoiden Arthritis mit Arthritiden kleiner Gelenke.

Typische Symptome bei kranialer Riesenzellarteriitis sind: meist temporal lokalisierte Kopfschmerzen, eine verhärtete/verdickte und druckschmerzhafte, abgeschwächt pulsierende Temporalarterie, **Schmerzhaftigkeit der Kopfhaut, Kauclaudicatio,** sowie Sehstörungen, die von kurzfristigem Sehverlust **(Amaurosis fugax)** und Doppelbilder bis hin zu einer Erblindung rangieren können. Daneben treten Allgemeinsymptome auf, diese sind oft die einzige klinische Manifestation bei extrakranialer Riesenzellarteriitis. Letztere kann sich zudem durch eine Extremitätenclaudicatio äußern. Gefürchtete Komplikationen der Riesenzellarteriitis sind Gefäßstenosen und -verschlüsse mit den klinischen Bildern der bereits erwähnten Erblindung sowie eines Schlaganfalls. Darüber hinaus können sich im Verlauf **Aortenaneurysmata** entwickeln.

Diagnostik

Sowohl bei der Diagnose der Polymyalgia rheumatica als auch bei der Riesenzellarteriitis stellen die Anamnese und die klinische Untersuchung den essenziellen Bestandteil der Diagnostik dar. Zu einer Vaskulitisuntersuchung gehört dabei sowohl die Palpation des Pulsstatus als auch die beidseitige Blutdruckmessung hinsichtlich einer potenziellen Seitendifferenz sowie die Gefäßauskultation zur Detektion von Strömungsgeräuschen als Hinweise auf Stenosen.

Die European Alliance of Associations for Rheumatology (EULAR) hat gemeinsam mit dem American College of Rheumatology (ACR) Kriterien zur Klassifikation und differenzialdiagnostischen Abgrenzung der Polymyalgia rheumatica definiert (→ Tab. 39.1). Hierzu zählen neben vier klinischen Symptomen auch zwei sonografische Merkmale. Voraussetzungen für die Anwendung dieser Kriterien sind ein Alter über 50 Jahre, bilaterale Schulterschmerzen sowie erhöhte CRP- oder BSG-Werte. Bei reiner Betrachtung der klinischen Merkmale gilt die Diagnose, bei einem Punktescore ≥ 4, als wahrscheinlich, in Kombination mit der Sonografie ab 5 Punkten.

Für die Riesenzellarteriitis existieren nach dem ACR fünf diagnostische Kriterien, von denen drei erfüllt sein müssen:

- Alter bei Auftreten > 50 Jahre
- Neu aufgetretener Kopfschmerz
- Abnormalitäten der Temporalarterie (abgeschwächte Pulsation, Druckdolenz) ohne andere Ursache
- BSG > 50 mm/1 h
- Bioptische Vaskulitiszeichen (granulomatöse Entzündung, Riesenzellen)

Tab. 39.1 EULAR/ACR-Klassifikationskriterien zur Polymyalgia rheumatica (2012)

Klinische Kriterien	
Morgensteifigkeit > 45 min	2 Punkte
Schmerzen oder Steifigkeit der Hüfte	1 Punkt
Fehlen von Rheumafaktoren oder Anti-CCP	2 Punkte
Fehlen von Gelenkschmerzen anderenorts	1 Punkt
Sonografische Kriterien	
Zumindest ein betroffenes Schultergelenk (Bursitis, Bizepssehnen-Tenosynovitis, Synovitis) und eine Hüfte (Synovitis, Bursitis)	1 Punkt
Beide Schultergelenke betroffen	1 Punkt

Laborchemische Untersuchungen

Es gibt keine beweisenden laborchemischen Marker für die Polymyalgia rheumatica bzw. die Riesenzellarteriitis. Das Fehlen von erhöhten Entzündungsparameter (C-reaktives Protein und **Blutkörperchensenkungsgeschwindigkeit** [BSG]) machen diese Erkrankungen aber recht unwahrscheinlich. Zusätzlich findet sich oft eine typische Entzündungskonstellation des Blutbilds mit z. B. einer Anämie

> Bei älteren (weiblichen) Patienten mit Visusverlust und stark erhöhter BSG sollten die Alarmglocken läuten.

Bildgebende Verfahren

Bei der Polymyalgia rheumatica ist die Sonografie der Schulter- und Hüftgelenke die bildgebende Methode der Wahl. Charakteristisch ist ein Flüssigkeitssaum um die Bizepssehne (Halo) mit begleitender Hypervaskularisation. Auch entzündliche Veränderungen z. B. der Bursa subdeltoidea oder trochanterica lassen sich oft darstellen.
Mithilfe der **Kompressionssonografie** lässt sich bei der Riesenzellarteriitis typischerweise eine echoarme Wandverdickung (entsprechend einem entzündlichen Wandödem), ein sog. „Halo", kompressionssonografisch nachweisen. Dieser Befund reicht zur Bestätigung der Diagnose einer Riesenzellarteriitis heutzutage aus. Darüber hinaus lassen sich Stenosen und Verschlüsse der Arterien feststellen.
Bei Verdacht auf eine extrakraniale Riesenzellarteriitis können ein **PET-CT** wie auch die **Magnetresonanztomografie (MRT)** (als Black-Blood-MRT) zum Einsatz kommen (→ Abb. 39.1).

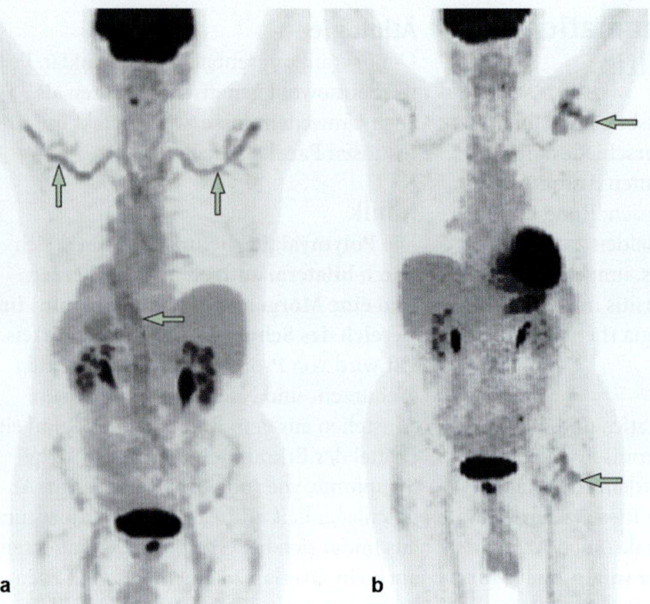

Abb. 39.1 PET-MRT bei Riesenzellarteriitis: a) Es zeigt sich eine vermehrte FDG-Anreicherung im Bereich der Aorta und ihren Abgängen bei Riesenzellarteriitis; b) Nach erfolgter Therapie zeigt sich eine geringere Mehranreicherung der stammnahen Gefäße. Die Pfeile deuten auf kleinere entzündete Gefäßgebiete im Bereich der linken Schulter und linken Hüfte hin. [F210-014]

Gefäßbiopsie

Nach sonografischem Ausschluss einer Stenose der Karotiden und sonografisch gesteuerter Markierung des betroffenen Abschnitts kann eine Temporalarterienbiopsie durchgeführt werden. Aufgrund des segmentalen Befalls sollte das Biopsat > 10 mm messen.
Typischerweise zeigt sich eine inflammatorisch veränderte Gefäßwand, reich an Monozyten, Riesenzellen und granuliertem Gewebe.

Therapie

Die Standardtherapie der Riesenzellarteriitis ohne Beteiligung der Augen umfasst eine gewichtsadaptierte **Glukokortikoidgabe,** beginnend mit Prednisolon in einer Dosierung von ca. 1 mg/kg Körpergewicht pro Tag. Bei Amaurosis oder sonstiger Augenbeteiligung muss wegen der potenziellen **Erblindungsgefahr** auch des kontralateralen Auges unbedingt eine initial, hochdosierte, in der Regel stationäre, intravenöse Therapie mit Methylprednisolon (> 500 mg/d für 3 Tage) erfolgen.

> Wichtig ist der sofortige Beginn der Glukokortikoidtherapie bereits bei Verdacht auf eine Riesenzellarteriitis. Sie sollte nie durch die Diagnostik verzögert werden, diese ist auch Tage nach Behandlungsbeginn noch verwertbar.

Die Polymyalgia rheumatica wird initial mit gemäßigteren Dosen Prednisolon (15–30 mg pro Tag) behandelt. Charakteristisch ist eine rasche Besserung der Symptome. Wichtig bei beiden Erkrankungen ist eine langsame, schrittweise Reduktion von Prednisolon, immer mit Blick auf die Symptomatik und die Entzündungszeichen. Die Behandlungsdauer darf nicht unter einem Jahr liegen.
Sollte ein Ausschleichen der Glukokortikoidtherapie nicht möglich sein, ist bei der Riesenzellarteriitis seit einigen Jahren der Il6-Inhibitor **Tocilizumab** als steroidsparende Basistherapie zugelassen. Bei einer Polymyalgia rheumatica kann Methotrexat herangezogen werden.

Prognose

Eine ausreichende Therapiedauer vorausgesetzt **(> 1 Jahr),** besteht bei beiden Erkrankungen die Möglichkeit einer Heilung. Rund 30–60 % zeigen jedoch Rezidive. Unbehandelt erblindet ca. ein Drittel der an Arteriitis temporalis Erkrankten.

Takayasu-Arteriitis

Definition

Die Takayasu-Arteriitis ist eine **chronisch granulomatöse Vaskulitis** der Aorta und ihrer Seitenäste. Durch den fortschreitenden Entzündungsprozess kommt es zur Gefäßverdickung und letztlich zu Stenosen, Verschlüssen oder aneurysmatischen Veränderungen.

Epidemiologie

Das Haupterkrankungsalter liegt zwischen dem 20. und 40. Lebensjahr, es handelt sich daher um die Großgefäßvaskulitis der ersten Lebenshälfte. Frauen sind fast 10-mal häufiger betroffen als Männer. Die Inzidenz liegt deutlich unter 1 pro 100 000 Einwohner.

Klinik

Die Erkrankung beginnt schleichend mit einem **präokklusiven Stadium.** Es treten Allgemeinsymptome wie subfebrile Temperaturen, Abgeschlagenheit und Gewichtsverlust auf. Im **okklusiven Stadium** zeigen sich Pulsdefizite und Blutdruckdifferenzen an den Extremitäten, Claudicatio intermittens an Armen oder Beinen, Hypertonus, Sehstörungen und/oder Schwindel bis hin zu Synkopen.

Diagnostik

Das ACR (1990) unterscheidet sechs Kriterien zur Klassifikation der Takayasu-Arteriitis. Bei Auftreten von mindestens drei Merkmalen, ist die Diagnose sehr wahrscheinlich:

- Alter bei Erstauftreten unter 40 Jahren
- Intermittierende Claudicatio der Extremitäten
- Pulsabschwächung oder Pulslosigkeit mind. einer A. brachialis
- Systolische Blutdruckunterschiede von mehr als 10 mmHg zwischen den Armen
- Strömungsgeräusche über Gefäßen (Aorta/A. subclavia)
- Pathologische Angiografie ohne Arteriosklerosezeichen oder fibromuskuläre Dysplasie

In der laborchemischen Untersuchung zeigen sich oft erhöhte Entzündungszeichen (CRP, BSG). Eine Anämie oder Leukozytose können zusätzlich auftreten. In der Kompressionssonografie zeigt sich im Gefäßquerschnitt eine echoarme, konzentrische Wandverdickung (**Makkaroni-Phänomen;** → Abb. 39.2).

Zur genauen Beurteilung der beteiligten Gefäße eignen sich eine MRT-basierte Angiografie (Black-Blood-MRT) oder eine CT- oder MRT-basierte PET-Untersuchung.

Therapie

Glukokortikoide stellen die Therapie der ersten Wahl bei der Takayasu-Arteriitis dar. Bei fehlendem oder Nicht-Ansprechen kann ein Ausweichen auf andere Immunsuppressiva (z. B. Methotrexat oder Azathioprin) sinnvoll sein. Off-label können auch Tocilizumab oder, im Gegensatz zur Riesenzellarteriitis des höheren Lebensalters, TNF-Inhibitoren zum Einsatz kommen.

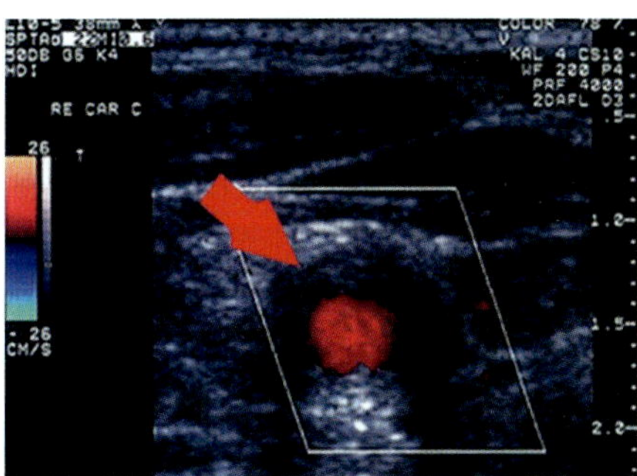

Abb. 39.2 Konzentrische, echoarme Wandverdickung in der Kompressionssonografie (Makkaroni-Phänomen) (From Schmidt WA, et al: Diagnosis of early Takayasu arteritis with sonography. Rheumatology [Oxford] 41:496–502, 2002.) [G521]

Bei Stenosen oder Verschlüssen kann in der Remissionsphase eine Wiedereröffnung des Gefäßes mit PTA und/oder Stents durchgeführt werden.

Prognose

Die Prognose der Erkrankten ist durchwachsen. Die Mortalität kann bei Ansprechen der Therapie gesenkt werden. Die Remissionsrate liegt zwischen 30 und 90 %. Insulte und Extremitätenischämien gilt es zu vermeiden.

Zusammenfassung

- Polymyalgia rheumatica und Riesenzellarteriitis treten häufig gemeinsam auf.
- Bei Visusverlust sollte immer an eine Arteriitis temporalis gedacht werden und schnellstmöglich mit hochdosierten Glukokortikoiden behandelt werden.
- Die Kompressionssonografie mit Nachweis von echoarmen Wandverdickungen ist heutzutage Mittel der Wahl zur Diagnosesicherung der Riesenzellarteriitis.
- Charakteristisch für die Polymyalgia rheumatica ist eine Tenosynovitis der Bizepssehnen (Halo).
- Die Erkrankungen gehen eigentlich immer mit erhöhten Entzündungszeichen einher.
- Ein typisches Symptom der Takayasu-Arteriitis ist die Pulslosigkeit und Blutdruckdifferenz der oberen Extremitäten.

Polyarteriitis nodosa

Definition

Die Polyarteriitis nodosa ist definiert als eine **systemische nekrotisierende Vaskulitis** der mittleren und kleineren Arterien.

Epidemiologie

Unter den Vaskulitiden gehört die Polyarteriitis nodosa eher zu den selteneren Formen. Die Inzidenz liegt in Europa bei rund 1 pro 1 Mio. Einwohner. Typischerweise sind mehr Männer als Frauen betroffen. Die Erkrankung kann in jedem Lebensalter auftreten, der Erkrankungsgipfel liegt um das 60.–70. Lebensjahr.

Ätiologie

Bisher konnte lediglich eine Assoziation des Auftretens der Polyarteriitis nodosa mit einer **Hepatitis B** als Auslöser ausfindig gemacht werden.

Klinik

Grundsätzlich kann die Polyarteriitis nodosa alle Organe des Körpers befallen. Neben Allgemeinsymptomen, wie **Abgeschlagenheit, subfebrilen Temperaturen** und **Nachtschweiß** sowie **Muskel-** und **Gelenkschmerzen,** zeigen sich unterschiedliche Manifestationen an einzelnen Organen (→ Tab. 40.1). Gefürchtete Komplikation sind Organinfarkte.

Diagnostik

Nach wie vor wird die Diagnosestellung durch die Klassifikationskriterien des American College of Rheumatology von 1990 unterstützt, auch wenn diese die Unterscheidung zur mikroskopischen Polyangiitis sowie die ANCA-Negativität der Polyangiitis nodosa nicht berücksichtigt. Von den folgenden zehn Kriterien müssen mindestens drei vorliegen, um die Diagnose als sehr wahrscheinlich gelten zu lassen:

- Gewichtsverlust von mehr als 4 kg
- Livedo racemosa
- Hodenschmerzen
- Muskelschmerzen, und/oder -druckdolenz
- Mono- oder Polyneuropathie
- Neuer diastolischer Blutdruck > 90 mmHg
- Erhöhter Harnstoff oder Kreatinin
- Positiver Nachweis des Hepatitis-B-Virus
- Abnormalitäten in der Angiografie (**perlschnurartige Stenosen,** Verschlüsse, Aneurysmata)
- Polymorphkernige neutrophile Granulozyten in der Gefäßbiopsie

Tab. 40.1 Klinische Merkmale der Polyarteriitis nodosa

Betroffenes Organ	Symptom
Gastrointestinaltrakt	Kolikartige Bauchschmerzen, gastrointestinale Blutungen
Nieren	Arterielle Hypertonie, Niereninsuffizienz
Nervensystem	Polyneuropathien, Mononeuritis multiplex, Schlaganfall
Gonaden	Hodenschmerzen
Herz	Angina pectoris durch Koronarbeteiligung
Haut	Livedo racemosa, Purpura, Ulzera

Laborchemische Untersuchungen

Es gibt keine Polyarteriitis-spezifischen Laboranomalitäten. Typisch sind **erhöhte Entzündungswerte** (CRP, IL-6, Leukozyten) und eine beschleunigte BSG. Bei begründetem Verdacht kann ein positives **HBs-Antigen** richtungweisend sein. Darüber hinaus ist die Untersuchung der organspezifischen Parameter, wie eine Urindiagnostik und Troponin, essenziell.

> Die Polyarteriitis nodosa geht nicht mit positiven ANCAs einher. Diese sprechen eher für eine mikroskopische Polyangiitis oder Granulomatose mit Polyangiitis.

Bildgebende Verfahren

Die digitale Subtraktionsangiografie (DSA) stellt die beste Möglichkeit der Bildgebung dar. Als typische Merkmale der Polyarteriitis nodosa kommen hier Stenosen und Aneurysmen in Mesenterial- und Nierenarterie und deren Ästen zur Darstellung, die an eine Perlschnur erinnern (→ Abb. 40.1).

Biopsie

Nach Möglichkeit sollte immer eine Biopsie zur Diagnosesicherung angestrebt werden. Hierbei ist eine Biopsie der betroffenen Hautareale mit auch Erfassung von Muskelgewebe sinnvoll, sowie eine Nervenbiopsie. Es zeigt sich eine Vaskulitis mit inflammatorischen Infiltraten mit Lymphozyten, Makrophagen sowie neutrophilen Granulozyten. In späteren Stadien können Thrombosen und Neovaskularisationen zu finden sein.

Therapie

Bei Assoziation mit Hepatitis B wird in erster Linie eine antivirale Therapie zur Behandlung der Grunderkrankung empfohlen. Daneben können Glukokortikoide und/oder ein Plasmaaustausch zur Kontrolle der akuten Erkrankung notwendig sein. Bei solitärem Auftreten einer Polyarteriitis nodosa sind initial **Glukokortikoide** das Mittel der Wahl. Bei Multiorganbefall und zur Steroidreduktion können zusätzlich Immunsuppressiva wie **Cyclophosphamid** (bei organbedrohlicher Manifestation) oder **Methotrexat** sinnvoll sein.

Prognose

In den letzten Jahrzehnten konnte das Outcome deutlich verbessert werden. Unbehandelt drohen Endorganschäden und ein tödlicher Ausgang. Mithilfe einer adäquaten Therapie überleben jedoch rund 80 % der Patienten die ersten 5 Jahre nach Diagnosestellung.

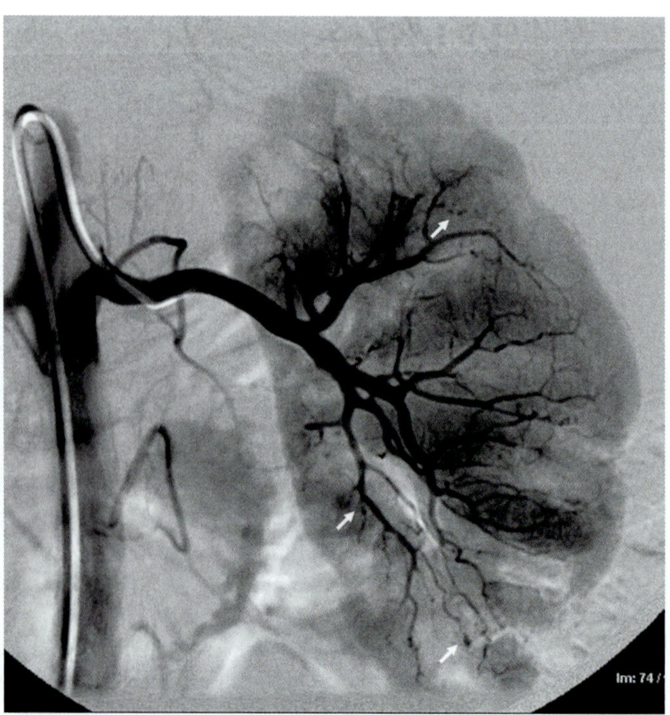

Abb. 40.1 Angiografie der Niere mit typischen Gefäßstenosen und Mikroaneurysmen (perlschnurartig) bei Polyarteriitis nodosa [F920-002]

Kawasaki-Syndrom

Definition

Das Kawasaki-Syndrom ist eine akute, in der Regel selbstlimitierende Vaskulitis v. a. der mittelgroßen Arterien, die hauptsächlich **Kinder** betrifft. Es ist die häufigste Ursache für ischämische Infarkte vor dem 20. Lebensjahr.

Epidemiologie

Das Kawasaki-Syndrom ist die häufigste Vaskulitis im frühen Kindesalter. Rund 80 % der Erkrankungen treten vor dem 5. Lebensjahr auf. Die Inzidenz liegt bei ungefähr 100 Neuerkrankungen pro 100 000 Einwohner.

Ätiologie

Die Ursache der Erkrankung ist bisher nicht bekannt. Aufgrund der hohen Inzidenz im Kindesalter wird von autoimmunologischen Prozessen im Rahmen der Reifung des Immunsystems ausgegangen.

Klinik

Klinisch zeigen die Patienten meist **hohes Fieber** (> 39–40 °C), das länger als 5 Tage andauert, ein **polymorphes Exanthem, Palmar- und Plantarerytheme und/oder -ödeme,** beidseitige **Konjunktivitis** (in ca. 90 % der Fälle), zervikale **Lymphadenopathie** (Durchmesser größer als 1,5 cm) sowie Veränderungen im Mund **(Erdbeerzunge)** und rissige, gerötete Lippen, dies in der Regel nach respiratorischen oder gastrointestinalen Prodromi.

> Wichtig ist: daran denken, auch wenn die Symptome ähnlich wie bei Scharlach oder einer Mononukleose erscheinen!

Als Abgrenzung zu anderen differenzialdiagnostisch in Erwägung zu ziehenden Erkrankungen ist die **kardiale Beteiligung** des Kawasaki-Syndroms. Hier ist auf Tachykardien, Herzgeräusche und Perikardergüsse (im Rahmen einer Myokarditis) sowie Dilatationen bis hin zu **Aneurysmata der Koronararterien,** aber auch peripherer Arterien zu achten.

Diagnostik

Für die sichere Diagnose des Kawasaki-Syndroms müssen neben dem beschriebenen Fieber mindestens vier der fünf genannten Symptome auftreten. Aufgrund der mangelnden Spezifität der laborchemischen und bildgebenden Verfahren wird die Diagnose hauptsächlich anhand klinischer Symptome festgemacht.

Laborchemische Untersuchungen

Serologische Bestimmungen dienen lediglich als stützende Maßnahmen bei der Diagnosestellung bzw. der differenzialdiagnostischen Einordnung. Einen spezifischen Marker gibt es nicht. Häufig findet sich eine **Leukozytose, allgemeine Entzündungszeichen** (CRP, IL-6, BSG) sowie seltener erhöhte **Transaminasen** (GOT, GPT) der Leber. Im subakuten Stadium kann eine **Thrombozytose** auftreten.

Bildgebende Verfahren

Die **Echokardiografie** ist eines der wichtigsten Verfahren in der Diagnostik und Kontrolle des Kawasaki-Syndroms. Damit können die Pumpfunktion, wie auch koronare Gefäßveränderungen (Aneurysmen!) gut dargestellt werden. Gegebenenfalls kann mittels Koronarangiografie oder MRT ein hochauflösenderes Bild erzielt werden (→ Abb. 40.2).

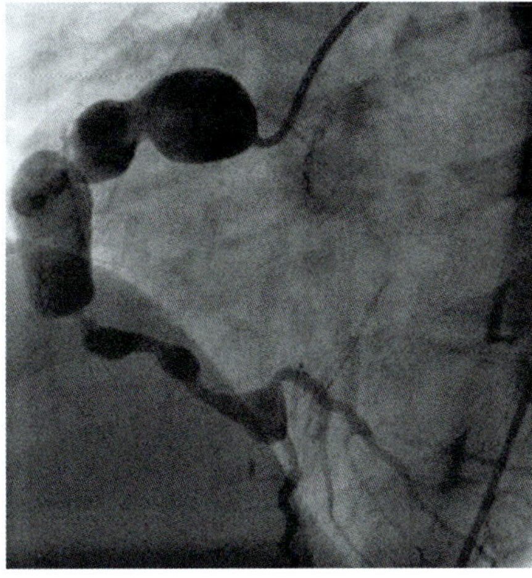

Abb. 40.2 Segmentierte große Aneurysmen der rechten Koronararterie bei Kawasaki-Syndrom [F711-005]

Therapie

Die Standardtherapie des Kawasaki-Syndroms umfasst eine intravenöse **Immunglobulingabe** sowie **Acetylsalicylsäure.** Bei Kindern ist diese Erkrankung die einzige Indikation für ASS, da es grundsätzlich wegen des Risikos eines Reye-Syndroms kontraindiziert ist. Der Grund für die Anwendung von Acetylsalicylsäure ist zum einen die antiinflammatorische Wirkung, zum anderen die antithrombotische Wirkung durch Thrombozytenaggregationshemmung.
Im Falle eines therapierefraktären Verlaufs stellen Glukokortikoide eine Therapiealternative, mit jedoch heterogener Datenlage, dar; in Einzelfällen kann auch der Einsatz einer TNF-Inhibition mit Infliximab diskutiert werden.

> Das Kawasaki-Syndrom ist die einzige Indikation für Acetylsalicylsäure bei Kindern (Cave: Reye-Syndrom!).

Prognose

Die Prognose bei frühzeitigem Einsatz von intravenösen Immunglobulinen ist sehr gut. Essenziell ist es, Koronaraneurysmen, Arrhythmien sowie eine Herz- bzw. Klappeninsuffizienz oder Myokarditis zu detektieren und Ischämien zu verhindern. Hierfür werden insbesondere während der Erkrankung, wie auch 1–2 Monate in der Folge regelmäßige Echokardiografien empfohlen, im Falle von Risikofaktoren, wie rezidivierendem/persistierendem Fieber entsprechend häufiger, sowie bei Anomalien auch langfristiger.
Die Letalität trotz adäquater Therapiemaßnahmen liegt bei rund 0,2 %. Die häufigste zum Tode führende Komplikation ist der ischämische Herzinfarkt.

Zusammenfassung

- Die Polyarteriitis nodosa ist eine systemische nekrotisierende Vaskulitis.
- Die Polyarteriitis nodosa ist häufig mit Hepatitis B assoziiert.
- Die Biopsie und die Angiografie mit Nachweis perlschnurartiger Mikroaneurysmata sind die entscheidenden diagnostischen Mittel.
- Der Goldstandard in der Therapie sind Glukokortikoide, bei zugrundeliegender Hepatitis zudem die antivirale Therapie.
- Vom Kawasaki-Syndrom sind hauptsächlich Kinder betroffen.
- Differenzialdiagnostisch bei Scharlach oder Mononukleose daran denken.
- Die Therapie der Wahl sind i. v.-Immunglobuline und ASS.
- Wichtig ist eine engmaschige Kontrolle hinsichtlich kardialer Komplikationen (Koronaraneurysmata!).

Granulomatose mit Polyangiitis

Die Granulomatose mit Polyangiitis wurde früher als **Morbus Wegener** bezeichnet.

Definition

Es handelt sich um eine autoimmune **Kleingefäß-Vaskulitis,** die mit **anti-Neutrophile zytoplasmatischen Antikörpern (ANCAs)** assoziiert ist.

Epidemiologie

Die Prävalenz liegt bei ca. 5 Fällen pro 100 000 Einwohner. Männer und Frauen sind ungefähr gleich häufig betroffen. Die Erkrankung kann in jedem Alter auftreten, ein Häufigkeitsgipfel liegt um 60 Jahre.

Ätiologie

Ätiologisch spielen eine Infektion (*Staphylococcus aureus* in der Nasenschleimhaut) möglicherweise sowie die genetische Veranlagung eine Rolle.

Klinik

Nach der European Vaskulitis Study Group (EUVAS) werden fünf Stadien unterschieden:

- Das **lokalisierte Stadium** ist von Erkrankungen in erster Linie des oberen Respirationstrakts geprägt. Typisch sind eine chronische Sinusitis bzw. Rhinitis mit blutiger Borkenbildung, Schleimhautulzerationen und chronische Otitiden.
- Das **frühsystemische Stadium** zeigt generalisierte Manifestationen, wie z. B. eine B-Symptomatik ohne akutes bzw. drohendes Organversagen.
- Im **generalisierten Stadium** kommt es zur **Nierenbeteiligung** (Kreatinin < 5,8 mg/dl) im Sinne einer rasch progressiven Glomerulonephritis und potenziellen Involvierung einer Reihe an weiteren Organen. Hierzu zählen z. B. (zerfallende) pulmonale Granulome, alveoläre Hämorrhagie sowie Arthritiden. Daneben finden sich Polyneuropathien sowie ZNS-Symptome (z. B. Kopfschmerzen, Epilepsien, Meningitiden), vaskulitische Veränderungen der Haut und teils destruierende Granulome der HNO-Region.
- Im **schweren generalisierten Stadium** manifestiert sich ein akutes Nierenversagen (Serumkreatinin > 5,6 mg/dl) oder ggf. auch ein Lungenversagen.
- Im **refraktären Stadium** zeigt sich die Erkrankung progredient bzw. persistierend trotz adäquater, hochdosierter, immunsuppressiver Standarttherapie mit Glukokortikoiden und z. B. Cyclophosphamid.

Diagnostik

ACR und EULAR haben 2022 neue Klassifikationskriterien der Granulomatose mit Polyangiitis (GPA) festgelegt. Hierbei wird in einerseits klinische sowie andererseits Labor-, Bildgebungs- und Biopsiekriterien unterschieden. Zu den klinischen Kriterien zählen:

- Beteiligung der Nase mit **blutiger Sekretion,** Krusten, Ulzera und Septumdefekten
- Beteiligung von Knorpel: Ohrentzündungen, heisere Stimme bis zu Stridor, **Sattelnase.** Beeinträchtigung des Hörens, z. B. sensorineural.

Darüber hinaus bekräftigen der positive Nachweis von cANCA bzw. gegen Proteinase3 gerichtete ANCA, pulmonale Kavernen u. ä., Granulome, eine extravaskuläre granulomatöse Entzündung und Riesenzellen in der Biopsie sowie Entzündungen, Ergüsse und Konsolidierungen der Nasennebenhöhlen und eine pauci-immune Glomerulonephritis das Vorhandensein einer GPA.

Laborchemische Untersuchungen

Im Labor zeigen sich neben allgemeinen Entzündungszeichen (BSG, CRP, Leukozyten) eine Erhöhung des **Serumkreatinins** und **Erythrozyturie** als Zeichen einer Glomerulonephritis. Typisch ist die Assoziation mit **antineutrophilen zytoplasmatischen Antikörpern,** mit zytoplasmatischer Fluoreszenz, die sich gegen die Proteinase 3 richten **(cANCA oder PR3-ANCA).**

> cANCA (PR3-ANCA) sind typisch für die Erkrankung an einer Granulomatose mit Polyangiitis.

Biopsie

Eine **histologische Sicherung** der Erkrankung sollte auf jeden Fall angestrebt werden. Je nach Beteiligung können die Biopsate aus dem oberen Atemwegstrakt, Lungenrundherden oder der Niere entnommen werden. Neben Granulomen im HNO- und Respirationstrakt zeigen sich perivaskuläre Infiltrate vorwiegend mit neutrophilen Granulozyten.

Therapie

Zur **Induktionstherapie** bei milder, nicht organbedrohender Erstmanifestation werden **Methotrexat** und **Glukokortikoide** empfohlen. Bei schweren Fällen mit Organbedrohung sollte neben Glukokortikoiden in erster Linie **Rituximab** zur Anwendung kommen, alternativ kann auch Cyclophosphamid, präferenziell intravenös, verabreicht werden.

Die **Erhaltungstherapie** sieht ebenfalls Rituximab in reduzierter Dosierung vor, darüber hinaus können Methotrexat oder Azathioprin herangezogen werden.

Prognose

Dank der stetig verbesserten immunsuppressiven Therapie liegt das 5-Jahres-Überleben derzeit bei über 80 %. Ohne Therapie ist die Prognose sehr schlecht. Die meisten Erkrankten versterben binnen 6 Monate.

Eosinophile Granulomatose mit Polyangiitis

Die eosinophile Granulomatose mit Polyangiitis (EGPA) wurde früher als Churg-Strauss-Syndrom bezeichnet.

Definition

Es handelt sich um eine systemische **Vaskulitis** vorwiegend kleiner Gefäße, assoziiert mit Asthma bronchiale oder einer Eosinophilie.

Epidemiologie

Die Prävalenz liegt bei rund 5 Fälle pro 100 000 Einwohner. Betroffen sind alle Altersgruppen mit einem Peak zwischen dem 35. und 55. Lebensjahr ohne Bevorzugung eines Geschlechts.

Ätiologie

Man geht derzeit von einer idiopathischen Ursache aus. Eosinophile und Interleukin 5 spielen in der Entzündungskaskade hierbei eine entscheidende Rolle

Klinik

Die EGPA lässt sich klinisch in **drei Phasen** einteilen:

- **Prodromal-Phase:** Diese stellt sich mit Allgemeinsymptomen wie Fieber, Gewichtsverlust, Müdigkeit, Muskel- und Gelenkschmerzen dar. Charakteristisch für diese Phase ist das Auftreten von Asthma (fast 100 %!) sowie anderer Symptome der oberen Atemwege (z. B. allergische Rhinitis, Nasenpolypen, Sinusitis).
- **Eosinophile Phase:** Sie ist geprägt von einem eosinophilen Befall unterschiedlichster Organe wie Herz (Myokarditis), Lunge (flüchtige Infiltrate) und des Gastrointestinaltrakts.
- **Vaskulitische Phase:** In diesem Abschnitt treten häufiger Erkrankungen des zentralen und peripheren Nervensystems auf.

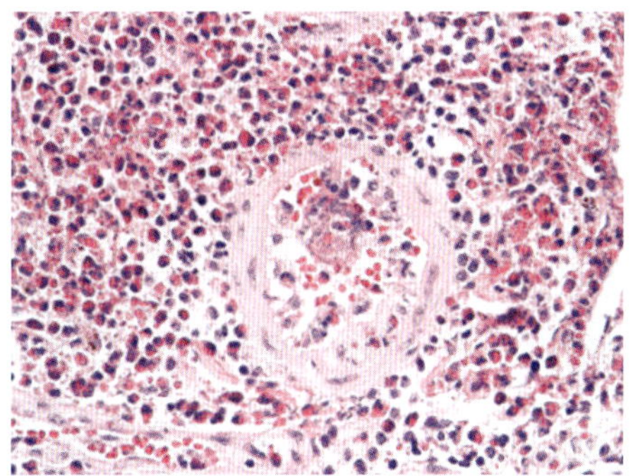

Abb. 41.1 Hautbiopsie mit eosinophiler Infiltration des perivaskulären Gewebes bei EGPA [G522]

Diagnostik

Auch bei dieser Erkrankung bieten ACR/ EULAR geeignete Kriterien (mit unterschiedlicher Wichtung) zur Klassifikation:

- **Obstruktive Atemwegserkrankung (Asthma)**
- **Polyposis nasi**
- **Mononeuritis multiplex**
- **Bluteosinophilie > 1× 10⁹/l**
- **Extravaskuläre eosinophile Infiltrate in der Biopsie** (→ Abb. 41.1)

Das Vorhandensein von cANCA/Pr3ANCA und einer Hämaturie führt zu einem Punktabzug. Werden mindestens sechs Punkte der sieben Kriterien erfüllt, gilt die Erkrankung als eosinophile Granulomatose mit Polyangiitis als klassifiziert.
In der laborchemischen Untersuchung ist v. a. auf erhöhte **eosinophile Granulozyten** (> 1 500 Zellen/μl bzw. > 10 %) zu achten. Bei knapp der Hälfte der Fälle sind auch erhöhte ANCA, die sich meist gegen die Myeloperoxidase richten **(pANCA oder MPO-ANCA)** zu finden.

Therapie

Die medikamentöse Therapie der EGPA zeigt grundsätzlich Parallelen zur Behandlung der Granulomatose mit Polyangiitis. Die IL-5-Blockade mit **Mepolizumab** stellt eine der EGPA jedoch eigene Therapieoption dar, die zusammen mit Methotrexat und Azathioprin zur Behandlung der nicht-organbedrohlichen Erkrankung dient. Im Falle schwerer, organbedrohlicher Fälle wird als Induktionstherapie Cyclophosphamid und off-label Rituximab, jeweils in Kombination mit Glukokortikoiden, herangezogen.
Die Asthmatherapie erfolgt gemäß der aktuellen pulmonologischen Empfehlungen ergänzend.

Prognose

Bei optimaler Therapie liegt das 5-Jahres-Überleben bei ca. 97 %. Die kardiale Beteiligung stellt das höchste Mortalitätsrisiko dar.

Mikroskopische Polyangiitis

Definition

Die mikroskopische Polyangiitis ist eine **systemische nekrotisierende Vaskulitis** kleiner Gefäße, ohne Granulombildung.

Epidemiologie

Die Inzidenz liegt bei ca. 1 pro 100 000 Einwohner, mit einem Altersgipfel zwischen 50 und 60 Jahren.

Ätiologie

Die Ätiologie der mikroskopischen Polyangiitis ist bis dato ungeklärt.

Klinik

Die am häufigsten von der mikroskopischen Polyangiitis betroffenen Organe sind die **Niere** und die **Lunge.**
An der Niere zeigt sich oft eine **rasch progressive Glomerulonephritis.** Generell kann die Nierenbeteiligung von asymptomatischen Veränderungen des Urinsediments bis hin zu akutem Nierenversagen und Dialysepflichtigkeit reichen.
Als klassische pulmonale Manifestation zeigt sich eine **alveoläre Hämorrhagie,** einhergehend mit Hämoptysen, Dyspnoe und Husten. Sie ist eine Folge der Entzündung der Lungenkapillaren.
Daneben können wie bei den anderen Kleingefäßvaskulitiden viele weitere Manifestationen zu finden sein: die **Haut** (z. B. palpable Purpura), der **Gastrointestinaltrakt** (Abdominalschmerzen), das **Nervensystem** (Mono- und Polyneuropathie), Arthralgien und Myalgien, sowie der **HNO-Bereich** (Sinusitis).

Diagnostik

Die Diagnostik orientiert sich an den unterschiedlichen Symptomen der Erkrankung. Die **Lungenmanifestationen** lassen sich am besten mithilfe der **Computertomografie** darstellen. Es zeigen sich milchglasartige Veränderungen als Zeichen der alveolären Hämorrhagie.
Laborchemisch zeigen sich in 50–75 % der Fälle **pANCA** (MPO-ANCA). Diese sind jedoch nicht spezifisch.

> Das Fehlen von erhöhten MPO-ANCA (pANCA) schließt die Diagnose mikroskopische Polyangiitis nicht aus.

Nach wie vor der Goldstandard in der Polyangiitisdiagnostik ist die **Biopsie.** Idealerweise erfolgt diese aus der Niere oder Lunge.

Therapie

Die Therapie der Granulomatose mit Polyangiitis erfolgt absolut **analog zur Behandlung der GPA:** die Initialtherapie mit Glukokortikoiden und je nach Schwere Methotrexat oder Rituximab in erster Linie. Für die früher bei alveolärer Hämorrhagie oder Glomerulonephritis eingesetzte Plasmapherese zeigte sich letztlich kein Überlebensvorteil.

Prognose

Unter adäquater Behandlung liegt die 5-Jahres-Überlebensrate bei ca. 75–85 %.

Zusammenfassung

- Typisch für die Granulomatose mit Polyangiitis sind cANCA.
- Bei der Trias blutige Sinusitis, Lungenbeteiligung und Nierenversagen immer an die GPA denken!
- Die eosinophile Granulomatose mit Polyangiitis ist (fast) immer mit Asthma assoziiert und muss in der Differenzialdignostik hypereosinophiler Syndrome berücksichtigt werden.
- Die mikroskopische Polyangiitis weist häufig erhöhte pANCA auf.
- Die Therapie erfolgt generell immunsuppressiv mit Glukokortikoiden und stadienadaptiert bei der GPA/MPA mit Methotrexat und EGPA mit Mepolizumab (nicht organbedrohlich) oder Rituximab (organbedrohlich).

→ 42 Degenerative Gelenkerkrankungen (Arthrosen)

Definition

Degenerative Gelenkerkrankungen sind langsam progrediente, nicht primär entzündliche Veränderungen von Knorpelgewebe und Knochen. Je nach Befall werden sie in **Arthrosen** (Extremitäten) oder **Spondylarthrosen** (Wirbelsäule) eingeteilt.

Epidemiologie

Die Arthrose ist die häufigste Gelenkerkrankung überhaupt. Die Inzidenz steigt mit dem Lebensalter. Frauen leiden etwas häufiger am Befall der Fingergelenke, insgesamt ist die Geschlechterverteilung jedoch recht äquivalent.

Ätiologie

Generell werden Arthrosen nach ätiologischen Gesichtspunkten in zwei Gruppen eingeteilt:

- **Primäre Arthrose:** Sie entsteht idiopathisch, im höheren Alter (meist ab dem 60. Lebensjahr). Meist sind viele Gelenke betroffen (polyartikulär).
- **Sekundäre Arthrose:** entsteht auf der Basis einer (entzündlichen) Grunderkrankung, angeborenen Fehlstellungen, nach Unfällen, Adipositas oder einseitiger Belastung. Dabei kommt es früher zum Eintreten einer Arthrose. Meist sind nur wenige Gelenke betroffen (oligoartikulär).

Klinik

In der Frühphase der Erkrankung tritt oft ein lokal begrenzter Belastungsschmerz bzw. „Anlaufschmerz", der ausstrahlen kann, auf. Am häufigsten betroffen sind Hände, Hüfte und Knie sowie die Wirbelsäule. Die Patienten beschreiben über den Tag (und damit der Dauer der Belastung) zunehmende Schmerzen, die bei körperlicher Schonung nachlassen. Oft zeigt sich eine verstärkte Wetterfühligkeit oder eine kurz anhaltende Morgensteifigkeit. Im Verlauf der Erkrankung stellen die hinzukommenden Bewegungseinschränkungen sowie die zunehmende Schmerzintensität mit dann auch teils Ruheschmerzen die größten Beeinträchtigungen der Lebensqualität dar. Bei Überbelastung kann eine Entzündung, einhergehend mit Schwellung und Überwärmung des Gelenks, auftreten. Man spricht hier von einer **aktivierten Arthrose.**

> Im Gegensatz zur rheumatoiden Arthritis treten die Beschwerden der Arthrose gehäuft abends und unter Belastung auf. Kälte kann die klinischen Symptome der Arthrose verstärken (außer bei aktivierter Arthrose).

Frauen in der Menopause sind v. a. von Arthrosen der Fingermittel- (**Bouchard-Arthrose**) und Fingerendgelenke (**Heberden-Arthrose**) betroffen. Im Rahmen einer Daumensattelgelenksarthrose (**Rhizarthrose**) berichten Patientinnen oft von einer schmerzhaften Opposition des Daumens.

Diagnostik

Die wichtigsten Untersuchungsmethoden zur Diagnosestellung der Arthrose sind die körperliche Untersuchung sowie bildgebende Verfahren. Im Labor zeigen sich keine spezifischen Veränderungen. Ein Anstieg von Entzündungsparametern ist auch bei aktivierter Arthrose eine Rarität.

Körperliche Untersuchung

Ein typisches Symptom in der körperlichen Untersuchung ist die **Krepitation:** Während der manuellen Untersuchung spürt man bei aufgelegter Hand das Reiben zweier Knochen-/Gelenkflächen aneinander.
Des Weiteren ist sowohl die aktive als auch die passive Beweglichkeit in befallenen Gelenken eingeschränkt. Kommt es im Rahmen der Arthrose zu Insuffizienzen des Kapsel-Band-Apparats, können Instabilität und abnorme Beweglichkeit auftreten.

Bildgebende Verfahren

Generell wird zur Untersuchung der Arthrose das konventionelle Röntgen als Standardverfahren angewandt. Daneben eignen sich auch die Sonografie und MRT zur weiterführenden Diagnostik bei Diagnoseunsicherheit oder zur Planung operativer Therapiemaßnahmen.
Im Frühstadium zeigen sich im konventionellen Röntgen keine Veränderungen. Im weiteren Verlauf der Erkrankung sind **vier typische radiologische Zeichen** anzutreffen (→ Abb. 42.1, → Abb. 42.2):

- Asymmetrische Gelenkspaltverschmälerung
- Geröllzysten
- Subchondrale Sklerosierung
- Osteophytäre Anbauten

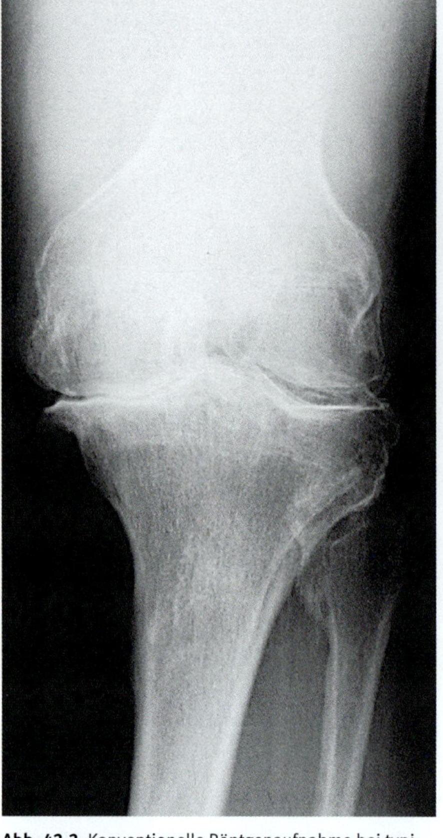

Abb. 42.2 Konventionelle Röntgenaufnahme bei typischen Arthrosezeichen [R333]

> Die vier radiologischen Zeichen einer Arthrose sind: asymmetrische Gelenkspaltverschmälerung, Geröllzysten, subchondrale Sklerosierung und osteophytäre Anbauten.

Gelenkpunktion

Gelenkpunktionen werden einerseits zur differenzialdiagnostischen Unterscheidung von aktivierter Arthrose und Arthritiden durchgeführt, sowie andererseits zur Entlastung und ggf. therapeutisch. Das Punktat ist zellarm (< 2 000 Zellen/nl) und hellgelb-transparent.

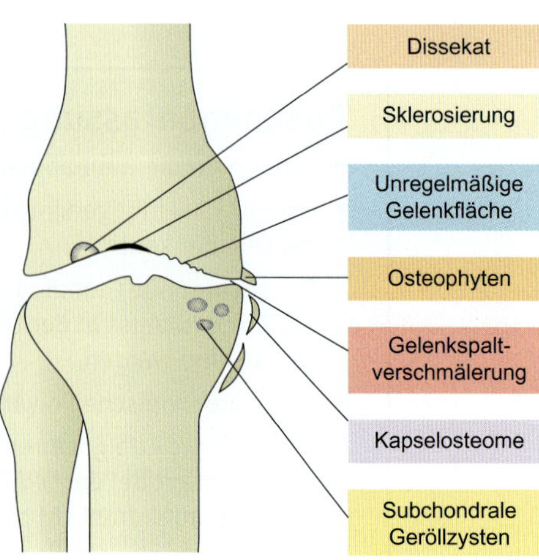

Abb. 42.1 Mögliche radiologische Veränderung bei Arthrose [L157]

Tab. 42.1 Vergleich Arthritis – Arthrose

	Arthritis	Arthrose
Befallene Gelenke	Viele, hauptsächlich kleine Gelenke	Wenige, zumeist große Gelenke
Befallsmuster der Hand	Fingergrund- und -mittelgelenke (MCP-, PIP-Gelenke)	Fingermittel- und endgelenke (DIP-Gelenke), Daumensattelgelenk
Schmerzmuster	Ruheschmerz, häufig morgens, Besserung bei Bewegung	Belastungsschmerz, oft abends
Rheumafaktoren	Sehr häufig positiv	Negativ
Laborchemische Entzündungsparameter	Im Regelfall erhöht	Normal
Temperatureinfluss	Besserung durch Kälte	Besserung bei Wärme
Morgensteifigkeit	Mindestens 30–45 min	Wenige Minuten

Therapie

In der Therapie der Arthrose werden grundsätzlich **drei Ziele** verfolgt:

- Eindämmung der Arthroseprogression
- Reduktion der mit Arthrose verbundenen Schmerzen
- Erhaltung der physiologischen Funktionen

Eine **kausale Therapie** existiert nur als Prävention von sekundären Arthrosen (z. B. Frakturversorgung nach Unfall oder adäquate antiinflammatorische Therapie). Ein bereits eingetretener Knorpelverlust im Rahmen einer primären Arthrose ist irreversibel.
Neben Allgemeinmaßnahmen, wie das Anstreben des Idealgewichts, Vermeidung einseitiger Belastungen bzw. Sportarten sowie regelmäßiger Wärmetherapie, existieren drei Säulen in der Arthrosetherapie: medikamentös, physikalisch und operativ.

Physikalische Therapie

Mithilfe krankengymnastischer Schulungen können Fehlhaltungen bedingt korrigiert und die muskuläre Stabilisierung gefördert werden. Wassergymnastik und Schwimmen im warmen Wasser dienen der Kontrakturprophylaxe. Kälte kann in der aktivierten Phase schmerzlindernd wirken.

Medikamentöse Therapie

Anwendung finden hauptsächlich **nicht-steroidale Antirheumatika (NSAR)**. Diese werden zur Schmerzbehandlung und bei aktivierter Arthrose zur Therapie der Entzündung eingesetzt. Zusätzlich können bei aktivierter Arthrose Glukokortikoide intraartikulär verabreicht werden. **Cave:** keine regelmäßige Behandlung (Knorpelschädigung)!

Operative Therapie

Das operative Spektrum reicht von kleineren endoskopische Eingriffen zur Knorpelglättung bis zu größeren Eingriffe, wie Teil- oder Totalendoprothesen (TEP), z. B. als Hüft- oder Kniegelenkersatz. Als Ultima Ratio dient die Gelenkversteifung (Arthrodese).

Vergleich Arthritis – Arthrose

→ Tab. 42.1

Zusammenfassung

- Die Arthrose ist die häufigste Gelenkerkrankung.
- Typisch sind Belastungsschmerzen und Anlaufschmerzen.
- Im konventionellen Röntgen zeigen sich Gelenkspaltverschmälerung, Sklerosierungen und Osteophyten.
- Die Therapie erfolgt vorrangig supportiv durch physikalische Maßnahmen.
- Bei hohem Leidensdruck kommen Totalendoprothesen zum Einsatz.

Hyperurikämie und Gicht

Definition

Unter **Hyperurikämie** versteht man einen ≥ 6,5 mg/dl erhöhten Harnsäurespiegel im Blut. Die **Gicht** ist eine chronische Erkrankung, die durch Ausfallen von Uratkristallen im Gewebe bei anhaltender Hyperurikämie verursacht wird. Akute Exazerbationen bezeichnet man als Gichtanfälle.

Epidemiologie

Die Inzidenz der Gicht liegt derzeit bei ca. 5 Fällen pro 1 000 Personen pro Jahr. In Europa liegt die Prävalenz bei Männern bei rund 5 %, bei Frauen sind etwa 3 % betroffen. Mit zunehmendem Alter steigt auch die Prävalenz an, bei Frauen findet sich die Gicht typischerweise erst nach der Menopause.

Ätiologie

Der **Hauptrisikofaktor** für die Gicht ist die **Hyperurikämie.** Begünstigende Faktoren dafür sind: ein **metabolisches Syndrom** (inkl. Überernährung), **purinreiche Kost** (Fleisch, Innereien), **Alkohol** sowie Harnsäure-retinierende **Medikamente** (Schleifendiuretika, Thiazide, Ciclosporin, Tacrolimus).
Man unterscheidet zwischen primären und sekundären Hyperurikämien.

Primäre Hyperurikämie

Primäre Hyperurikämien entstehen entweder durch eine **verminderte Harnsäureausscheidung** in der Niere oder eine **vermehrte Harnsäureproduktion.** In rund 90 % der Fälle liegt der Hyperurikämie eine genetisch bedingte Störung der tubulären Sekretion zugrunde, die bei purinreicher Ernährung in einer Gicht resultiert. Selten finden sich genetische Defekte als Ursache einer vermehrten Harnsäureproduktion:

- **Lesch-Nyhan-Syndrom:** X-chromosomal-rezessiver Defekt der Hypoxanthin-Guanin-Phosphoribosyl-Transferase (HGPRT) mit Manifestation bereits im Kindesalter
- Verminderte Aktivität der HGPRT im Rahmen des **Kelley-Seegmiller-Syndroms**

> Klinisch zeigen Kinder mit Lesch-Nyhan-Syndrom autoaggressives Verhalten mit Selbstverstümmelung.

Sekundäre Hyperurikämie

Hyperurikämien können auch im Rahmen von anderen Erkrankungen auftreten. Durch einen **vermehrten Zelluntergang** kann es bei Leukämien, hämolytischer Anämie oder bei einem Tumorlysesyndrom nach Zytostatikatherapie zu vermehrtem Anfall an Harnsäure kommen. Eine **Niereninsuffizienz** und **Keto- oder Laktatazidosen** führen zu einer **verminderten Harnsäure-Ausscheidung.**

> Ein verstärkter Zellumsatz ist auch bei der Psoriasis zu finden, sodass eine hier häufig zu findende Hyperurikämie nicht auf die falsche Fährte führen sollte.

Klinik

Typischerweise folgt auf eine länger bestehende **asymptomatische Hyperurikämie** bei Auftreten mehrerer Auslösefaktoren (z. B. Alkohol- bzw. Nahrungsexzess) ein **akuter Gichtanfall (Arthritis urica).** Es kommt zu einer, oft nachts auftretenden, akut schmerzhaften Monarthritis, am häufigsten des Großzehengrundgelenks (**Podagra;** → Abb. 43.1), einhergehend mit Überwärmung, Schwellung und Rötung der Haut über dem Gelenk. Das Schmerzmaximum mit teilweise eingeschränkter Gehfähigkeit tritt nach ca. 4–12 h auf. Auch andere Gelenke können initial betroffen sein, wie das Sprunggelenk, Kniegelenk oder die Hand. Begleitende Entzündungszeichen, wie Fieber und Abgeschlagenheit sind keine Seltenheit.

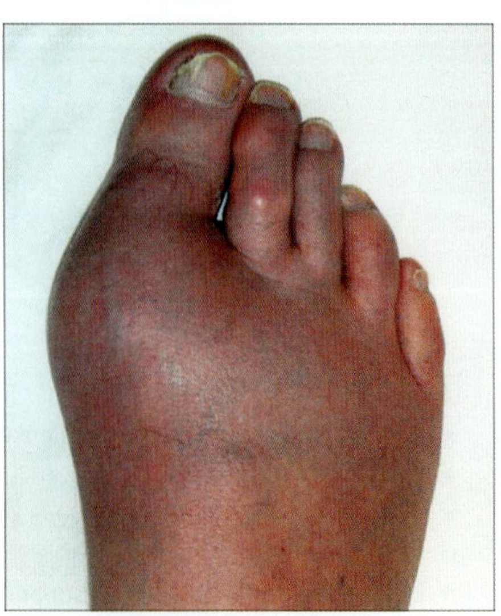

Abb. 43.1 Akuter Gichtanfall mit Manifestation am Großzehengrundgelenk (Podagra) [G523]

Der akute Gichtanfall verläuft selbstlimitierend mit einer Dauer von rund 7–14 Tagen. Daran schließt sich eine **interkritische symptomlose Phase** an, bevor der nächste akute Schub ausgelöst wird. Ohne Therapie verringern sich die Abstände zwischen den Schüben, bei häufig oligoartikulärem Befall. Nach Jahren des Therapieverzichts kann eine **chronische, auch polyartikuläre Gicht** entstehen.
Die chronische Gicht geht mit typischen Uratablagerungen **(Tophi) subkutan** (Finger, Ohrmuschel, Olecranon, → Abb. 43.2) oder im **Knochen** einher. Daneben ist die Niere aufgrund ihrer Funktion in der Harnsäureausscheidung das meistbetroffene Organ der chronischen Gicht. Durch die vermehrte tubuläre Harnsäuresekretion können **Uratsteine** in der Niere ausfallen **(Uratnephrolithiasis).** Die Uratnephropathie reicht von einer milden Proteinurie bis zu einer **obstruktiven Uratnephropathie** mit akutem Nierenversagen. Aufgrund der konsequenten Therapie ist die chronische Gicht mit typischen Tophi heute nur mehr selten anzutreffen.

Diagnostik

Die Diagnose der Gicht erfolgt i. d. R. klinisch. Die **ausführliche, besonders symptomzentrierte Anamnese,** aber auch die Familienanamnese und die Erhebung der **Risikofaktoren** sind wegweisend. Im anfallsfreien Intervall bietet sich eine Bestimmung des **Serumharnsäurespiegels** an.

> Im akuten Gichtanfall ist der Harnsäurespiegel im Serum oft unauffällig.

Außerdem zeigen sich im Laborbefund eine häufig deutlich erhöhte CRP, BSG und Leu-

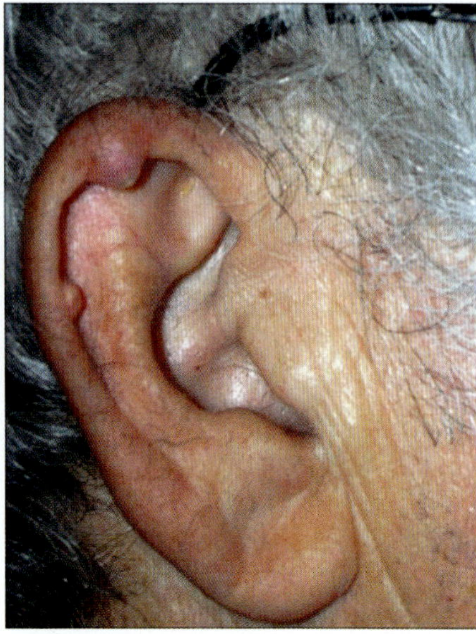

Abb. 43.2 Subkutaner Tophus der Helix [G523]

kozytose. Als diagnostischer Marker der Nierenfunktion kann die Bestimmung des **Serumkreatinins** sinnvoll sein.
Als **bildgebendes Verfahren** eignet sich in erster Linie die Gelenksonografie, in unklaren Fällen kann auch die Dual-Energy-Computertomografie (DECT) eingesetzt werden. Sonografisch zeigt sich neben den typischen Zeichen einer Arthritis, dem Erguss, der bei der Arthritis urica oft wolkig erscheint, und der Hyperperfusion, oft eine pathognomonische Ablagerung von Harnsäurekristallen auf dem Gelenkknorpel **(Doppelkonturzeichen).** Die DECT dient ebenfalls dem Nachweis von Uratablagerungen. Radiologische Zeichen der chronischen Gicht sind ausgestanzte Knochendefekte **(Usuren),** ein sklerosierender Randsaum sowie abstehende bzw. überhängende Knochenränder (Gichtstachel).
Optimalerweise sollte immer eine **Gelenkpunktion** angestrebt werden zur Sicherung der Diagnose und Abgrenzung gegenüber anderen Diagnosen, v. a. einer septischen Arthritis. In der hierdurch gewonnenen Synovialflüssigkeit zeigen sich in der Polarisationsmikroskopie vermehrt Leukozyten mit nadelförmigen, negativ doppelbrechenden Uratkristallen (Goldstandard der Diagnostik; → Abb. 43.3).

Bei Monarthritis immer eine Gelenkpunktion anstreben zum Ausschluss einer septischen Arthritis!

Therapie

Die Therapie der Hyperurikämie und Arthritis urica beruht auf mehreren Säulen. Primär stehen **diätetische Maßnahmen** im Vordergrund. Ziele sind die Anfallsfreiheit sowie das Verhindern der stetigen Progression und den damit verbundenen Gelenk- und Nierenschäden.

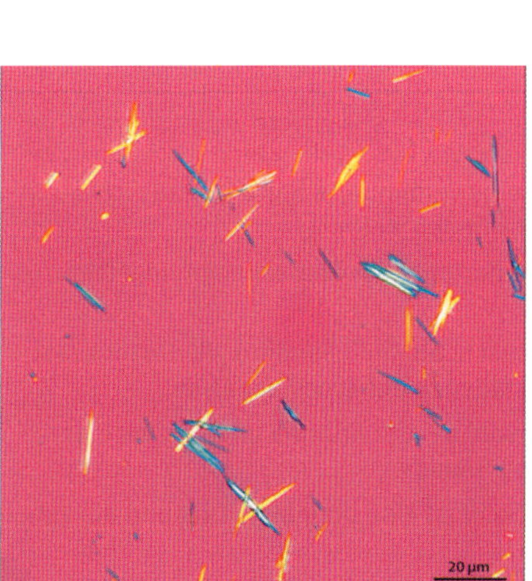

Abb. 43.3 Nadelförmige Uratkristalle in der Polarisationsmikroskopie von Gelenkpunktat [F210-015]

Diätetische Maßnahmen

Wichtig ist eine **purinarme Kost.** Das bedeutet: wenig Fleisch, keine Innereien, keine Krustentiere. Alkoholexzesse, im Speziellen mit Bier, müssen unbedingt vermieden werden, aber auch Softdrinks sind kontraindiziert. Eine ausreichende Trinkmenge (> 1,5 l am Tag) sowie eine Gewichtsnormalisierung sind anzustreben. Vorsicht ist bei harnsäureerhöhenden Medikamenten (z. B. Diuretika, Ciclosporin) geboten.

Medikamentöse Therapie der Arthritis urica

Der akute Gichtanfall bedarf einer schnellen und effektiven Therapie. Initial können, je nach Verträglichkeit und möglichen Kontraindikationen (**Cave:** Niereninsuffizienz), **NSAR, Colchicin** oder **Glukokortikoide** verwendet werden. In schweren Fällen kann auch deren Kombination nötig sein. Im Falle einer Monarthritis können Glukokortikoide auch intraartikulär eingesetzt werden.
Supportiv kann eine lokale **Kältetherapie** erfolgen.
Zur Anfallsprophylaxe kommt in der Regel die in der Akuttherapie eingesetzte Substanz in reduzierter Dosis zum Einsatz. Sie sollte für 3–6 Monate erfolgen, im Falle rezidivierender Anfälle auch dauerhaft.
Bei schweren, gegenüber konventioneller Therapie refraktären Fällen kann auch der gegen Interleukin-1β gerichtete Antikörper Canakinumab herangezogen werden.

Langzeittherapie der Hyperurikämie und Gicht

Eine strikte harnsäuresenkende Therapie bei asymptomatischen Hyperurikämien wird nicht empfohlen. Erst bei stattgehabtem Gichtanfall sollte eine medikamentöse Harnsäuresenkung mit dem Ziel eines Harnsäurespiegels von < 6 mg/dl erfolgen. Medikamentös bieten sich drei Medikamentengruppen zur Harnsäuresenkung an:

- **Urikostatika:** Dazu zählen **Allopurinol** und **Febuxostat.** Die Wirkung beider beruht auf der Hemmung der Xanthin-Oxidase im Abbauweg der Purinbasen. Es wird weniger Harnsäure gebildet, die Serumharnsäure gesenkt und schließlich werden Uratablagerungen gelöst und ausgeschwemmt. Aufgrund des großen Kostenunterschieds gilt Allopurinol, sofern keine Kontraindikationen vorliegen, als Mittel der Wahl. **Cave:** Nie Kombination mit Azathioprin aufgrund der Gefahr einer Knochenmarkssuppression!
- **Urikosurika: Benzbromaron** und **Probenecid** gehören dieser Gruppe an. Durch Hemmung der tubulären Rückresorption wird die Ausscheidung von Harnsäure erhöht. Um anfangs das Ausfallen von Uratsteinen in der Niere zu verhindern, sollten Urikosurika mit ausreichend Flüssigkeit eingenommen werden.
- **Uratoxidasen:** In besonderen Fällen können rekombinant hergestellte Uratoxidasen zum Einsatz kommen. Sie beschleunigen die Reaktion von Harnsäure zu Allantoin, das wasserlöslich ist und über die Niere ausgeschieden werden kann. **Rasburicase** und **Pegloticase** können nur i. v. verabreicht werden. Sie werden bei akut bedrohlichen Hyperurikämien im Rahmen eines Tumorlysesyndroms angewandt. Ansonsten dienen sie bei zuvor therapierefraktärer Hyperurikämie als Drittlinientherapie (Off-Label-Use). Vorsicht ist hinsichtlich allergischer Reaktionen geboten.

Chondrokalzinose

Definition

Kalziumpyrophosphatdihydrat (CPPD)-Kristalle lagern sich vorrangig in Gelenkstrukturen, v. a. dem Knorpel aber auch der Synovia ab und führen dort zur Chondrokalzinose.

Epidemiologie

Die CPPD-assoziierte Arthropathie ist eine relativ häufige Erkrankung (rund 5 % der Bevölkerung), die aber oft nur als Zufallsbefund z. B. im Röntgen zutage tritt.

Ätiologie

Neben einer familiären Veranlagung gibt eine Reihe an Risikofaktoren für das Auftreten von CPPD-Kristallen und einer damit verbundenen Gelenkerkrankung. Hierzu zählen einerseits höheres Alter und degenerative Gelenkerkrankungen, stattgehabte Gelenkverletzungen, sowie Grunderkrankungen, wie die Hämochromatose, der Hyperparathyreoidismus, die Hypothyreose und Hypophosphatasie.

Klinik

Bei der CPPD-assoziierten Arthropathie lassen sich wie bei der Gicht vier Phasen unterscheiden: initial das asymptomatische Stadium, die akute Arthritis **(Pseudogicht)**, das chronisch-progrediente Stadium und letztlich die chronische CPPD-Arthritis. Die Pseudogicht zeigt in der Regel einen monartikulären Verlauf meist des Hand- und Kniegelenks mit Maximalform innerhalb eines halben Tages. Das chronisch-progrediente Stadium ist durch eine zunehmende Degeneration des Gelenks geprägt mit zeitweiser Aktivierung, die chronische CPPD-Arthritis ist oft polyartikulär und differenzialdiagnostisch immer bei seronegativer rheumatoider Arthritis in Erwägung zu ziehen.

Diagnostik

Im Labor zeigen sich erhöhte Entzündungsparameter, darüber hinaus gibt es keine spezifischen Zeichen für die CPPD-Arthropathie. Immer sollten in der Diagnostik auch potenziell zugrunde liegende Erkrankungen berücksichtigt werden (Eisen-, Knochenstoffwechselparameter etc.). Hinsichtlich der Bildgebung helfen sowohl die Arthrosonografie als auch das konventionelle Röntgenbild weiter. Sonografisch finden sich neben den akuten Entzündungszeichen mit Kapseldistension und gesteigertem Doppler-Signal typische Verkalkungen im Gelenkknorpel. Diese sind auch das charakteristische Zeichen im Röntgenbild, hier ist auf Verkalkungen insbesondere im Bereich der Menisken als auch des Discus ulnaris am Handgelenk zu achten (→ Abb. 43.4).

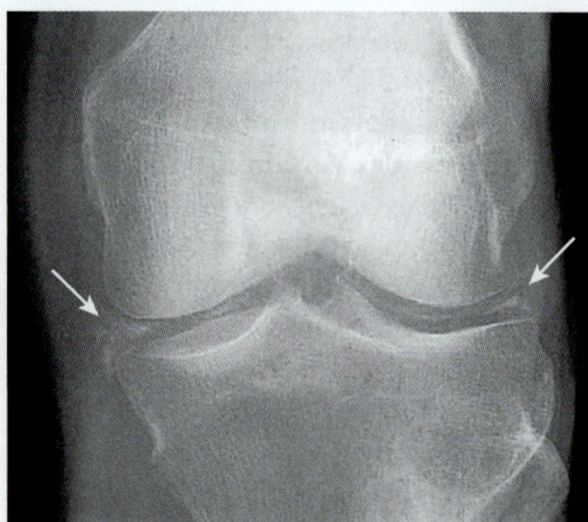

Abb. 43.4 Kalzifizierung des Gelenkknorpels als typisches Zeichen der Chondrokalzinose bei CPPD-Arthropathie [E514-005]

Goldstandard der Diagnostik ist auch bei dieser Kristallarthropathie die Mikroskopie der Synovialflüssigkeit, es kommen phagozytierte, rhombenförmige Kristalle zur Darstellung.

Therapie

Die Therapie der CPPD-assoziierten Arthropathie verläuft analog zur Behandlung der Arthritis urica. NSAR, Colchicin und Glukokortikoide sind erste Wahl bei der Kontrolle der entzündlichen Aktivierung. Als Anfallsprophylaxe und, um das Fortschreiten der Erkrankung aufzuhalten, sollte die potenziell ursächliche Krankheit zudem bestmöglich eingestellt sein.

Zusammenfassung

- Ätiologisch muss bei der Hyperurikämie eine verminderte Harnsäureausscheidung von einem vermehrten Anfall unterschieden werden.
- Der akute Gichtanfall führt oft zu einer Monarthritis im Großzehengrundgelenk (Podagra).
- Diagnosestellung: anamnestisch und klinisch, als Goldstandard gilt der intrazelluläre Nachweis von Urat- oder CPPD-Kristallen in der Synoviaanalyse.
- Therapeutisches Mittel der Wahl sind sowohl bei der Arthritis urica als auch der Pseudogicht NSAR, Colchicin oder Glukokortikoide.
- Essenziell für die Anfallsprophylaxe der Gicht ist eine purinarme Diät und die ggf. medikamentöse Harnsäuresenkung.
- Bei der Kalziumpyrophosphat-Arthropathie sollte auf mögliche Begleiterkrankungen geachtet werden.

→ 44 Fibromyalgie-Syndrom

Definition
Das Fibromyalgie-Syndrom ist eine chronische, **nicht-entzündliche** Erkrankung, charakterisiert durch weitreichende Schmerzen des Bewegungsapparats. Begleitend zeigt sich eine Reihe weiterer somatischer wie auch psychischer Beschwerden.

Epidemiologie
Die Prävalenz ist ähnlich der rheumatoiden Arthritis bei etwa 1 %. Die Geschlechterverteilung gestaltet sich zugunsten der Frauen, vorrangig im mittleren Lebensalter.

Ätiologie
Die Ursachen des Fibromyalgie-Syndroms sind nicht bekannt. Man unterscheidet eine primäre Fibromyalgie von einer sekundären im Kontext von anderen Erkrankungen, wie Krankheiten aus dem rheumatologischen Formenkreis (z. B. rheumatoide Arthritis) als auch bei Depressionen. Mögliche Auslöser können auch in der Lebensgeschichte zu finden sein (z. B. Misshandlungen). Darüber hinaus handelt es sich um eine Schmerzverarbeitungsstörung, eine Beteiligung der Schmerzareale des ZNS wird daher diskutiert.

Klinik
Die typische Anamnese beim Fibromyalgie-Syndrom (FMS) beinhaltet chronische Schmerzen in unterschiedlichen Körperregionen (*chronic widespread pain*), diese nicht nur auf Gelenke, sondern v. a. auch auf Muskeln und generell Weichteile bezogen. Hilfreich ist die Untersuchung auf Druckschmerzhaftigkeit der **Tender Points** (→ Abb. 44.1). Darüber hinaus werden **Schlafstörungen** wie auch eine allgemeine Müdigkeit und Erschöpfung beklagt. Konkomitant können auch andere psychosomatische/vegetative Beschwerden vorliegen.

Diagnostik
Im Labor finden sich typischerweise normwertige Entzündungsparameter. Insgesamt sollte nur im Rahmen der Erstevaluation eine breitere Labordiagnostik zum Ausschluss potenzieller Differenzialdiagnosen erfolgen, z. B. TSH hinsichtlich einer Hypothyreose u. a. Darüber hinaus wird die Diagnose FMS rein klinisch gestellt, hierbei ist auch eine Exploration hinsichtlich Depressionen und Angststörungen angeraten. Das FMS gilt als gesichert, wenn 11 von 18 Tender Points positiv sind sowie entsprechende vegetative Begleitsymptome wie Schlafstörungen zusätzlich vorhanden sind.
Eine weitreichendere Bildgebung bzw. technische Diagnostik sollte vermieden werden und nur im Rahmen des Ausschlusses möglicher Differenzialdiagnosen herangezogen werden.

Therapie
Patienten mit FMS sollten ein multimodales Behandlungskonzept erhalten. Dies setzt sich in der Regel aus physio- und ergotherapeutischen Maßnahmen (z. B. 2- bis 3-mal wöchentliches Training für 30 min), einer Verhaltens- bzw. Psychotherapie sowie ggf. medikamentöser Therapie zur Beeinflussung der Schmerzwahrnehmung zusammen. Hinsichtlich letzterer werden neben niedrigpotenten Schmerzmitteln wie Paracetamol, Metamizol und NSAR v. a. auch Antidepressiva wie Amitryptilin herangezogen. Eine immunsuppressive Therapie bzw. Opioide sollten beim FMS nicht zum Einsatz kommen.

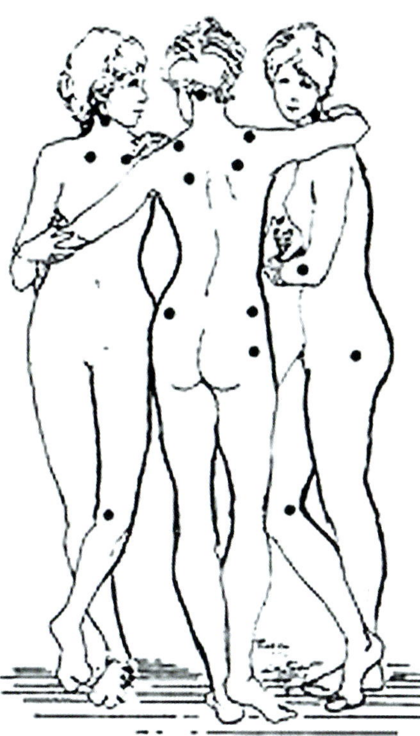

Abb. 44.1 Tender Points bei Fibromyalgie [E741-002]

Zusammenfassung
- Das Fibromyalgie-Syndrom (FMS) kann primär als auch sekundär im Kontext anderer Erkrankungen auftreten.
- Es handelt sich um eine nicht-entzündliche Erkrankung.
- Labor und apparative Diagnostik sind unauffällig beim FMS.
- Typisch ist eine Druckschmerzhaftigkeit der Tender Points.
- Therapeutisch sollte ein multimodales Behandlungskonzept erarbeitet werden.

Fallbeispiele

BASICS

Fall 1: Beinödeme

Fallbeschreibung

Kurz vor Dienstschluss stellt sich Ihnen in der Notaufnahme die 26-jährige Frau C. D. vor. Sie berichtet über neu aufgetretene Atemnot und eine Schwellung beider Beine. Ansonsten fühle sie sich subjektiv gesund.

Ein Leitsymptom vieler internistischer Erkrankungen sind Ödeme vorwiegend an den unteren Extremitäten.

Welche ätiologischen Überlegungen stellen Sie an?

- Kapillarwandschädigung: z. B. allergische oder entzündliche Komponente
- Erhöhter hydrostatischer Druck: bei Herzinsuffizienz, Natrium- oder Wasserretention
- Erniedrigter kolloidosmotischer Druck: durch Eiweißmangel (z. B. im Rahmen eines nephrotischen Syndroms oder Leberschäden)
- Differenzialdiagnostisch kann es sich auch um ein Lymphödem (z. B. durch einen gestörten Abfluss) handeln.

Erweiterte Anamnese

Auf Nachfrage erzählt die Patientin von einer 5 Monate zurückliegenden Diagnosestellung eines systemischen Lupus erythematodes. Dieser habe sich anfänglich mit Fieber und charakteristischem Schmetterlingserythem der Wangen manifestiert. Durch eine Behandlung mit Hydroxychloroquin und eine vorübergehende Prednisolontherapie seien die Symptome weitgehend abgeklungen, weswegen sie zuletzt die gesamte Medikation eigenmächtig abgesetzt habe. Weitere Vorerkrankungen wie auch Allergien wurden verneint.

Die Patientin liefert Ihnen mit ihrer Vorgeschichte schon bedeutende Hinweise.

Welche Verdachtsdiagnose stellen Sie?

Im Zuge der Vorerkrankung sowie der abgesetzten Therapie kommt am ehesten eine Organmanifestation des systemischen Lupus erythematodes infrage (nephrotisches Syndrom bei Lupus-Nephritis).

Wie würden Sie diagnostisch weiter vorgehen?

- Körperliche Untersuchung
- Blutentnahme und Untersuchung des Urins
- Röntgen-Thorax (zum groben Ausschluss pulmonaler/kardialer Ursachen der Dyspnoe bzw. Ödeme)
- Bildgebung der Niere und in Abhängigkeit aller Befunde ggf. Nierenbiopsie

Untersuchungsbefunde

Bei der Inspektion von Gesicht und Mundhöhle zeigen sich keine SLE-typischen Befunde. Auskultatorisch finden sich in der Lunge beidseits basale Rasselgeräusche. An den Beinen zeigen sich ausgeprägte eindrückbare Ödeme. Die Körpertemperatur beträgt 36,5 °C. Die Ergebnisse des Laborbefunds zeigt → Tab. 45.1. Die Urinanalyse ergibt eine geringe Hämaturie sowie eine massive Proteinurie von 13 g/24 h. Im Röntgen-Thorax imponieren bilaterale Verschattungen der Oberlappen sowie eine dezente Verbreiterung des Herzschattens, am ehesten im Sinne einer Kardiomegalie. Sonografisch stellen sich beide Nieren mit gut abgrenzbarer Rinden-Mark-Grenze dar. Das Parenchym ist homogen, es bestehen keine Anzeichen auf eine Hydronephrose.

Tab. 45.1 Laborbefund Frau C. D.

Laborparameter	Ergebnis
Hämoglobin	10,9 g/dl
Leukozyten	7000 Zellen/µl
Thrombozyten	130 000 Zellen/µl
Blutkörperchensenkungsgeschwindigkeit	25 mm/h
Harnstoff (BUN)	28 mg/dl
Kreatinin	1,2 mg/dl
Serum-Albumin	1,5 g/dl
C3	0,66 g/l
C4	0,07 g/l
Haptoglobin	0,19 g/l
dsDNA-AK	320 IE/ml

Wie interpretieren Sie die vorliegenden Befunde?

Die auskultatorisch entdeckten Rasselgeräusche sowie die bilateralen Beinödeme resultieren am ehesten aus dem massiven Proteinverlust (s. Albumin). Das erniedrigte Hämoglobin in Zusammenschau mit dem erniedrigten Haptoglobin legen den Verdacht auf eine Hämolyse nahe. Die erniedrigten Werte der Komplementfaktoren in Kombination mit dem erhöhten dsDNA-Antikörper unterstützen den Verdacht eines SLE-assoziierten Geschehens (Lupus-Nephritis).
Zur weiteren Verlaufs- und Therapieplanung ist eine Klassifizierung der Lupus-Nephritis notwendig. Der Goldstandard ist hier die Nierenbiopsie. Die Anbehandlung mit Glukokortikoiden erfolgte bereits vor Diagnosestellung, um einen irreversiblen Nierenschaden zu verhindern; die Diagnostik wird dadurch nicht verfälscht.

Diagnostischer Verlauf

Frau C. D. unterzog sich einer perkutanen Nierenbiopsie (→ Abb. 45.1). Diese zeigt eine Lupus-Nephritis der Klasse IV. Histologisch sind eine endokapilläre Hyperzellularität mit Läppchenbildung sowie fibrozelluläre Halbmonde zu finden. Eine Immunfluoreszenzfärbung mit Komplementfaktoren und Immunglobulinen verläuft negativ.

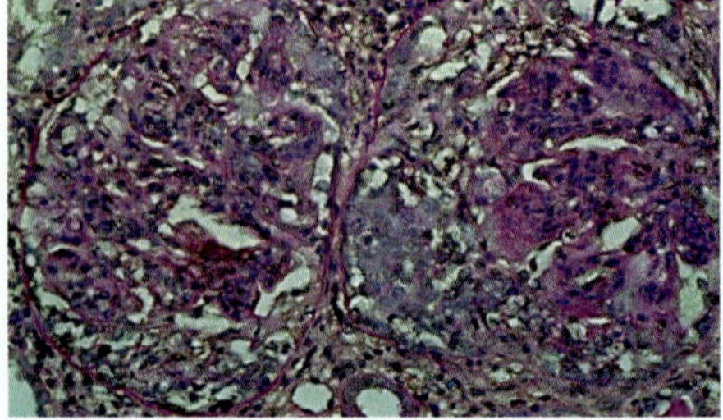

Abb. 45.1 Nierenbiopsie bei Frau C. D. [F922-001]

Verlauf

Nach histologischer Klassifizierung der Lupus-Nephritis Klasse IV wird eine Therapie mit Methylprednisolon und Mycophenolatmofetil eingeleitet. Daraufhin kommt es zu einer steten Besserung der Dekompensationszeichen. Auch die Aktivitätsparameter des Lupus zeigen sich rückläufig, sodass die Patientin in die ambulante Behandlung entlassen werden kann. Unter andauernder Therapie zeichnet sich eine Stabilisierung der Krankheitskontrolle ab.

Fall 2: Flankenschmerz

Fallbeschreibung

In ihrer nephrologischen Ambulanz stellt sich der 34-jährige Patient S. K. vor, der vom Hausarzt überwiesen wurde. Der Patient berichtet über neu aufgetretene rechtsseitige Flankenschmerzen. Der Überweisung des Hausarztes entnehmen Sie zusätzlich das Vorliegen einer massiven Hämaturie.

Welche Differenzialdiagnosen behalten Sie im Hinterkopf?

- Urethrolithiasis (akute Nierenkolik)
- Akute Pyelonephritis
- Glomerulonephritis
- Tubulointerstitielle Nephritis
- Nierenzellkarzinom

Anamnese

In der weiteren Anamnese gibt der Patient eine seit 9 Jahren bestehende AIDS-Erkrankung an. Die CD4-T-Zell-Zahl ist, trotz adäquater antiretroviraler Therapie, zuletzt unter der Nachweisbarkeitsgrenze gewesen. Grund dafür ist eine zunehmende Resistenzentwicklung gegenüber den verordneten antiretroviralen Arzneimitteln. Der Patient beschreibt in der Vorgeschichte einige opportunistische Erkrankungen. Eine ähnliche Symptomatik wie dieses Mal ist jedoch noch nie aufgetreten.

Woran müssen Sie im vorliegenden Fall am ehesten denken?

Eine Infektion der Niere bzw. ableitenden Harnwege mit opportunistischen Erregern. Differenzialdiagnostisch steht eine medikamenteninduzierte (z. B. durch die eingenommenen Virostatika) Nephritis im Raum.

Welche diagnostischen Maßnahmen sollten ergriffen werden?

- Körperliche Untersuchung (Fieber? Beidseitiger Flankenschmerz?)
- Urinanalyse
- Blutentnahme (inkl. mikrobiologischer Untersuchung)
- Sonografie der Nieren (evtl. Computertomografie)
- Zur Diagnosesicherung: Nierenbiopsie

Weitere Untersuchungsbefunde

In der körperlichen Untersuchung zeigt sich ein rechtsseitiger Flankenschmerz bei Palpation. Eine Rötung der Haut ist nicht feststellbar. Der Patient beschreibt zusätzlich eine Dysurie und Pollakisurie. Der Blutdruck liegt mit 110/67 mmHg im Normbereich. Die intraaurikulär gemessene Körpertemperatur ist mit 36,7 °C ebenso unauffällig. Eine Blutentnahme zur laborchemischen Untersuchung wurde durchgeführt (→ Tab. 46.1).

Tab. 46.1 Laborbefund Herr S. K.

Laborparameter	Ergebnis
Hämatokrit	14,6 g/dl
Leukozyten	13 000 Zellen/µl
Thrombozyten	200 000 Zellen/µl
CRP	2,3 mg/dl
Kreatinin	1,47 mg/dl
GFR (nach Cockroft-Gault)	48 ml/min/1,73 m²
TSH (basal)	0,6 µU/ml

Sämtliche Elektrolyte sowie Transaminasen, Cholestaseparameter und Pankreasenzyme befinden sich im Normbereich.

Untersuchungsergebnisse

In der Urinanalyse zeigen sich eine ausgeprägte Hämaturie sowie eine Proteinurie von 2,0 g/24 h.
Sonografisch stellt sich ein regelrechtes Nierenbecken mit gut abgrenzbarer Rinden-Parenchymgrenze ohne Stauungszeichen dar. Im Speziellen bestehen keine Hinweise auf eine Harnleiterobstruktion oder einen umschriebenen Herdbefund. Die daraufhin angefertigte CT zeigt außer einer vergrößerten rechten Niere keine Pathologien.

Wie würden Sie die vorliegenden Befunde interpretieren, welche weiteren diagnostischen Schritte sollten eingeleitet werden?

Im Laborbefund zeigen sich diskrete Entzündungszeichen sowie ein erhöhtes Kreatinin im Sinne einer stark eingeschränkten Nierenfunktion. Hinzu kommt die massive Hämaturie und Proteinurie bei gleichzeitig unauffälliger Bildgebung.
Denkbare weitere Vorgehensweise: PCR- und Antikörperdiagnostik verschiedener opportunistischer Erreger (Zytomegalievirus, Tuberkulose, *Toxoplasma gondii,* Herpes simplex, Adenoviren etc.) im Blut und Nierenbiopsie.

PCR-Diagnostik: ergibt positive Befunde für Adenoviren (mehrere Serotypen) und eine seltene Form von Polyomaviren.
Die Nierenbiopsie zeigt ödematös von Monozyten und Granulozyten durchsetztes Gewebe. Das Tubulusepithel erscheint teils degeneriert, teils nekrotisch. Virale Einschlusskörperchen imponieren als basophiles Material in den Kernen der Tubulusepithelzellen (→ Abb. 46.1). Immunhistochemisch zeigt sich eine starke Anfärbung der befallenen Tubulusepithelzellen mit Anti-Adenovirus-Antikörper (→ Abb. 46.2).

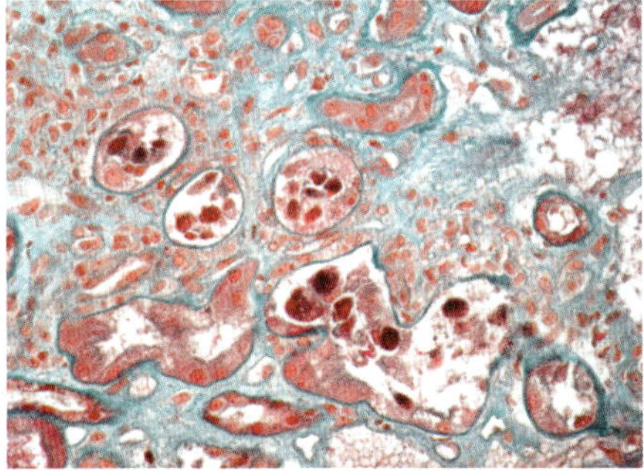

Abb. 46.1 Nierenbiopsie bei Adenovirus-induzierter tubulointerstitieller Nephritis (Masson-Trichrom-Färbung). Es zeigen sich intranukleäre virale Einschlusskörperchen. [F848-003]

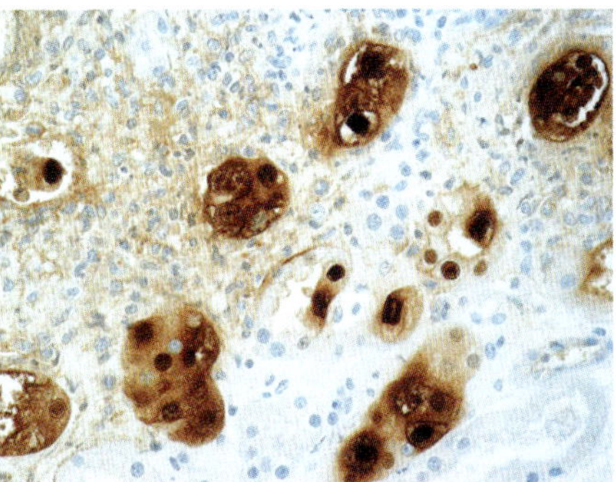

Abb. 46.2 Immunhistochemische Färbung eines Biopsiepräparats mit Anti-Adenovirus-Antikörper [F848-003]

Ihre endgültige Diagnose lautet nun: Adenovirus-assoziierte tubulointerstitielle Nephritis.
Das weitere Vorgehen beinhaltet außer einer ausgedehnten antiretroviralen Therapie (am ehesten mit Ganciclovir oder Cidofovir) nur supportive Maßnahmen.

Fall 3: Sehstörungen

Fallbeschreibung

In Ihrer Notaufnahme stellt sich die rüstige, 83 Jahre alte Frau A. H. vor. Sie klagt über seit 3 Wochen intermittierend auftretende Veränderungen des Sehens des linken Auges. Die Patientin beschreibt diese als kurzzeitiges, schmerzloses Verschwommensehen, häufig einhergehend mit Doppelbildern und gleichseitigen Schläfenkopfschmerzen.

Welche wichtigen interdisziplinären Differenzialdiagnosen sind denkbar?

- Migräne mit Aura
- Transitorische ischämische Attacke (TIA)
- Riesenzellarteriitis
- Ablatio retinae (Netzhautablösung)
- Akutes Glaukom (erhöhter intraokulärer Druck)

Erweiterte Anamnese und körperliche Untersuchung

Die Patientin äußert, bisher keine ähnlichen Sehstörungen bemerkt zu haben. Krankheiten des Herz-Kreislauf- und des Nervensystems sind nicht bekannt. Lediglich eine Hypothyreose wurde vor einigen Jahren festgestellt.
Der augenärztliche Befund ist unauffällig. Im Speziellen besteht kein Hinweis auf eine Ablatio retinae oder ein akutes Glaukom. Lunge und Herz sind auskultatorisch ebenso unauffällig. Die Temporalarterie ist palpatorisch nicht verhärtet. Neurologisch zeigt sich ein altersentsprechender Normalbefund. Die Untersuchung des muskuloskelettalen Systems ergibt ein altersentsprechendes Bewegungsausmaß sämtlicher Gelenke. Schmerzen werden sowohl bei aktiver als auch passiver Bewegung verneint.

Der diensthabende Assistenzarzt nimmt der Patientin Blut ab und ordnet einige laborchemische Untersuchungen an (→ Tab. 47.1). Die kurz darauf durchgeführte CT-Angiografie des Kopfes und Halses zeigt mit Ausnahme leichtgradiger arteriosklerotischer Veränderungen keine akuten Pathologien.

Tab. 47.1 Laborbefund Frau A. H.

Parameter	Ergebnis
Hämoglobin	13,6 g/dl
Thrombozyten	270 000/mm³
Leukozyten	6600/mm³
C-reaktives Protein (CRP)	0,75 mg/dl
Blutkörperchensenkungsgeschwindigkeit (BSG)	23 mm/h

Wie sind die vorliegenden Laborwerte zu interpretieren?

Die Zahl der Blutplättchen und Leukozyten liegt im Normbereich, ebenso das Hämoglobin. Die BSG und das CRP weisen eine nur geringgradige Erhöhung auf.

Verlauf

Aufgrund der unspezifischen Symptome, des nur marginal auffälligen Laborbefunds sowie keiner pathologischen Hinweise in der Computertomografie, beschließt der diensthabende Assistenzarzt – trotz mulmigen Gefühls – die Patientin nach Hause zu entlassen. Gleichzeitig ordnet er eine augenärztliche Kontrolle in der kommenden Woche an.

Einige Tage später erscheint die 83-jährige Patientin vor ihrem geplanten Termin erneut in der Notaufnahme. Sie klagt über einen plötzlich aufgetretenen, totalen Visusverlust am linken Auge sowie weiterhin gleichseitigem Kopfschmerz, der an Intensität nun zunimmt. Darüber hinaus berichtet sie über Probleme mit ihrer Prothese, so habe sie neuerdings Schmerzen beim Kauen.

Spätestens jetzt sollte welche Arbeitsdiagnose im Raum stehen?

Riesenzellarteriitis.
Bei einer erneuten laborchemischen Kontrolle der Entzündungsparameter zeigt sich nun ein erhöhtes CRP von 2 mg/dl sowie eine BSG von 50 mm/h.

Welches diagnostische Mittel dient der Befundbestätigung?

Primär sollte eine Kompressionssonografie der A. temporalis und axillaris erfolgen, die typischerweise eine echoarme Wandverdickung der Gefäße (Halo) zeigt. Nur bei unklaren Befunden kommt noch die Biopsie der A. temporalis (→ Abb. 47.1) zur Anwendung. Charakteristisch ist dabei eine entzündlich veränderte Gefäßwand, die mit reichlich Riesenzellen, Monozyten und granuliertem Gewebe durchsetzt ist.

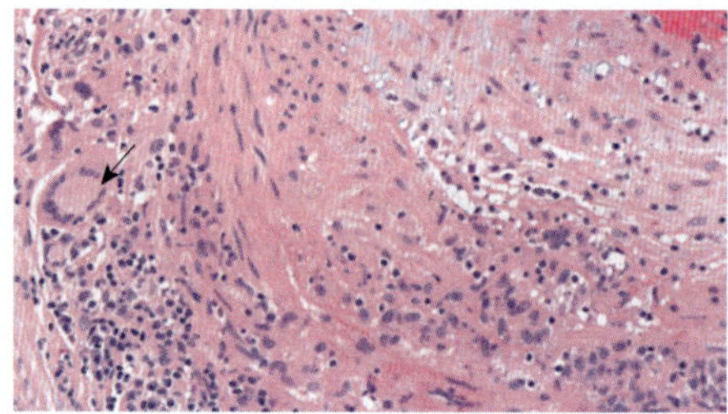

Abb. 47.1 Biopsie der Temporalarterie bei Riesenzellarteriitis. Der Pfeil zeigt eine für die Arteriitis temporalis typische Riesenzelle. [G111]

Verlauf

Bei Frau A. H. zeigte sich bereits kompressionssonografisch eine über die Norm verdickte Gefäßwand, sodass zur Bestätigung der Verdachtsdiagnose Riesenzellarteriitis keine Biopsie nötig ist.

Welches weitere Vorgehen ist dringend indiziert?

Aufgrund des plötzlichen kompletten Visusverlusts sollte umgehend eine hochdosierte Glukokortikoidtherapie erfolgen (bei okulärer Beteiligung typischerweise 500–1 000 mg/d über 3 Tage i. v., gefolgt von einer stufenweisen, langsamen Reduktion in Abhängigkeit der Klinik und Entzündungszeichen).

Im Verlauf zeigt sich bei Frau A. H. ein Sistieren der Kopfschmerzsymptomatik wie auch der Kauschmerzen (Kauclaudicatio) unter der Glukokortikoidtherapie, die Entzündungszeichen sind zudem rasch rückläufig. Auch unter Therapiefortführung tritt jedoch keine Besserung des Visus am linken Auge mehr ein.

Im Rahmen der Erstaufnahme wurde eine Untersuchung des muskuloskelettalen Systems durchgeführt. In Hinblick auf welche Erkrankung, die häufig mit Riesenzellarteriitis assoziiert ist, wurden diese Befunde erhoben?

Polymyalgia rheumatica.

Fall 4: Gelenkschmerzen

Fallbeschreibung

In Ihrer rheumatologischen Praxis stellt sich die 48-jährige Krankenschwester K. P. vor, die wegen zunehmender Schwellung, Schmerzen und Steifigkeit der Hände und im Ellbogen vom Hausarzt überwiesen wurde. Sie beschreibt den Schmerz als sehr heftig (8/10 auf einer visuellen Analogskala). Er sei trotz Diclofenaceinnahme über fast 1 Jahr nicht besser geworden.

Was sind die häufigsten Möglichkeiten, die zu diesen Beschwerden führen können?

- Degenerative Gelenkerkrankung (Arthrose)
- Rheumatoide Arthritis
- Spondyloarthritis mit peripherer Mainifestation: Psoriasis-Arthritis, reaktive Arthritis
- Sekundäre Arthritis der Hand- und Ellbogengelenke im Rahmen einer Vaskulitis oder Kollagenose

Welche Informationen sind für die differenzialdiagnostischen Überlegungen noch von Bedeutung?

- Zur Abgrenzung einer Arthrose von einer Arthritis ist es wichtig, weitere Informationen zur Schmerzsymptomatik sowie der Steifigkeit abzufragen. Typisch für den primär entzündlichen Gelenkschmerz sind nächtliche und morgendliche Schmerzen, die sich bei Bewegung und Kühlung bessern. Zusätzlich klagen die Patienten über eine lang andauernde Gelenksteifigkeit am Morgen von > 30–45 min.
- Oft hilft die medizinische Vorgeschichte weiter: Kürzlich zurückliegende Erkrankungen des Magen-Darm- sowie des Urogenitaltrakts können Hinweise auf eine reaktive Arthritis sein. Eine Psoriasis-Arthritis geht meist mit schuppenden, silbrigen und erhabenen Hauteffloreszenzen einher. Darüber hinaus muss eine Systemanamnese ergänzt werden, um Hinweise für Kollagenosen oder Vaskulitiden zu erfassen.

Erweiterte Anamnese

Ihre Patientin berichtet hauptsächlich über morgendliche Steifigkeit und Schmerzen in den Fingern, die sich nach etwa 1 h langsam bessern würden. Schwellungen mehrere Gelenke würden aber permanent bestehen. In letzter Zeit hätten keine Durchfallerkrankung bestanden, Veränderungen beim Wasserlassen werden verneint, wie auch eine Schuppenflechte. Auffallend erscheint Ihnen der schmerzverzerrte Gesichtsausdruck beim Händeschütteln.

Welche Verdachtsdiagnose stellen Sie?

- Rheumatoide Arthritis

Wie sieht das weitere diagnostische Procedere aus?

- Wichtig sind die Erhebung des gesamten Gelenkstatus und die Untersuchung der Wirbelsäule, wie auch eine allgemein internistische und orientierend neurologische Untersuchung. Zusätzlich sollten Sie einige Laborparameter berücksichtigen, die häufig mit rheumatischen Erkrankungen assoziiert sind (→ Tab. 48.1). Bei Verdacht auf eine sekundäre Arthritis bei Vaskulitis sollten insbesondere anti-Neutrophile zytoplasmatische Antikörper im Serum (cANCA, pANCA) bestimmt werden, zum Ausschluss einer Kollagenose antinukleäre Antikörper (ANA).

Tab. 48.1 Laborbefund Frau K. P.

Parameter	Ergebnis
C-reaktives Protein (CRP)	5 mg/dl
Blutkörperchensenkungsgeschwindigkeit	25 mm in 1 h
Antinukleäre Antikörper (ANA)	Stark positiv
Anti-CCP-Antikörper	Schwach positiv
Rheumafaktoren	Schwach positiv

- Des Weiteren kann eine Röntgenaufnahme der Hände durchgeführt werden, um radiologische Zeichen einer Arthrose auszuschließen und ggf. die Diagnose einer rheumatischen Erkrankung zu erhärten. Bei der vorliegenden Patientin zeigt sich klinisch kein Anhalt für Einschränkungen im Bereich der Wirbelsäule sowie der Iliosakralgelenke. Das Röntgen der Hände zeigt einen altersentsprechenden Befund mit dezenten Abnützungserscheinungen.

Wie interpretieren Sie die vorliegenden Laborwerte?

- Erhöhte unspezifische Entzündungsparameter und Autoantikörper, insbesondere erhöhte Anti-CCP-Antikörper, die allesamt die vermutete Diagnose bekräftigen.

Welche therapeutischen Maßnahmen sollten bei Bestätigung der Verdachtsdiagnose „rheumatoide Arthritis" erfolgen?

- Die Einleitung eines Basistherapeutikums (DMARD) sollte umgehend erfolgen, um ein Fortschreiten der Erkrankung mit potenziell irreversiblen Folgen zu verhindern. Gleichzeitig können vorübergehend Glukokortikoide bis zum Einsetzen der Wirkung des DMARDs bzw. NSAR supportiv als Bedarfsmedikation verabreicht werden.
- Mittel der Wahl einer Therapie mit DMARDs ist die 1-mal wöchentliche Verabreichung von Methotrexat. Daneben sollte eine frühzeitige Mobilisation und Bewegung der betroffenen Gelenke erfolgen, um mögliche Spätkomplikationen (Deformierung, völlige Funktionseinbußen) zu verzögern.

Verlauf

Bei Wiedervorstellung nach 12 Wochen berichtet die Patientin über eine deutlich bessere Schmerzkontrolle (2/10 auf der VAS) unter der begonnenen Therapie mit Methotrexat, Prednisolon sei inzwischen bis auf 5 mg/Tag reduziert, die Einnahme von Diclofenac sei nicht mehr nötig. Die Morgensteifigkeit ist in geringerer Intensität noch bestehend. Derzeit bestehen laut Patientin aber keine Einschränkungen im alltäglichen Leben.

Anhang

BASICS

Wichtige Formeln und weitere Informationen

Umrechnung konventioneller Einheiten in SI-Einheiten

Bei Kreatinin und Harnstoff ist beim Vergleich von Laborbefunden auf die Einheiten zu achten. In Deutschland und Österreich erfolgt die Angabe häufig noch in konventionellen Einheiten (mg/dl). International werden dagegen oft SI-Einheiten verwendet (mmol/l).

Kreatinin

$$[\text{Kreatinin}]\ (\text{mg/dl}) \times 88{,}4 = [\text{Kreatinin}]\ (\text{mmol/l})$$

Harnstoff

$$[\text{Harnstoff}]\ (\text{mg/dl}) \times 0{,}1665 = [\text{Harnstoff}]\ (\text{mmol/l})$$

Umrechnung von BUN in Harnstoff

Beim BUN (= Harnstoff-Stickstoff) wird nur die Menge an Stickstoff im Harnstoffmolekül gemessen. Bei der Interpretation von Laborbefunden ist darauf zu achten.

$$[\text{BUN}]\ (\text{mg/dl}) \times 2{,}14 = [\text{Harnstoff}]\ (\text{mg/dl})$$

Korrigiertes $[Ca^{2+}_{ges}]$ im Blut

Kalzium liegt im Blut zu mehr als 50 % an Eiweiß gebunden vor. Die Kalziumkonzentration im Serum wird daher durch das Gesamtprotein (insbesondere durch Albumin) stark beeinflusst. Folgende Formel erlaubt eine Korrektur:

$$[Ca^{2+}]_{\text{korrigiert}}\ (\text{mmol/l}) = [Ca^{2+}]_{\text{gemessen}} - 0{,}025 \times [\text{Albumin}]\ (\text{g/l}) + 1$$

Akutes Nierenversagen

Fraktionelle Natriumausscheidung

Die fraktionelle Ausscheidung von Natrium bzw. Harnstoff hilft zur Unterscheidung von funktionellem prärenalem Nierenversagen und akuter Tubulusnekrose.

$$FE_{Na} = \frac{[Na_{Urin}] \times [Krea_{Serum}]}{[Na_{Serum}] \times [Krea_{Urin}]} \times 100$$

FENA < 1 % spricht für eine prärenale Genese (**Cave:** bei Gabe von Diuretika nicht anwendbar!).

Fraktionelle Harnstoffausscheidung

$$FE_{Harnstoff} = \frac{[Harnstoff_{Urin}] \times [Krea_{Serum}]}{[Harnstoff_{Urin}] \times [Krea_{Urin}]} \times 100$$

$FE_{Harnstoff} < 35\,\%$ spricht für prärenale Genese. Die fraktionelle Harnstoffexkretion kann auch unter Therapie mit Diuretika angewandt werden.

Berechnung der Plasmaosmolarität

Neben der Messung der Osmolarität kann diese auch durch Kalkulation der wichtigsten Osmolyte anhand folgender Formel berechnet werden. Auch hier ist wiederum auf die Einheiten zu achten. Bei Angabe in konventionellen Einheiten müssen die Glukose und der BUN umgerechnet werden (Korrekturfaktor steht in der Formel im Nenner).

$$\text{Osmolarität (mmol/l)} = 2 \times [Na^+]\ (\text{mmol/l}) + \frac{[\text{BUN}]\ (\text{mg/dl})}{2{,}8} + \frac{[\text{Glukose}]\ (\text{mg/dl})}{18}$$

Sollten sich die gemessene und die errechnete Osmolarität um mehr als 10 momsm/kg unterscheiden, spricht man von einer vergrößerten osmotischen Lücke, die durch osmotisch wirksame Teilchen hervorgerufen werden, die in der Formel nicht berücksichtig sind (z. B. Ethanol, Methanol).

Hyponatriämie

Überschuss an freiem Wasser

Bei einer Hyponatriämie besteht immer ein relativer Wasserüberschuss (z. B bei Patienten mit Herzinsuffizienz bzw. Leberzirrhose durch nicht-osmotische ADH-Sekretion). Dieser Überschuss an „freiem Wasser" (ohne gelöster Elektrolyte) kann anhand folgender Formel abgeschätzt werden:

$$\text{Freier Wasserüberschuss (l)} = 0{,}6 \times \text{KG (kg)} - ([Na^+]/140) \times 0{,}6 \times \text{KG (kg)}$$

Der Faktor *0,6 × KG (kg)* in dieser und den folgenden Formeln dient zur Errechnung des Gesamtkörperwassers (bei Männern näherungsweise Körpergewicht × 0,6 bzw. bei Frauen × 0,5).

Natriumdefizit

Bei symptomatischer Hyponatriämie ist eine Substitution von Natrium indiziert (→ Kap. 3). Bei Hypovolämie gelingt häufig bereits durch Gabe von isotonem NaCl (0,9 %) durch Suppression der ADH-Sekretion eine Normalisierung der Natriumkonzentration im Blut. Bei SIADH ist hingegen die Gabe einer hypertonen NaCl (3 %)-Lösung notwendig. Das Natriumdefizit kann mittels folgender Formel abgeschätzt werden.

$$Na^+\text{-Defizit (mmol/l)} = 0{,}6 \times \text{KG (kg)} \times (140 - [Na^+])$$

Natriumsubstitution

Die „Adrogue"-Formel dient nur der Abschätzung des Anstiegs der Serumnatriumkonzentration pro Liter Substitutionsflüssigkeit und regelmäßige Kontrollen der Natriumspiegel im Blut sind notwendig, um die Infusionsrate ggf. anpassen zu können.

$$\text{Anstieg der [Na] Konzentration im Serum (mmol/l)} = \frac{\text{[Na] in Substitutionslösung} - \text{[Na] im Serum}}{0{,}6 \times \text{KG (kg)} + 1}$$

Substitutionslösungen:

- 0,9 % NaCl enthält 154 mmol Natrium pro Liter.
- 3 % NaCl enthält 514 mmol Natrium pro Liter.

Hypernatriämie

Freies Wasserdefizit

Bei Hypernatriämie besteht ein Volumendefizit. Mit folgender Formel kann näherungsweise der Mangel an freiem Wasser abgeschätzt werden. Zur Substitution eignet sich eine 5 % Glukoselösung oder Aqua (bei zentralem Zugang).

$$\text{Freies Wasserdefizit (l)} = 0{,}6 \times \text{KG (kg)} \times ([Na^+]/140-1)$$

Freie Wasserclearance

Mittels der Berechnung der freien Wasserclearance kann bestimmt werden, wie viel freies Wasser die Nieren in einer Zeiteinheit ausscheiden. Es handelt sich dabei um die Harnmenge, die über die reine Osmolytausscheidung hinaus ausgeschieden wird.

$$\text{Freie Wasserclearance (ml/h)} = \text{Harnvolumen (ml)} \times (1 - \text{Osmo}_{\text{Harn}}/\text{Osmo}_{\text{Plasma}})$$

Bei positiven Werten wird ein im Vergleich zum Plasma hypotoner Harn produziert und es besteht ein renaler Wasserverlust als Ursache einer Hypernatriämie. Darüber hinaus kann sich eine vermehrte freie Wasserclearance bei Volumenüberladung, Diuretikatherapie oder Tubulusschaden finden.
Bei negativem Werten wird ein hypertoner Harn produziert und es besteht eine vermehrte Wasserretention. Dies ist Ausdruck einer bestehenden ADH-Wirkung am Sammelrohr (z. B. bei Volumenmangel).

Kaliumstörungen

Transtubulärer Kaliumgradient

Die Berechnung des **transtubulären Kaliumgradienten (TTKG)** ermöglicht eine Abschätzung der Aldosteronwirkung im Sammelrohr:

$$\text{TTKG} = ([\text{K}^+_{\text{Urin}}]/[\text{K}^+_{\text{Serum}}])/([\text{Osmolarität}_{\text{Urin}}]/[\text{Osmolarität}_{\text{Serum}}])$$

Bei Hyperkaliämie ist ein TTKG > 8 Ausdruck einer physiologischen Aldosteronwirkung am Sammelrohr. Ein Wert < 7 weist dagegen auf einen funktionellen Hypoaldosteronismus hin. Bei Hypokaliämie ist ein Wert kleiner < 2 Ausdruck einer fehlenden Aldosteronwirkung bzw. eines extrarenalen Kaliumverlusts. Bei Salzverlustnephropathien (Bartter, Gitelman) findet sich typischerweise ein TTKG > 4.

Azidose

Anionenlücke im Blut (PAG)

Die Berechnung der Anionenlücke hilft in der Differenzierung der Genese einer metabolischen Azidose (s. KUSMEL, → Kap. 7)

$$\text{PAG} = [\text{Na}^+] - ([\text{HCO}_3^-] + [\text{Cl}^-]) = 12$$

Bikarbonatsubstitution

Mit folgender Formel kann der Bedarf an HCO_3^- zum Anheben der $[HCO_3^-]$-Konzentration auf über 12 mmol/l errechnet werden.

$$\text{HCO}_3^- \text{-Bedarf (mmol/l)} = 0{,}7 \times \text{kg KG} \times (12 - [\text{HCO}_3^-])$$

Dialyseformeln

Urea Reduction Rate

Die Berechnung der Harnstoffelimination ermöglicht die Kontrolle der Dialysequalität.

$$\text{URR (\%)} = ([\text{BUN}_{\text{prä}}] - [\text{BUN}_{\text{post}}])/[\text{BUN}_{\text{prä}}] \times 100$$

Eine URR > 65 % entspricht einer Kt/V über 1,2 und somit einer adäquaten Dialysedosis.

Internet-Links

Internationale Guidelines

- Kidney Disease – Improving global Outcomes (KDIGO): www.kdigo.org
- Kidney Disease – Outcome Quality Initiative (KDOQI): www.kidney.org

Nephrologische Fachgesellschaften

- Deutsche Gesellschaft für Nephrologie: www.dgfn.eu
- American Society of Nephrology: www.asn-online.org
- European Renal Association: www.era-edta.org
- Schweizer Nephrologische Gesellschaft: www.swissnephrology.ch
- Österreichische Nephrologische Gesellschaft: www.nephro.at

Dosisanpassung bei Niereninsuffizienz

- www.dosing.de

Online-Kalkulatoren

- www.medcalc.com
- www.mdcalc.com

Evidenz-basierte klinische Informationspattform

- www.uptodate.com

Rheumatologische Fachgesellschaften:

- Deutsche Gesellschaft für Rheumatologie: www.dgrh.de
- Österreichische Gesellschaft für Rheumatologie und Rehabilitation: www.rheumatologie.at
- American College of Rheumatology: www.rheumatology.org

Weiterführende Literatur

Nephrologie

Danovitch G. M.: Handbook of Kidney Transplantation. Lippincott Williams & Wilkins, 5. Aufl. 2009

Daugirdas J. T., Blake P. G.: Handbook of Dialysis. Lippincott Williams & Wilkins, 4. Aufl. 2006

Johnson R. J., Feehally J.: Comprehensive Clinical Nephrology. Elsevier, 5. Aufl. 2014

Kuhlmann U., Böhler J., Luft F. C., Alscher M. D., Kunzendorf U. K.: Nephrologie. Thieme, 6. Aufl. 2015

Skorecki K., Chertow G. M.: Brenner and Rector's: The Kidney. Elsevier, 10. Aufl. 2015

Riesler T., Kühn K.-W.: Facharzt Nephrologie. Elsevier 2008

Rheumatologie

Hochberg, M. C.: Rheumatology. Elsevier/Mosby, 6. Aufl. 2015

Hochberg, M. C.: Rheumatoid Arthritis. Elsevier/Mosby 2009

Smartphone-Apps

Antibiotikadosierung bei Niereninsuffizienz: „Antibiotika“: www.antibiotika-app.eu

Quellenverzeichnis

Der Verweis auf die jeweilige Abbildungsquelle befindet sich bei allen Abbildungen im Werk am Ende des Legendentextes in eckigen Klammern. Alle nicht besonders gekennzeichneten Grafiken und Abbildungen © Elsevier GmbH, München.

[E319] Lim E K S. Medicine & Surgery: An Integrated Textbook. Elsevier/Churchill Livingstone, 1. Aufl. 2007.

[E355-027] Goldman L, Cooney KA. Goldman-Cecil Medicine. Elsevier, 27. Aufl. 2024.

[E428] Albert D. Albert & Jakobiec's Principles & Practice of Ophthalmology. Elsevier/Saunders, 3. Aufl. 2008.

[E514-005] Herring W. Learning Radiology – Recognizing the Basics. Elsevier/Saunders, 5. Aufl. 2024.

[E741-002] Okeson JP. Management of Temporomandibular Disorders and Occlusion. Elsevier, 8. Aufl. 2020.

[F210-014] Kermani TA, Warrington KJ. Polymyalgia rheumatica. The Lancet. 2013; 381: 63–72.

[F210-015] Dalbeth N, Merriman TR, Stamp LK. Gout. The Lancet. 2016; 16: 52–60 Elsevier, April 2016

[F248-002] Curran-Melendez SM et al. Sorting the Alphabet Soup of Renal Pathology: A Review. Current Problems in Diagnostic Radiology. 2016; 47(6): 417–427.

[F711-005] Newburger JW, Takahashi M. Kawasaki Disease. Journal of the American College of Cardiology. 2016; 67(14): 1738–1749.

[F723-028] Aringer M, Costenbader K, Daikh D et al. 2019 European League Against Rheumatism/American College of Rheumatology Classification Criteria for Systemic Lupus Erythematosus. Arthritis Rheumatol. 2019; 71(9): 1400–1412.

[F848-003] Mazoyer E et al. A Case Report of Adenovirus-Related Acute Interstitial Nephritis in a Patient with AIDS. American Journal of Kidney Disease. 2008; 51(1): 121–126.

[F909-003] Suzuki H, Kiryluk K, Novak Jan et al. The Pathophysiology of IgA Nephropathy. Journal of the American Society of Nephrology. 2011; 22(10): 1795–1803.

[F920-001] Iaccarino L et al. The clinical features, diagnosis and classification of dermatomyositis. Journal of Autoimmunity. 2014; 48-49: 122–127.

[F920-002] Hernandez-Rodriguez J et al. Diagnosis and classification of polyarteritis nodosa. Journal of Autoimmunity. 2013; 48-49: 84–89.

[F921-001] Mack WP. Complications in Periocular Rejuvenation. Facial Plastic Surgery Clinics of North America. 2010; 18(3): 435–456.

[F922-001] Li F-C et al. Pauci-immune Lupus Nephritis: A case report. Kaohsiung Journal of Medical Science. 2008; 24(10): 531–535.

[F924-001] Mann DM et al. Sarcoidosis Within a Renal Allograft: A Case Report and Review of the Literature. Transplantation Proceedings. 2013; 45(2): 838–841.

[F925-001] Chang A. Thrombotic microangiopathy and the kidney: a nephropathologist's perspective. Diagnostic Histopathology. 2013; 19(5): 158–165.

[F926-001] Hou J, Herlitz, LC. Renal Infections. Surgical Pathology Clinics. 2014; 7(3): 389–408.

[F927-001] Samiy N. Ocular Features of Fabry Disease: Diagnosis of a Treatable Life-threatening Disorder. Survey of Ophthalmology. 2008; 53(4): 416–423.

[F1060-001] Roufosse C, Simmonds N, Clahsen-van Groningen M et al. A 2018 reference guide to the Banff Classification of Renal Allograft Pathology. Transplantation. 2018; 102: 1795–1814.

[G065] Müller N L, Silva IS. High-Yield Imaging: Chest. Elsevier/Saunders, 1. Aufl. 2010.

[G067] Geary D F, Schaefer F. Comprehensive Pediatric Nephrology. Elsevier/Mosby, 1. Aufl. 2008.

[G111] Ellison D et al. Neuropathology. Elsevier/Mosby, 3. Aufl. 2013.

[G160-004] Ferri FF. Ferri's Clinical Advisor 2024. Elsevier, 2024.

[G293] Allan PL et al. Clinical Ultrasound. Elsevier/Churchill Livingstone, 3. Aufl. 2011.

[G422] Kumar V et al. Robbins and Cotran Pathologic Basis of Disease. Elsevier/Saunders, 9. Aufl. 2015.

[G516-003] Johnson RJ, Feehally J, Floege J. Comprehensive Clinical Nephrology. 7. Aufl. Elsevier, 2024.

[G517] Skorecki K et al. Brenner and Rector's The Kidney. Elsevier, 10. Aufl. 2015.

[G518] Hochberg M C et al. Rheumatoid Arthritis. Elsevier/Mosby, 1. Aufl. 2009.

[G519] Wold L E et al. Atlas of Orthopedic Pathology. Elsevier/Saunders, 3. Aufl. 2008.

[G520] Lee L A, Werth V P. Dermatology. Elsevier/Saunders, 3. Aufl. 2012.

[G521] Cronenwett J. Rutherford's Vascular Surgey. Elsevier/Saunders, 8. Aufl. 2014.

[G522] Castro M, Kraft M. Clinical Asthma. Elsevier/Mosby, 1. Aufl. 2008.

[G523] Hochberg MC. Rheumatology. Elsevier/Mosby, 6. Aufl. 2015.

[G532] Fogo AB, Kashgarian M. Diagnostic Atlas of Renal Pathology: A Companion to Brenner & Rector's The Kidney. Elsevier/Saunders, 2. Aufl. 2012.

[G583] Fogo AB, Kashgarian M. Diagnostic Atlas of Renal Pathology. Elsevier, 3. Aufl. 2017.

[H362-001] Lohani S, Schuiteman Emily, Garg L et al. Apolipoprotein C-II Deposition Amyloidosis: A Potential Misdiagnosis as Light Chain Amyloidosis. Case Reports in Nephrology. 2016; 2016: 8690642.

[L106] Henriette Rintelen, Velbert.

[L143] Heike Hübner, Berlin.

[L157] Susanne Adler, Lübeck.

[L271] Matthias Korff, München.

[M114] Dr. med. Matthias Braun, Cuxhaven.

[M479] Frau Dr. med. Christiane Gebhardt, Hamburg

[R236] Classen M, Diehl V, Kochsiek K et al. Innere Medizin. Elsevier/Urban & Fischer, 6. Aufl. 2009.

[R333] Scharf H-P, Rüter A. Orthopädie und Unfallchirurgie. Elsevier/Urban & Fischer, 2. Aufl. 2011.

[T1342] Prof. Dr. Rüdiger Waldherr, Heidelberg.

[T1348] Dr. Glen S. Markowitz, New York, USA.

Register